JN268210

脳の計算機構

ボトムアップ・トップダウンのダイナミクス

銅谷賢治
五味裕章 編
阪口　豊
川人光男

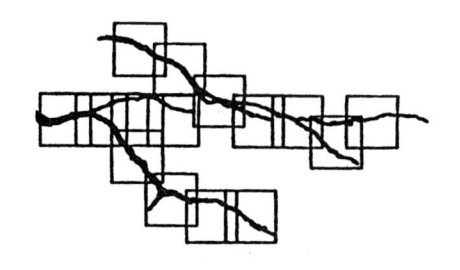

朝倉書店

〈編集者〉

銅谷賢治　沖縄大学院大学先行的研究事業・代表研究者
五味裕章　NTTコミュニケーション科学基礎研究所
阪口豊　電気通信大学大学院情報システム学研究科・助教授
川人光男　ATR脳情報研究所・所長

〈執筆者〉（執筆順）

川人光男　ATR脳情報研究所・所長
銅谷賢治　沖縄大学院大学先行的研究事業・代表研究者
佐藤雅昭　ATR脳情報研究所・主幹研究員
石井信　奈良先端科学技術大学院大学情報科学研究科・教授
片山正純　福井大学工学部・助教授
今水寛　ATR脳情報研究所・室長
北澤茂　順天堂大学医学部・教授
阪口豊　電気通信大学大学院情報システム学研究科・助教授
小池康晴　東京工業大学精密工学研究所・助教授
鮫島和行　ATR脳情報研究所・研究員
彦坂興秀　National Eye Institute, Section Chief
中原裕之　理化学研究所脳科学総合研究センター・研究員
Rajesh P. N. Rao　Department of Computer Science & Engineering, University of Washington, Assistant Professor
渡邊武郎　Department of Psychology, Boston University, Professor
西田眞也　NTTコミュニケーション科学基礎研究所・主幹研究員
柏野牧夫　NTTコミュニケーション科学基礎研究所・主幹研究員
筧慎治　東北大学大学院生命科学研究科・助教授

まえがき

　今日，ロボットやコンピュータは非常に進歩してきたものの，視覚認知，運動制御，言葉の理解など，どれをとっても人に比べたらまだまだ非常に劣っている．これは，人工知能やロボット研究の問題であると同時に，神経科学，脳科学のあり方の問題でもある．近年，遺伝子工学や実験計測技術の進歩により，脳機能に関わる物質や場所の知識は飛躍的に増大した．それが本当に視覚認知なり運動制御が脳でどう行なわれているかという理解につながっているとすれば，それをプログラムとしてロボットやコンピュータを動かすことは，原理的に難しい話ではない．結局のところ，物や場所に関する知見は増えたものの，脳の情報処理の本質的なところの理解にはつながっていないのである．

　それはなぜか．脳は，外からじっと観察したり，部分的に壊したりするだけでその仕組みがわかるような単純なシステムではないからである．複雑な行動を制御する脳の働きを理解するためには，脳が多様な感覚情報をもとに複雑な行動を制御する上で，何が本質的な問題であり，どういう解決策がありうるのかについて，いわば脳に成り代わって考えてみるということが不可欠なのである．

　これを科学として確立させようというのが「計算論的神経科学」(computational neuroscience) であり，「脳の機能を，その機能を脳と同じ方法で実現できる計算機のプログラム，あるいは人工的な機械を作れる程度に深く本質的に理解することを目指すアプローチ」と定義することができる（川人光男『脳の計算理論』）．ここで，「脳と同じ方法で」という部分を外すと，単なる人工知能やロボティックスの研究と同じになってしまう．一方「作れる程度に」という部分を外すと，伝統的な神経科学の研究になってしまい，必ずしも情報処理の機構を理解するというところまでいかなくなる．もちろん脳だけつくって試験管の中に浮かべていてもその働きはわからないので，センサー，身体，環境とつないで動かしてみることが必要になる．

　日本の脳研究は「脳を守る」「脳を知る」「脳を創る」，さらに最近では「脳を

育む」といったキーワードのもと進められている．なかでも，「脳を創ることによって脳を知る」というアプローチを前面に出しているのが日本の脳研究戦略のオリジナルなところである．物や場所に関する知見を積み重ねるような研究をした方が，科学としてはずっと確実だし論文もしっかり書ける．しかし，脳科学の目的が脳に関する論文をうず高く積み上げることではなく，脳の働きを本当に理解することだとすれば，「脳を創る」ということを前提とし目標とした研究はこれからますます重要になってくる．

この本のテーマ

脳の情報処理は，視覚ならば網膜から視床を経て一次視覚野，二次視覚野，さらに高次の視覚野へというように，一方向的に進むものと一般に考えられがちである．しかし最近，心理物理実験や神経活動の記録から，脳の情報処理の文脈依存性，あるいはトップダウン的な要素の重要性が強く指摘されている．では，その文脈，あるいはトップダウン的な情報はいったいどこから来るのだろうか．

多くの知覚認識や運動制御の課題は，理論的には不確定性をもち，何らかの事前情報なしには答えが一つには定まらない．知覚においては，物理世界の恒久的な性質，あるいはさっきここで見たものはまだここにあるはずだというその場限りの記憶などさまざまな形があるが，いずれも不確定な状態に関する予測を与え，それをもとに感覚入力を処理するという点で共通性がある．そこで本書は，「予測」ということをキーワードに，脳のダイナミックな計算過程を読み解くため，実験系，理論系双方から，気鋭の研究者による解説を収録した．

まず第Ⅰ部ではイントロとして，なぜトップダウン的処理が必要か（第1章），脳の各部位の予測機構（第2章）について概観する．さらに，予測と推定の典型例として，時系列予測，隠れ状態推定に関する計算理論を解説する（第3章）．

第Ⅱ部では，外界のダイナミクスの内部モデルが小脳に獲得されるという仮説を軸に，制御における内部モデルの必要性（第4章），小脳の神経回路における獲得のメカニズム（第5章），その実在の検証に向けた脳活動計測実験（第6章）について展開する．さらに，腕の到達運動に関して，運動のなめらかさと正確さがいかに実現されるのかについて，サルでの小脳の活動記録実験につい

て（第7章），またヒトでの行動実験結果について紹介する（第8章）．

第III部のテーマは，報酬の予測と大脳基底核の機能である．まず，報酬の予測に基づく行動学習の枠組みである強化学習のアルゴリズムについて解説する（第9章）．さらに，サルの大脳基底核ニューロンの応答の報酬に依存した変化と（第10章），そのメカニズムを説明するモデルを紹介する（第11章）．

第IV部ではまず，大脳皮質がカルマンフィルタに代表されるような外界の状態予測を行なっているというモデルを紹介する（第12章）．次に，注意による一次視覚野の活動変化を脳活動計測により捉えようとする試みとその意味付け（第13章），視覚系，聴覚系のダイナミックな処理について解説する（第14, 15章）．最後に運動野と運動前野での運動表現の違いを検証する（第16章）．

この本の由来とねらい

この本は，日本神経回路学会の主催により2000年8月に神奈川県葉山で開催された「神経情報科学サマースクール」(NISS2000) の講義録をもとに作成されたものであり，NISSの1999年の講義録をもとに作成された『脳の情報表現—ニューロン・ネットワーク・数理モデル—』（朝倉書店刊）の続編にあたる．この本，およびサマースクールのねらいは，脳の情報処理に興味をもつ若手研究者，学生のみなさんが，計算理論と生理実験の両分野の基礎的概念を理解し，さらに最近の研究テーマにふれることにより，自ら脳研究の最前線に飛び込んで行く手助けとなることである．この本が，理論的思考にねざした実験，実験データに則した解析やモデル化のできる研究者の育成に少しでも寄与することを願っている．

こような本が世に出ることになったのは，ファカルティとして携わって頂いた執筆者の方々のみならず，講義録の作成に全力投球してくれた参加者全員の努力と熱意の成果であり，スクール主催者および編者として，深く感謝したい．

2005年3月

編者一同

目　　次

I.　予測と文脈：脳の回路と計算理論 ………………………………………… 1

  1.　脳の双方向的な情報処理 ……………………………（川人光男）… 2
    1.1　ボトムアップとトップダウン ………………………………………… 2
    1.2　順モデルと逆モデル …………………………………………………… 6
    1.3　高次機能に関わる順モデル …………………………………………… 7
  2.　小脳・大脳基底核・大脳皮質の予測機能 ………（銅谷賢治）… 11
    2.1　運動だけではない小脳・大脳基底核の役割 ………………………… 11
    2.2　学習の三つの枠組みと小脳・大脳基底核・大脳皮質 ……………… 13
    2.3　学習アルゴリズムによる専門化とモジュールの統合 ……………… 16
  3.　予測と推定の計算理論的基礎 ………………（佐藤雅昭・石井　信）… 18
    3.1　関 数 近 似 ……………………………………………………………… 18
    3.2　ダイナミクスの学習 …………………………………………………… 23
    3.3　確率モデルと最尤推定 ………………………………………………… 24
    3.4　隠れ変数と EM 法 ……………………………………………………… 26
    3.5　カルマンフィルタ ……………………………………………………… 30

II.　ダイナミクスの予測：小脳と内部モデル ……………………………… 39

  4.　内部モデルの学習と制御 ……………………………（片山正純）… 40
    4.1　三つの計算問題 ………………………………………………………… 41
    4.2　内部モデルによる制御 ………………………………………………… 42
    4.3　内部モデルの学習 ……………………………………………………… 44
    4.4　内部モデル学習制御と腕の柔らかさ調節の統合 …………………… 48
    4.5　質　　疑 ………………………………………………………………… 50

5. 小脳に学習で獲得される内部モデル .... (川人光男)... 54
　5.1 小脳の神経回路 55
　5.2 小脳内部モデル理論 57
　5.3 小脳フィードバック誤差学習 59
　5.4 追従眼球運動の神経生理学的研究 63
　5.5 追従眼球運動と単純スパイク・複雑スパイク 65
6. 人間の小脳に獲得される内部モデル
　　―脳機能イメージングによる検証― .... (今水　寛)... 75
　6.1 fMRI について 75
　6.2 小脳に獲得される道具の内部モデル 77
　6.3 小脳に構成される多重内部モデル 81
7. 到達運動の最適化と誤差の信号 .... (北澤　茂)... 83
　7.1 到達運動の計算課題 83
　7.2 Jerk 最小モデルとトルク変化最小モデル 84
　7.3 終点誤差分散最小モデル 86
　7.4 登上線維は誤差信号を伝えているか 88
　7.5 誤差信号から滑らかな到達運動へ 89
8. 運動制御における高次の問題
　　―到達運動のプリズム適応を例にとって― .... (阪口　豊)... 94
　8.1 プリズム適応の「難しさ」 94
　8.2 並列的な内部モデルの可能性 96
　8.3 プリズム適応における誤差信号 97
　8.4 プリズム適応とモジュール学習 99
　8.5 信頼度に基づく高次の運動計画 103
　8.6 教師あり学習系と強化学習系の協調的な働き 106

III. 報酬の予測：大脳基底核 111

9. 強化学習の基礎 .... (小池康晴・鮫島和行)... 112
　9.1 強化学習とは？ 112

- 9.2 マルコフ決定過程と最適価値関数 ………………………………… 115
- 9.3 Bellman 最適方程式を解く三つの方法 ……………………… 118
- 9.4 モデルベースの強化学習 ………………………………………… 124
- 10. 大脳基底核による眼球運動制御—報酬と動機づけの意味—
  ………………………………………………………（彦坂興秀）… 128
  - 10.1 大脳基底核と眼球運動 ………………………………………… 128
  - 10.2 報酬，動機づけと大脳基底核の関係を調べる実験 ………… 132
  - 10.3 サッケードに対する動機づけの影響 ………………………… 136
  - 10.4 ドーパミンニューロンと報酬の関係 ………………………… 138
- 11. 大脳基底核の計算モデル ……………………………（中原裕之）… 140
  - 11.1 大脳基底核と強化学習 ………………………………………… 140
  - 11.2 複数の皮質−大脳基底核−視床回路による運動系列の学習 …… 141
  - 11.3 報酬信号の調節下での尾状核ニューロンの自己組織化 …… 152

IV. 統計的な予測：大脳皮質 ……………………………………………… 163

- 12. 大脳皮質の再帰結合回路による予測の機構　(Rajesh P.N. Rao)… 164
  - 12.1 予測的コーディング仮説 ……………………………………… 164
  - 12.2 カルマンフィルタモデルによる隠れ状態推定 ……………… 166
  - 12.3 階層モデル …………………………………………………… 171
  - 12.4 ロバストカルマンフィルタモデル …………………………… 175
- 13. トップダウンとボトムアップの相互作用
  —fMRIと心理物理実験— ………………………（渡邊武郎）… 178
  - 13.1 運動知覚の2段階モデル ……………………………………… 179
  - 13.2 より高次の段階が二つの段階にいかに影響を及ぼすか？ …… 183
  - 13.3 動きと形の相互作用 …………………………………………… 185
- 14. 環境に適応し，未来を予測する視知覚システム ……（西田眞也）… 189
  - 14.1 視覚における順応現象 ………………………………………… 189
  - 14.2 順応現象から視覚システムを探る …………………………… 191
  - 14.3 運動情報と形態情報 …………………………………………… 197

15. 聴覚系のダイナミクスと環境適応性 ……………(柏野牧夫)… 203
   15.1 聴覚の補完現象 ………………………………………… 204
   15.2 音源定位のダイナミクス ……………………………… 208
16. 外部座標から筋肉座標へ ………………………(筧　慎治)… 217
   16.1 一次運動野ニューロンの使う座標系 ………………… 218
   16.2 運動野指令の座標系を明らかにする実験 …………… 219
   16.3 モデルによる説明 ……………………………………… 228

エピローグ ……………………………………………………………… 233

索　　引 ………………………………………………………………… 237

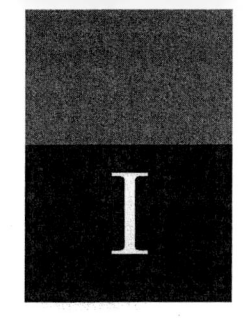

I 予測と文脈：脳の回路と計算理論

　まず第1章では，トップダウンの情報処理が視覚認知や運動制御でなぜ必要になるかについて導入を行なう．

　次に第2章では，小脳，大脳基底核，大脳皮質が，それぞれ異なる種類の学習の枠組みに特化し，ダイナミクスの予測，報酬の予測，統計的な予測にそれぞれ関わるという見方を紹介する．

　第3章では，一般に「予測」を行なう際の計算の枠組みと，具体的なアルゴリズムについて解説する．

1. 脳の双方向的な情報処理

1.1 ボトムアップとトップダウン

まずはじめに，脳がトップダウン的な情報処理を行なっていることを端的に示す例を紹介しよう．図 1.1 は，全く同じ図形を 180 度回転させたものであるが，たいていの人には片方は出っ張って，片方はへこんで見えるであろう．これは，私たちの脳が陰影から立体構造を復元するときに，我々が普段住んでいる環境では上から光線が来るという拘束条件を使ってある種の計算をしていることを示している．

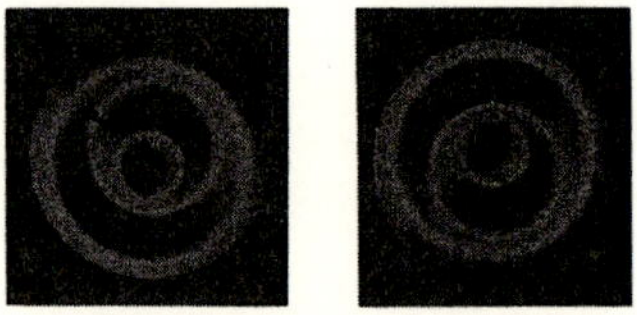

図 1.1 陰影からの構造復元

また，これも有名な例であるが，「窓枠問題（aperture problem）」と呼ばれる問題がある．回転している多面体のアニメーションを見ると，我々はそれが多面体がぐるぐる回転しているものであることがわかるが，一方，我々の視覚野にある一つ一つの神経細胞の受領野は二つ以上の辺が同時にはいることはないくらい小さく，また辺に対して垂直な動きはわかるが，輪郭そのものが接線方向にどのように動いているかということはわからない．しかしそれにもかか

わらず，我々は全体として立体的な動きを認識しているわけである．

輪郭線に基づく光流動（Hildreth）

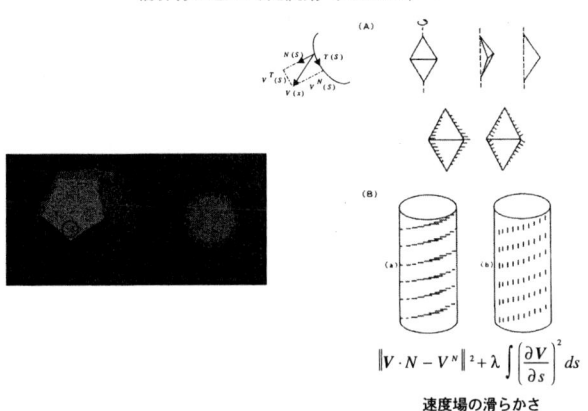

$$\|V \cdot N - V^N\|^2 + \lambda \int \left(\frac{\partial V}{\partial s}\right)^2 ds$$

速度場の滑らかさ

図 1.2 覗き窓の問題

この問題に対して Hildreth という女性研究者（David Marr の弟子）は次のように考えた．一次視覚野のニューロンにしろ，コンピュータビジョンのアルゴリズムにしろ，観測できるのは輪郭に対して垂直方向の速度成分である．一方，知りたいのは真の速度ベクトルであるが，輪郭に対して接線方向の成分は観測できないため，真の速度ベクトルの解が一意に決まらない．そこで真の速度ベクトルを輪郭に対して垂直方向に射影したものと実際に観測される輪郭に対して垂直方向の速度との差をできるだけ小さくするという条件に加えて，速度ベクトルの輪郭に沿っての変化ができるだけ小さくなるようにするという基準を設ける．すると，先ほどの多面体の動きを回復することができ，また床屋のマークが上に上がる床屋の柱の錯視の例を説明することもできる．これらの陰影からの構造復元の問題や動きからの構造復元の問題などは，基本的に「標準正則化理論」と呼ばれる方法で解くことができる．

網膜に入ってくる画像を y とする．視覚の問題で知りたいのは，真の速度ベクトルや奥行きなどの三次元世界を記述する変数 z である．画像から変数 z を知りたいが，実際に画像が生成される過程で何が起きているかを考えると，面の奥行きや向きや速度にある optics（光学）の過程 A を作用させる．それによっ

て画像 $y = Az$ が出てくると考えることができる．ここで視覚の問題というのは，y から z を求めるという問題であるが，これは実は逆問題になっており A^{-1} は一般には計算不可能である．そのために他の拘束条件を入れなくてはならない．すなわち，z が激しく変化しないなどの条件を入れて $|Az - y|^2 + \lambda |Pz|^2$ を最小にする z を求める．このような形でコンピュータビジョンあるいはコンピューテーショナルビジョンのアルゴリズムが理解される．ここで注意するべきことは，$Az = y$ には三次元世界から光学の画像をつくる過程のモデル（順光学モデル，内部モデルなどと呼ばれる）が入っているが，このようなモデルがないと視覚の問題が解けないということである．また，上で述べた標準正則化理論はベイズ推定の立場からは，最大事後確率推定として解釈することができる．

私は，京都大学の乾敏郎と一緒に 1990 年に，双方向理論 (bi-directional theory) の視覚のモデルを考えた．三次元世界の中には，ある奥行きや物体の形などの表現があり，それから二次元画像データがつくられる．これは画像の生成過程，あるいは順 optics などと呼ばれる．それに対して，脳の中では二次元画像データから高いレベルで，あるいは低いレベルでの三次元世界の様子を復元しなくてはならない．また，非常によく知られているのだが，大脳皮質にはいろいろな種類の領野があるが，その間に順方向と逆方向の結合がある．画像のデータは一次視覚野から高次視覚野に送られるという後ろから前に流れる経路とは別に，前から後ろに流れる逆向き神経投射と呼ばれる流れもある．これに関してはほとんど同時期にいろいろな人がほとんど同じようなことを述べたが（例えば Mumford など），私たちが考えたことは，一次視覚野から高次視覚野に逆 optics の過程があり，高次視覚野から一次視覚野には順 optics の過程があるということである．これはどういうことかというと，高次視覚野で表現されている表現から画像を復元するようなプロセスが逆向き神経投射で形成されており，このように高次の予測から復元された画像データと入ってくるものとの誤差をとりそのエラーの部分だけを上に上げてやることで視覚の問題が非常に速く，かつ確実に解けるというわけである．

第 12, 13 章（渡邊武郎，Rao）はこのような流れと深い関係がある．高次視覚野から低次の視覚野に戻ってくる逆向き神経投射は一般にはトップダウン（例

1.1 ボトムアップとトップダウン

一次視覚野と高次視覚野とで構成される階層構造の基本計算モデル

一次視覚野では、高次視覚野の表現と2次元画像データとの中間的な表現が処理される。これに対応して画像生成過程は、高いレベルでの記述から低いレベルでの記述への R_2 と、低いレベルでの記述から2次元画像データへの R_1 との直列計算で表せる。

高次視覚野(HVC)

1次視覚野(V1)

2次元画像データ

3次元視覚世界の低いレベルでの記述

3次元視覚世界の高いレベルでの記述

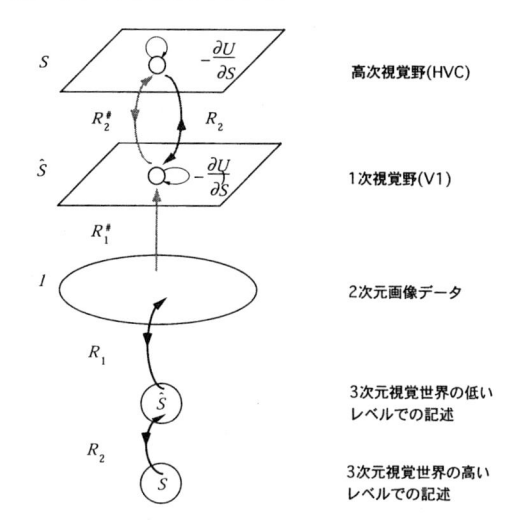

図 1.3 川人・乾モデル

えば注意,意識)に制御されていると考えられる.昔はトップダウンによる実時間での視覚認知への影響はないと考えられていたが,最近では例えば一次視覚野まで戻ってくるということがわかってきた.

しかし,このようなコンピューテーショナルビジョンのいくつかの例題を解決しても,運動認知に関してはまだまだ困難な問題がある.例えば,我々がヒトが歩いているビデオを見たときに,どのような関節運動が行なわれているかということはすぐにわかるが,これをコンピュータビジョンのアルゴリズムで実現しようとすると非常に大変である.我々の研究室の Ales Ude は,関節角度やカメラのパラメータの情報から画像を直接再現する順光学的なモデルとカメラからの画像をマッチングすることによって EM アルゴリズムとロバスト統計を用いて関節角度を推定することに成功している.しかし,このアルゴリズムを用いても例えば腕をひねるような動きが入ったダンスは追跡不可能になるといった問題がある.私たちはヒトの動きを視覚的に理解するために,私たちがどのようにそういった運動を作り出しているかという,ある種の内部モデル(順モデル)をもっと多く使っていると考えられる.

1.2 順モデルと逆モデル

視覚の分野ではすでに説明したが，運動制御の分野では順モデルと逆モデルがそれぞれどのようになるかを考えよう．運動制御の対象というのは例えば目とか手足などであるが，順モデルの入力は運動司令のコピーで出力は運動の軌道もしくは，感覚のフィードバックの推定になる．一方逆モデルの入力は望ましい運動軌道で，出力は前向きの運動司令である．順モデル，逆モデルの違いは，モデル化されるものと入出力の方向が同じかどうかということで，同じであれば順モデル，逆であれば逆モデルという．運動制御の世界でなぜ内部モデルが必要かという議論は，フィードバック制御だけで制御が行なえるかどうかという問題意識から出てきたものである．

フィードバック制御とは，工学的には，実現された軌道を何らかのセンサーで計り，目標軌道と比較して制御する方法である．ところが，もし逆モデルが存在すると前向き制御ができ，フィードバックに頼らなくてもすむわけである．五味裕章の実験では，PFM という人間と同じくらいに速く動くマニピュランダムを使うことによって人の腕の硬さ（剛性 stiffness, 粘性 viscosity）が計られた．それは，フィードバック制御で考えるとゲインの部分を計っていることになる．その結果，ゲインが非常に低いことから，これだけでは速くて滑らかな運動制御ができないことがわかり，それゆえ内部モデルが必要であることが明らかになった．

第 5, 6, 7 章で触れるが，内部モデルのかなりの部分は小脳にあるだろうということがわかってきた．小脳の古い部分に関しては運動制御に関わる内部モデルがあるということがわかってきた．ところが最近の神経科学の研究では，小脳や大脳基底核などがこれまでは運動制御だけに関わると思われてきたが，実は言語や意識などといった高次機能にも関わることがわかってきた．それは実は解剖学的な結合を見ると，全然不思議でも何でもない．実際，小脳の新しい部分は大脳皮質の 46 野や 9 野など前頭前野の作業記憶に関わるところとつながっている．小脳の新しい部分が高次機能に関わっているということは，わかってみると全然不思議ではない．さらに最近では，小脳の中の順モデルの異常で統

合失調症までもが説明できるのではないかということがいわれるようになってきた．

1.3 高次機能に関わる順モデル

筆者が共同研究している Daniel Wolpert の共同研究者のグループが次のようなことを主張している．我々は，自分で自分をくすぐってもくすぐったくはない．これはどういうことかというと，小脳で自分が発している運動司令から感覚フィードバックを予測してそのフィードバックを第二次体性感覚野で差し引いて，第二次体性感覚野の活動が抑制されてくすぐったくないということがPETやfMRIを用いた実験でわかってきた．ところが，統合失調症の患者さんは自分でくすぐってもくすぐったいと感じる．これは順モデルによる運動司令からの感覚フィードバックの予測の異常とみなせるといった説が出されるようになってきた．

例えば，あるヒトがしゃべりながら動き回っているとすると，そのヒトの聴覚系に入ってくる音響フィードバックは自分自身がしゃべている声であり，視覚世界のレティナルスリップは自分自身が動き回った結果であり，足の裏から入ってくる体性感覚情報は自分自身が動いているから入ってくるのである．このように，自分が受け取る感覚情報のかなりの部分は自分自身の運動によって引き起こされるものである．それを誰か他のエージェントが引き起こして自分の感覚入力が変わるのかということとしっかり区別する必要がある．そうしないと，本当に大切な情報を落としてしまう危険がある．そういったことが正常な人は普通にできているのに，統合失調症の患者さんはできなくなるのだということである．

運動を行なうとセンサーから感覚情報が戻ってくるが，運動司令のコピー（遠心性コピーと呼ばれる）を使ってそれを順モデルに入力するとどんな状態が出てくるか，どんな感覚フィードバックが出てくるかといったことが予測できる．その予測と実際に入ってくる感覚フィードバックとを差し引いた結果がキャンセルされればそれは自分の運動で引き起こした感覚フィードバックの変化であるためほとんど注意する必要がなくなる．ところが，ここでキャンセルできな

いものというのは何か他のエージェントが起こしたものであるため，それは注意しなくてはならない，という仕組みになっている．もしここで順モデルが壊れると何が起こるかというと，自分が引き起こした運動を全部他の人が引き起こしたように感じられるわけである．私が調音器官に送る運動司令からどんな聴覚フィードバックがあるはずだという順モデルが壊れたとすると，今聞いている声が全部他人の声に聞こえるわけである．実際に統合失調症の患者さんが幻聴（auditory hallucinations）を起こしているときには実は自分でしゃべっていることが知られている．それは内言といい，喉のあたりの筋電を計ると筋肉の活動は認められるが，聞いている音声が神の声，第三者の声に聞こえたり，あるいはおじいさんが私に催眠術をかけて私の体を操っているという類のことをいうわけである．

　これは結局意識の問題である．自分の運動を，自分が起こしたと意識できるかどうか，すなわち運動制御の自己意識に関わるわけで，どれが自分が随意的に起こした現象でどれがそうでないかを区別する，自分と他人を区別することが順モデルを使った予測で左右されるわけである．私たちは最近，順モデルや逆モデルの多重あるいは階層的な構造というのは人の知性にとっても本質的でコミュニケーションの問題や言語の問題などもこういったところから理解できるだろうと考えている．

　最近，心の理論（theory of mind）と呼ばれる仮説が霊長類学や発達心理学において大きな影響を与えている．例えば図1.4のようなマンガを子供に見せる．サリーがボールを籠の中にしまい部屋から出て行く．その間にアンがボールを箱の中に移す．ではサリーが帰ってきてから，ボールを籠の中，箱の中のどちらに探しに行くでしょうか？という問題を尋ねる．8歳以上くらいの子供であればサリーは「籠の中」を探すと正しく答える．しかし，4歳以下の子供や10歳以上で知能指数はかなり高くても自閉症の子供だと「箱の中」を探すと答える．物理的にはボールは箱の中にあるので「箱の中」というのは物理的には真実である．しかし，サリーはアンがボールを移すところは見ていないため，アンの心の状態を推測することができれば「籠の中」と正しく答えることができる．

　物理学者が物理世界に対して理論を立てるようにすべての一般人も他人の心

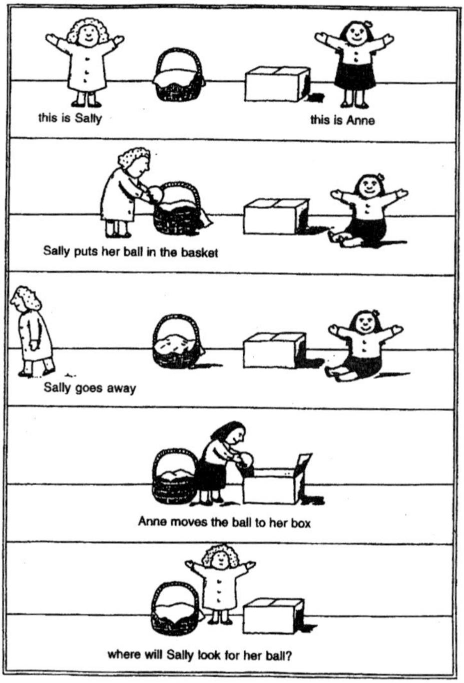

図 1.4 心の理論 [4]

の動きに関してある理論をもっている．そういった理論をもっているからこそ，他人の心の状態を推定できたり，それをコントロールしたりしてコミュニケーションができるのである．そういう能力が人間のコミュニケーションにとって必須であるということで心の理論と呼ばれる．霊長類学者はチンパンジーでもこういった能力をもっていると主張しているし，人を実験の対象にしている発達心理学者は人間にしかない，チンパンジーに関しては実験室でやると証明できないなどといって論争になっている．こういった能力も実は順モデルとか逆モデルといった視覚や運動制御の非常に基本的な計算論的な考え方をベースにして，他人の脳の構造，ありようを他のエージェントが獲得できるかどうかという問題としてとらえることができると考えている．

　この本では，非常に基本的な視覚情報処理から運動制御までさまざまなテー

マがカバーされているが，予測あるいは順モデルと逆モデルを使って双方向に情報処理をするという考え方が非常に大切である．双方向情報処理の中では，トップダウンの上のレベルから下のレベルに向かって情報処理をする順モデルが文脈生成をしているというように考えられる．このような概念はついこの間までは神経科学の中では純粋に理論的で，生物学的バックグラウンドをもたないものと思われていたが，さまざまな研究によって順モデル，逆モデル，双方向計算あるいはそれらに基づく文脈生成が確かに存在する，あるいはその神経機構はどんなものか，どうやって学習されるのかといったことがわかってきた．それだけでなく，より高次へ高次へと応用範囲が広がりコミュニケーションや言語，意識，統合失調症などが同じような計算論的枠組みの中で理解できるかもしれないという期待が強まってきたのである．　　　　　　　　　　（川人光男）

文献

1) Marr, D. (1982) Vision: a computational investigation into the human representation and processing of visual information, Freeman WH and Company, New York（乾　敏郎，安藤広志（訳）(1987) ビジョン，産業図書）．
2) 川人光男 (1996) 脳の計算理論，産業図書．
3) Blakemore, S.J., Frith, C. (2003) Self-awareness and action. *Current Opinion in Neurobiology* **13**:219–224.
4) Frith, C.D., Frith, U. (2000) Interacting minds: a biological basis. *Science* **286**: 1692–1695.

2. 小脳・大脳基底核・大脳皮質の予測機能

　この本の一つのもくろみは，脳を構成する多様な神経回路のダイナミクスを，「予測」というキーワードを通して系統的に理解したい，というものである．この章では，小脳，大脳基底核，大脳皮質が，それぞれ固有の学習アルゴリズムによって，ダイナミクスの予測，報酬の予測，統計的予測に関与しているのではないかという仮説を提案する．

2.1　運動だけではない小脳・大脳基底核の役割

　脳の機能局在について昔から知られているのは，大脳皮質の後ろの方は感覚処理を行ない，中央から前の方は運動処理を行ない，一番前の方は高次な認知的な処理を行なうということである．一方，小脳や大脳基底核は運動制御に関与する，とたいていの教科書には書いてある．例えば小脳疾患では体の動きの微妙な制御ができなくなり，大脳基底核の代表的な病気であるパーキンソン病では，手がふるえたり運動を始めることが困難になることはよく知られている．
　しかし最近，人間の言語処理や意志決定などの座を探ろうというPETやfMRIを使った脳活動計測で，意外にも小脳や大脳基底核で活動が見られることが報告されるようになってきた．このような実験では，一般にテスト条件と対照条件では，視覚刺激や運動応答はなるべく同じに揃え，脳内処理だけが違う実験課題をいかに考えるかが勝負ともいえる．そういった実験で小脳に活動の差が見られると，それは運動成分がキャンセルしきれなかったためと片づけられる傾向もあったが，近年，そういう言い訳が通用しないほど多くの例が報告され

ている．例えば小脳は，言語課題やイメージの操作など運動以外の課題で活動することが次々と報告されている[1]．また，大脳基底核は系列運動制御に関わるといわれていたが，最近ではジュースやお金のような報酬の予測課題[2]での活動が多く報告されている．

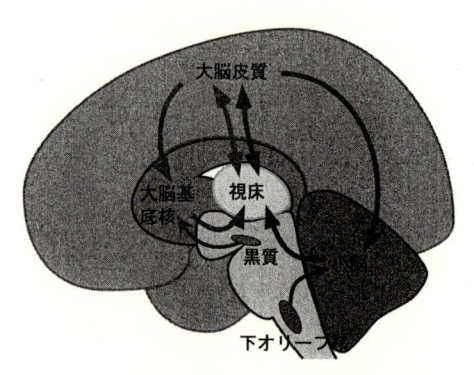

図 2.1 小脳・大脳基底核・大脳皮質のループ構造

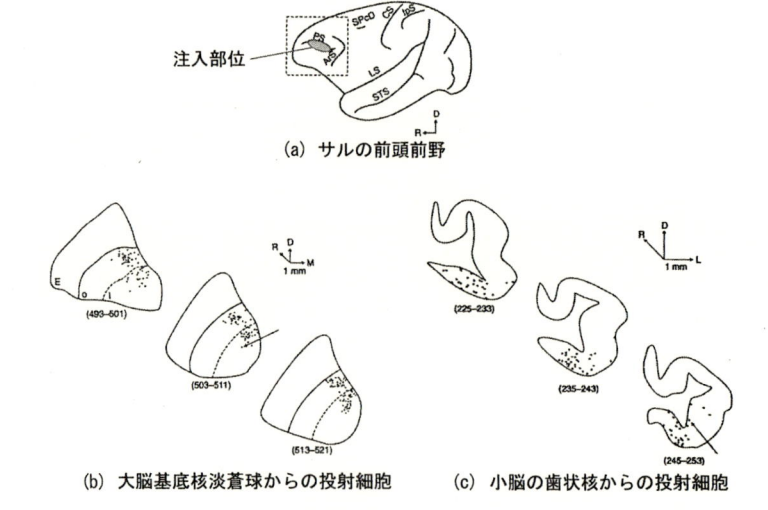

(a) サルの前頭前野

(b) 大脳基底核淡蒼球からの投射細胞   (c) 小脳の歯状核からの投射細胞

図 2.2 小脳・大脳基底核から前頭皮質への投射[3]

小脳と大脳基底核は，図2.1のように視床を経て大脳皮質に出力を送るループ構造をもつ．Middletonらは，神経線維をさかのぼって伝染する性質をもつウイルスをサルの前頭前野に注入し，そこへ出力を送る脳部位を調べた．図2.2は，視床を経て感染した小脳と大脳基底核の出力細胞を示したものである．このことから，小脳と大脳基底核は，必ずしも運動野だけではなく，作業記憶などの認知処理に関わっているといわれている前頭前野にも出力を送っていることが証明された．またその後の実験で，小脳は空間認知や注意などに関わる頭頂葉に，また大脳基底核は視覚認知に関わる側頭葉にも出力を送っていることが明らかになった．このように小脳や大脳基底核が，必ずしも運動だけではなくて，空間処理や視覚認知などにも関わることは，解剖学的に見ても決して不思議なことではない．

2.2　学習の三つの枠組みと小脳・大脳基底核・大脳皮質

　昔は大脳皮質が行なっているとされていた機能に，小脳も関わる，大脳基底核も関わるとなると，それぞれの違いは何なのだろうか．小脳・大脳基底核・大脳皮質は，それぞれは特有の細胞と回路構造をもつのだから，その処理はみな同じというのではなく，それぞれ何らかの固有の計算方式をもっているはずである．
　図2.3はニューラルネットワークの学習の三つの基本的な枠組みを示したものである．教師あり学習では，入力に対して正しい出力はこれだという教師信号が与えられ，それと実際の出力との誤差信号をもとに学習が行なわれる．強化学習では，具体的な教師信号は与えられないけれども，今の出力が良かったか悪かったかを示すスカラー値の報酬信号が与えられ，それをもとに入出力関数を探索的に学習する枠組みである．教師なし学習では，どういう出力を出せとは何もいわれないが，入力信号のもつ何らかの構造をもとに出力を決める．例えば，クラスタリング，主成分分析，独立成分分析などがその代表的な例である．
　小脳・大脳基底核・大脳皮質の学習機構に関する多くの研究を比較して見ると，これら三つの学習の枠組みが，実はこれら三つの脳部位の計算処理を特徴づけるものなのではないかと考えたくなるのである[4,5]．

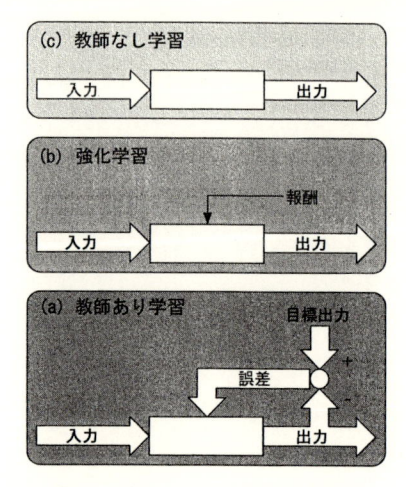

図 2.3 学習の三つの基本的な枠組み
(a) 教師あり学習. (b) 強化学習. (c) 教師なし学習.

a. 小脳と教師あり学習

　小脳皮質の出力細胞であるプルキンエ細胞は，数十万個の平行線維入力と，たった1本の登上線維入力を受ける．そして平行線維シナプスは，平行線維と登上線維から同時に入力があったときに変化する「長期減弱 (LTD)」という可塑性をもつ[6]．また最近の研究により，登上線維入力は運動の誤差信号を小脳に伝えていることが明らかにされた[7]．これらの事実は，小脳の回路が下オリーブ核からの登上線維入力により送られる誤差信号をもとに，教師あり学習を行なう回路であることを示唆している[8,9]．

　小脳の教師あり学習は，身体や環境の入出力関係を近似する内部モデルを獲得するにはうってつけのメカニズムであり，実際それを示唆する実験データは数多く得られている[10,11,12]．教師あり学習で常に問題になるのは，教師信号はどこから来るのかということである．例えばある種の制御課題では，環境そのものが教師になる．しかし一般の行動学習では，必ずしもそうはいかない．

b. 大脳基底核と強化学習

　そこで重要なのが強化学習である．強化学習は，出力の具体的な教師信号は与えられなくても，その結果の評価をもとに出力の仕方を改善していく学習の

枠組みである．大脳基底核は中脳のドーパミン細胞の投射を非常に強く受けるという特徴があるが，そのドーパミン細胞の活動を測った Schultz らの実験で非常に面白いことがわかってきた[13]（図 2.4）．ドーパミン細胞は，えさや水などの報酬に応答することは以前から知られていた（No task）．ところが，ライトが点いたらレバーを押すと，ジュースがもらえるということを学習させた後には，ジュースをもらった時点での反応はなくなり，ライトが点いた時点で反応するようになる（Task 1）．さらに，ライトを点灯する前に準備信号を与えるようにしてやると，ドーパミン細胞は準備信号に対して応答するようになる（Task 2）．つまりこの細胞は報酬そのものではなく，報酬が新たに予測される時点で応答し，すでに予測された報酬に対しては応答しなくなっていると見ることができる．これは，第 9 章で紹介する，強化学習での基本的な学習信号である「TD 誤差」信号と非常に近い振る舞いである．

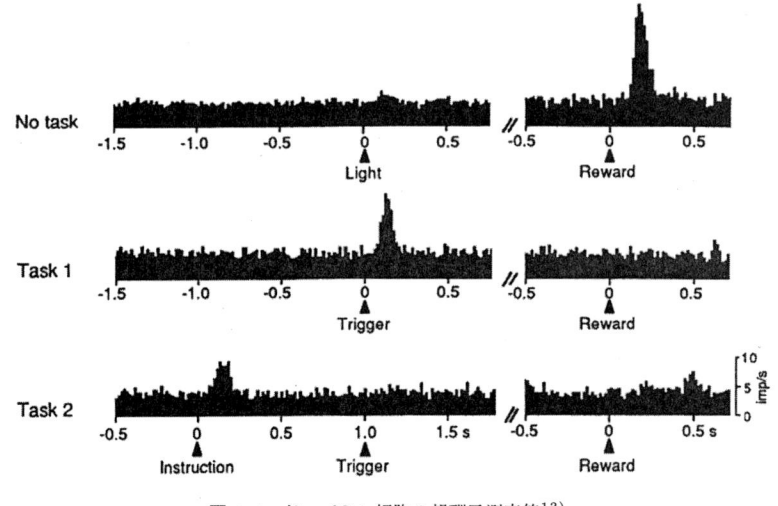

図 2.4 ドーパミン細胞の報酬予測応答[13]

この発見を契機に，大脳基底核の回路を，強化学習の回路として理解しようとするモデルが提案されている[5,14]．実際，大脳基底核の入力部である線条体ニューロンのシナプスは，ドーパミン入力に依存した可塑性を示すことが確か

められた[15]．また第 10 章で示すように，線条体のニューロンは，行動だけでなくその結果予測される報酬の量に依存して発火特性を変えることが示されている[16]．

c. 大脳皮質と教師なし学習

小脳の教師あり学習にせよ，大脳基底核の強化学習にせよ，それがうまく働くためには感覚入力や行動出力の表現が非常に重要である．例えば我々の感覚系は非常に多くのセンサをもち，そのノイズや冗長性をもつ入力をそのまま使うのでは，学習の効率が非常に悪いものになってしまう．大脳皮質の機能を，感覚情報からの特徴抽出機構としてとらえようというモデルには長い歴史がある[17,18]．特に，視覚野ニューロンの信号選択性に関しては，主成分分析，独立成分分析，情報量最大化，冗長性削減，自己組織化マップなど多数のモデルが提案されているが[8]，これらは基本的には Hebb 型の可塑性をもとにした教師なし学習のメカニズムである．

2.3 学習アルゴリズムによる専門化とモジュールの統合

このような多くの実験結果と数理モデルをあわせて考えると，次のような可能性が浮かび上がる．小脳は下オリーブ核からの誤差信号とプルキンエ細胞の LTD による教師あり学習により，身体や環境の内部モデルを獲得する．大脳基底核は，黒質からのドーパミン性の報酬性の入力と線条体のドーパミン依存性の可塑性をもとに強化学習を行なっている．大脳皮質は，Hebb 型のシナプス可塑性と再帰的なダイナミクスによる教師なし学習によって，感覚情報や運動情報などのよりよい表現をつくっていく．この仮説に沿った流れで，この本の第 II 部は小脳とダイナミクスの予測，第 III 部は大脳基底核と報酬予測，第 IV 部は大脳皮質と統計的予測というテーマで，それぞれ実験と理論モデルの解説を集めている．

人間や動物は，さまざまな行動を多様な環境下で効率よく学習することができる．これは，脳は多数の学習モジュールを並列的，階層的に組み合わせて使っているからにちがいない．小脳，大脳基底核，大脳皮質はそれぞれの学習のメカニズムに迫るというのももちろん重要であるが，そうして学習されたさまざ

まな機能モジュールをいかに組み合わせたら全体としてうまく動作するか,と
いうのも非常に重要なテーマである. (銅谷賢治)

文　献

1) Leiner, J.C., Leiner, A.L. and Dow, R.S. (1993) Cognitive and language functions of the cerebellum. Trends in Neurosciences 16: 444-447.
2) O'Doherty, J.P., Dayan, P., Friston, K., Critchley, H. and Dolan, R.J. (2003) Temporal difference models and reward-related learning in the human brain. Neuron 38: 329-337.
3) Middleton, F.A. and Strick, P.L. (1994) Anatomical evidence for cerebellar and basal ganglia involvement in higher cognitive function. Science 266: 458-461.
4) Doya, K. (1999) What are the computations of the cerebellum, the basal ganglia, and the cerebral cortex. Neural Networks 12: 961-974.
5) Doya, K. (2000) Complementary roles of basal ganglia and cerebellum in learning and motor control. Current Opinion in Neurobiology 10: 732-739.
6) Ito, M. (1984) The Cerebellum and Neural Control, Raven Press, New York.
7) Kitazawa, S., Kimura, T. and Yin, P.-B. (1998) Cerebellar complex spikes encode both destinations and errors in arm movements. Nature 392: 494-497.
8) Marr, D. (1969) A theory of cerebellar cortex. Journal of Physiology 202: 437-470.
9) Albus, J.S. (1971) A theory of cerebellar function. Mathematical Bioscience 10: 25-61.
10) Ito, M. (1993) Movement and thought: identical control mechanisms by the cerebellum. Trends in Neurosciences 16: 448-450.
11) Wolpert, D.M., Miall, R.C. and Kawato, M. (1998) Internal models in the cerebellum. Trends in Cognitive Sciences 2: 338-347.
12) Kawato, M. (1999) Internal models for motor control and trajectory planning. Current Opinion in Neurobiology 9: 718-727.
13) Schultz, W., Apicella, P., Romo, R. and Scarnati, E. (1995) Context-dependent activity in primate striatum reflecting past and future behavioral events. In Models of Information Processing in the Basal Ganglia, ed. by Houk, J.C., Davis, J.L. and Beiser, D.G., pp.11-27, MIT Press, Cambridge, MA.
14) Barto, A.G. (1995) Adaptive critics and the basal ganglia. In Models of Information Processing in the Basal Ganglia, ed. by Houk, J.C., Davis, J.L. and Beiser, D.G., pp. 215-232, MIT Press, Cambridge, MA.
15) Reynolds, J.N. and Wickens, J.R. (2002) Dopamine-dependent plasticity of corticostriatal synapses. Neural Networks 15: 507-521.
16) Kawagoe, R., Takikiwa, Y. and Hikosaka, O. (1998) Expectation of reward modulates cognitive signals in the basal ganglia. Nature Neuroscience 1: 411-416.
17) Amari, S. and Takeuchi, A. (1978) Mathematical theory on formation of category detecting nerve cells. Biological Cybernetics 29: 127-136.
18) von der Malsburg, C. (1973) Self-organization of orientation sensitive cells in the striate cortex. Kybernetik 14: 85-100.
19) 阪口 豊, 樺島祥介 (2002) 脳内情報表現への情報理論的アプローチ. In 脳の情報表現―ニューロン・ネットワーク・数理モデル―, 銅谷賢治, 伊藤浩之, 藤井 宏, 塚田 稔編, 朝倉書店.

3. 予測と推定の計算理論的基礎

　人間の脳が行なっている情報処理過程を非常に抽象化して考えると，さまざまな状況の観測を入力として，行動や予測を出力する過程といえる．この過程を単純にモデル化すると，入力 $x(t)$ に対して出力 $y(t)$ を対応させる関数が F ということになる．学習は F を変化させる処理過程である．

　学習はさらに教師あり学習，教師なし学習，および強化学習に分類できる．教師あり学習では，各入力 $x(t)\,(t=1,2,\ldots,T)$ に対して規範となる出力 $y(t)\,(t=1,2,\ldots,T)$ が与えられたとき，その対応関係を表す F を決定するものである．これは関数近似問題である．教師なし学習では，入力の観測値 $x(t)\,(t=1,2,\ldots,T)$ から統計処理を行なうことで，その特徴をよく表す F を決定する．これにはクラスタリング，主成分分析，独立成分分析などが含まれる．強化学習では，強化信号（報酬）の系列を手がかりに，その累積を最大化するような F を決定する．

3.1 関数近似

　本章ではまず，教師あり学習において，F を関数で近似する関数近似問題を扱う．そのために，あらかじめ近似に用いる関数族（モデル）を決める必要がある．多くの場合モデルはアプリオリに与えられ，そのモデルにおいて，データセット $\{(x(t),y(t))|t=1,2,\ldots,T\}$ をよく説明するパラメータの推定を行なう．この過程が学習である．

a. 線形モデルと最小二乗法

初めに，もっとも簡単なモデルである線形モデルを考える．これは入力 x，出力 y が与えられたときに

$$y = ax$$

という式を使って入出力関係を近似するモデルである．線形モデルでは，二乗誤差関数（エネルギー関数）

$$E = \sum_{t=1}^{T}(y(t) - ax(t))^2$$

を最小二乗法を用いて最小化することにより，パラメータ a を決定できる．

E を最小化するための必要条件は，傾きが 0 になる条件

$$\frac{\partial E}{\partial a} = -2\sum(y(t) - ax(t))x(t) = 2\sum_{t=1}^{T}(ax^2(t) - x(t)y(t)) = 0$$

より，

$$a = \frac{\sum_{t=1}^{T} x(t)y(t)}{\sum_{t=1}^{T} x^2(t)}$$

で与えられる．ここで $\frac{1}{T}\sum_{t=1}^{T} x(t)y(t)$ は入力と出力の相関（共分散），$\frac{1}{T}\sum_{t=1}^{T} x^2(t)$ は入力の分散である．$x(t)$, $y(t)$ が多次元の場合でも同様に扱うことができる．

次にもう少し複雑な例として，パラメータ線形モデルを考える．これは入出力関係を基底関数 $\{k_j(x)|j = 1, 2, \ldots, M\}$ の線形結合

$$y = \sum_{j=1}^{M} a_j k_j(x)$$

で表すものである．基底関数は非線形でも，パラメータ a_j については線形の項だけを含んでいる．非線形の基底関数を用いることにより，線形モデルより表現できる関数のクラスが広くなる．パラメータ線形モデルの例として，多項式近似

$$y = a_0 + a_1 x + \cdots + a_{M-1} x^{M-1} = \sum_{j=0}^{M-1} a_j x^j$$

や，動径基底関数（radial basis function; RBF）

$$y = \sum_{j=1}^{M} a_j \exp\left[-\frac{1}{2\sigma^2}|x - \mu_j|^2\right]$$

が挙げられる．

パラメータ線形モデルについても最小二乗法が適用できる．二乗誤差関数を

$$E = \sum_{t=1}^{T} \left| y(t) - \sum_{j=1}^{M} a_j k_j(x(t)) \right|^2$$

とすれば，E の最小化のための必要条件は

$$\frac{\partial E}{\partial a_i} = -2 \sum_{t=1}^{T} \left(y(t) - \sum_{j=1}^{M} a_j k_j(x(t)) \right) k_i(x(t))$$
$$= 2 \left(\sum_{j=1}^{M} \sum_{t=1}^{T} k_i(x(t)) k_j(x(t)) a_j - \sum_{t=1}^{T} k_i(x(t)) y(t) \right) = 0$$

で与えられる．ここで $z_i = \frac{1}{T}\sum_{t=1}^{T} k_i(x(t))y(t)$（基底と出力の相関），$K_{i,j} = \frac{1}{T}\sum_{t=1}^{T} k_i(x(t))k_j(x(t))$（基底共分散）を用いて整理すると

$$\sum_{j=1}^{M} K_{i,j} a_j = z_i$$

または行列表記で

$$Ka = z$$

となる．行列 K は非負行列であり，任意の $v = (v_1, \ldots, v_M)'$ について

$$v'Kv = \frac{1}{T} \sum_{t=1}^{T} \left(\sum_{i=1}^{M} k_i(x(t)) v_i \right)^2 \geq 0$$

が成り立つ．K が正定値行列であれば，その逆行列により a は

$$a = K^{-1}z$$

と求めることができる．

実際には K の逆行列が存在せず，このような解が得られない場合も多い．これは，モデルが冗長な場合，および入出力関係に不良設定性がある場合に生じる．このような場合，適当な拘束条件を与える必要がある．近年盛んに研究されているサポートベクタマシン（support vector machine; SVM）もパラメータ線形モデルの一つであるが，最小二乗法と若干異なる規範でパラメータ推定が行なわれる．

b. 階層型パーセプトロン

次に，非線形モデルの例として，階層型パーセプトロン（MLP）を考える．MLP は次の式で表される．

$$y = \sum_{i=1}^{M} a_i \mathrm{sig}(h_i),$$

$$h_i = \sum_{j=1}^{N} b_{i,j} x_j.$$

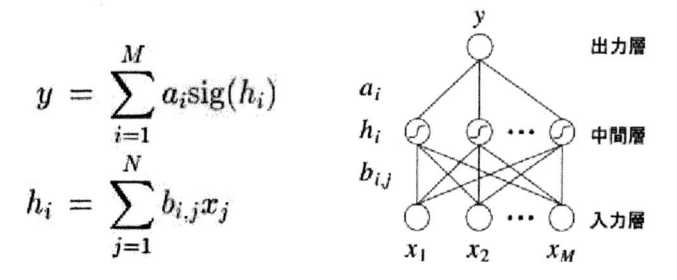

図 3.1 階層型パーセプトロン

基底（中間層ユニット）は非線形で有界な関数を用いる．例えばシグモイド関数

$$\mathrm{sig}(h) = \frac{1}{1+\exp(-h)}$$

を用いる.MLP は非線形関数なので,パラメータ $\theta = a_i, b_{i,j}$ に関して非線形なモデルであり,最小二乗法は適用できない.

非線形モデルの学習に用いられるのが勾配法である.勾配法は,二乗誤差関数 E が減少するように以下のようにパラメータを逐次的に更新する方法である.

$$\Delta \theta_k = -\eta \frac{\partial E}{\partial \theta_k}.$$

η は小さな正数で,学習係数と呼ばれる.MLP の二乗誤差関数に関する勾配法は誤差逆伝搬法と呼ばれる.パラメータを更新したときの二乗誤差の変化は $\Delta \theta$ が小さい場合,

$$\begin{aligned}\Delta E &= E(\theta + \Delta\theta) - E(\theta) \\ &\simeq E(\theta) + \sum_k \Delta\theta_k \frac{\partial E}{\partial \theta_k} - E(\theta) \\ &= \sum_k \Delta\theta_k \frac{\partial E}{\partial \theta_k} = -\eta \sum_k \left(\frac{\partial E}{\partial \theta_k}\right)^2 \leq 0\end{aligned}$$

なので,二乗誤差関数は単調減少であることがわかる.すなわち,学習係数 η を十分小さく選べば,二乗誤差関数は極小点に収束する.しかしパラメータ線形モデルの場合と異なり,大域的最適性は保証されない.

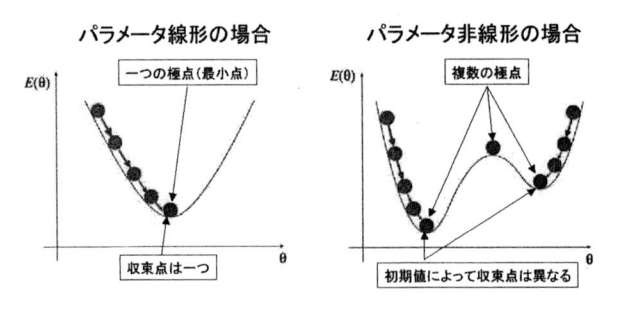

図 3.2 勾配法

3.2 ダイナミクスの学習

次に時系列の予測問題について述べる.

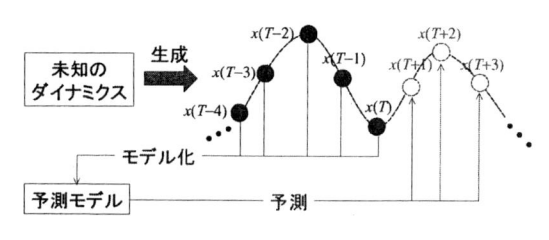

図 3.3 ダイナミクスの学習

時系列の予測は,現在までに観測された時系列 $\{x(1), x(2), \ldots, x(T)\}$ から将来の軌道 $\{x(T+1), x(T+2), \ldots\}$ を予測する問題である.はじめに現在までの観測データを生成している未知のダイナミクスに関するモデル化を行ない,その予測モデルを使って将来のデータを予測する.

時系列の予測モデルとしてよく知られているモデルに,AR (auto regressive) モデルがある.これは $M-1$ ステップ前までの観測値の線形和を用いて次時刻の値 $\hat{x}(t+1)$ を予測するものであり,

$$\hat{x}(t+1) = a_1 x(t) + a_2 x(t-1) + \cdots + a_M x(t-M+1)$$

と表される (M を AR 次数という).これは入力を $X(t) = (x(t), x(t-1), \ldots, x(t-M+1))'$ として,出力を $y(t) = \hat{x}(t+1)$ とすると,パラメータ線形モデル

$$y(t) = \sum_{i=0}^{M-1} a_i X_i(t)$$

に帰着する.したがって最小二乗法によりパラメータが決定できる.

もっとモデルを抽象化すると,$X(t)$ に関する任意の関数 F を用いて時間発展方程式が表現できる.

$$y(t) = \hat{x}(t+1) = F(X(t)).$$

これはすでに述べた関数近似と同じ問題であり，したがってこれまでの手法が使える．

時間発展方程式を順に用いることにより，次時刻だけでなく，さらに先の予測値 $\hat{x}(t+2), \hat{x}(t+3), \ldots$ も得られる．これをマルチステップ予測という．時間発展方程式を展開すると，

$$\hat{x}(T+2) = F(X(T+1)) = F(x(T+1), x(T), \ldots, x(T-M+2)),$$
$$\hat{x}(T+3) = F(X(T+2)) = F(x(T+2), x(T+1), \ldots, x(T-M+3))$$

のようになる．$\hat{x}(T+2)$, $\hat{x}(T+3)$ の計算には将来の観測値が必要である．将来の観測値が得られない場合には，代わりに前の時刻までの予測値を使って逐次的に計算することになる．将来の観測値が得られる場合には，それを使って修正することができるが，これには後述のカルマンフィルタが使われる．

システムに外部入力がある場合の線形結合モデルは ARMA (auto regressive moving average) モデルと呼ばれる．

$$x(t+1) = a_1 x(t) + \cdots + x_{M-1} x(t-M+1)$$
$$+ b_1 u(t) + \cdots + b_{K-1} u(t-K+1).$$

ここで $u(t)$ は外部入力である．この場合も最小二乗法でパラメータ a, b が決定できる．

3.3 確率モデルと最尤推定

学習には多くの確率的要素が含まれている．例えば観測時のノイズや，有限個の学習データによる推定の不確かさがある．そこではじめから確率的モデルを使うことにより，不確かさのモデル化を行なうことで，未知データに対する予測能力の評価が可能になる．

確率モデルの例として，はじめに線形モデル $y = ax$ に分散 σ^2 のガウスノイズ u を付加したモデル $y = ax + u$ を考える．u の分布は

3.3 確率モデルと最尤推定

$$P(u) \propto \exp\left[-\frac{u^2}{2\sigma^2}\right]$$

であるので，入力 x が与えられたときの出力 y の応答分布 $P(y|x)$ は，$u = y - ax$ より，

$$P(y|x) \propto \exp\left[-\frac{1}{2\sigma^2}(y-ax)^2\right]$$

で与えられる．またパラメータ線形モデルにガウスノイズを付加したモデル

$$y = \sum_{j=1}^{M} a_j k_j(x) + u$$

においては，同様にして

$$P(y|x) \propto \exp\left[-\frac{1}{2\sigma^2}\left(y - \sum_{j=1}^{M} a_j k_j(x)\right)^2\right]$$

となる．

確率モデルの学習を考えるために，まず入力変数 x のみを観測する場合を考えよう．すなわち，確率モデル $P(x|\theta)$ において，$P(x|\theta)$ の関数形があらかじめわかっているという仮定のもとで，モデルパラメータ θ を推定することを考える．パラメータ θ を仮定したときに，データ $X\{T\} = \{x(t)|t = 1,\ldots,T\}$ が観測される確率

$$P(X\{T\}|\theta) = \prod_{t=1}^{T} P(x(t)|\theta)$$

を尤度と呼ぶ．最尤推定では，与えられたデータ $X\{T\}$ に対して，尤度を最大にするパラメータ θ を求める．

一方，$X\{T\}$ が観測されたときにパラメータの値が θ である確率 $P(\theta|X\{T\})$ を事後確率と呼ぶ．条件付き確率に関するベイズの定理

$$P(X\{T\},\theta) = P(X\{T\}|\theta)P(\theta) = P(\theta|X\{T\})P(X\{T\})$$

から，事後確率は

$$P(\theta|X\{T\}) = \frac{P(X\{T\}|\theta)P(\theta)}{P(X\{T\})}$$

で与えられる．パラメータ θ に関する事前知識である事前確率 $P(\theta)$ が θ について一定であると仮定すると，事後確率は尤度に比例するので，最尤推定は事後確率を最大にするパラメータを推定することと一致する．

同様に，入力 x に対する出力 y の応答分布 (条件付き確率) $P(y|x,\theta)$ に対する最尤推定は，観測データが与えられたときに，事後確率を最大にするパラメータ値を推定することに他ならない．確率的パラメータ線形モデル

$$P(y|x,\theta) = \exp\left[-\frac{1}{2\sigma^2}\left(y - \sum_{j=1}^{M} a_j k_j(x)\right)^2\right], \quad \theta = \{a_j | j = 1, \ldots, M\}$$

において，入力データを $X\{T\} = \{x(t)|t = 1,\ldots,T\}$，出力データを $Y\{T\} = \{y(t)|t = 1,\ldots,T\}$ とすると，尤度は

$$P(Y\{T\}|X\{T\},\theta) = \prod_{t=1}^{T} P(y(t)|x(t),\theta),$$

したがって対数尤度は

$$L(\theta) = \log P(Y\{T\}|X\{T\},\theta)$$
$$= -\frac{1}{2\sigma^2}\sum_{t=1}^{T}\left(y(t) - \sum_{j=1}^{M} a_j k_j(x(t))\right)^2 + \text{const}$$

である．これからわかるように，対数尤度は二乗誤差関数の符号を反転したものに定数を加えたものとなっている．したがってパラメータ線形モデルの場合，最尤推定と最小二乗法は一致する．

3.4 隠れ変数とEM法

現実のシステムを観測する場合，観測されるのは一部の変数だけである．そこで隠れ変数をもつ確率モデルを扱う必要がある．隠れ変数を用いることによ

3.4 隠れ変数と EM 法

り，単純なモデルの組み合わせで複雑なモデルが表現できる．例えば MLP は中間層の出力値を隠れ変数としたモデルとみなすことができる．

以下では隠れ変数をもつモデルの簡単な例として，混合正規分布を考える．混合正規分布は M 個のユニットをもち，各ユニットは個別のパラメータ (μ_i, σ_i^2) をもつ正規分布である．各ユニットはユニット番号 i を用いて表される．データ生成モデルとして以下の二つのステップを用いる．

第1ステップ：ユニットを確率 ν_i ($\sum \nu_i = 1$) に従ってランダムに選択する：

$$P(i|\theta) = \nu_i.$$

第2ステップ：選ばれたユニットの正規分布に従い x を生成する：

$$P(x|i,\theta) = N(x|\mu_i, \sigma_i^2) \propto \exp\left[-\frac{1}{2\sigma_i^2}(x-\mu_i)^2\right].$$

混合正規分布モデルのパラメータは $\theta = \{\nu_i, \mu_i, \sigma_i^2 | i = 1, \ldots, M\}$ で与えられる．

以上のデータ生成モデルから発生される確率変数 x が従う確率分布は

$$P(x|\theta) = \sum_{i=1}^{M} P(i|\theta)P(x|i,\theta) = \sum_{i=1}^{M} \nu_i N(x|\mu_i, \sigma_i^2)$$

である．これは M 個の正規分布を重み ν_i で混合したものなので，混合正規分布と呼ばれる．ここでユニット番号 i は直接観測されない隠れ変数である．

次に混合正規分布に対する最尤推定を考える．観測データを $X\{T\} = \{x(t)|t = 1,\ldots,T\}$ とすると，その尤度は各時刻での尤度の積

$$P(X\{T\}|\theta) = \prod_{t=1}^{T} P(x(t)|\theta)$$

で与えられるが，これを最大化するかわりにその対数をとった対数尤度

$$L(\theta) = \sum_{t=1}^{T} \log P(x(t)|\theta) = \sum_{t=1}^{T} \log \sum_{i=1}^{M} P(x(t), i|\theta)$$

の最大化を考える．対数尤度の最大化は

$$\frac{\partial L(\theta)}{\partial \theta} = \sum_{t=1}^{T}\sum_{i=1}^{M} \frac{\partial P(x(t),i|\theta)/\partial \theta}{\sum_j P(x(t),j|\theta)}$$

$$= \sum_{t=1}^{T}\sum_{i=1}^{M} P(i|x(t),\theta)\frac{\partial}{\partial \theta}\log P(x(t),i|\theta) = 0$$

により得られる.ここで

$$P(i|x(t),\theta) = \frac{P(x(t),i|\theta)}{\sum_{j=1}^{M} P(x(t),j|\theta)} \tag{3.1}$$

は $x(t)$ がユニット i から生成された確からしさ(事後確率)である.また $P(x(t),i|\theta)$ は $x(t)$ と i の同時分布で,単なるガウス関数なので,

$$\log P(x(t),i|\theta) = -\frac{1}{2\sigma_i}(x(t)-\mu_i)^2 + (\mu\text{-independent term}).$$

したがって,混合正規分布における μ_i に関する最尤推定方程式は,

$$\frac{\partial L(\theta)}{\partial \theta} \propto \sum_{t=1}^{T} P(i|x(t),\theta)(x(t)-\mu_i) = 0$$

となる.これから

$$\mu_i = \frac{\sum_{t=1}^{T} P(i|x(t),\theta)x(t)}{\sum_{t=1}^{T} P(i|x(t),\theta)}$$

となるが,この式は右辺の θ にも μ_i が含まれているため,μ_i に関する非線形方程式になっていて,解くのは一般に困難である.

EM 法による隠れ変数とパラメータの推定

このような隠れ変数をもつ確率モデルにおいて,最尤推定方程式を解くための逐次解法がEM法である.EM法は次の E-step (expectation step) と M-step (maximization step) を交互に繰り返すことにより解を得るものである.

E-step では,現在のパラメータ θ^{old} を用いて,隠れ変数に対する事後確率の計算

$$P(i|x(t),\theta^{\text{old}}) = \frac{P(x(t),i|\theta^{\text{old}})}{\sum_{j=1}^{M} P(x(t),j|\theta^{\text{old}})} \tag{3.2}$$

を行ない,その十分統計量の期待値を計算する.

3.4 隠れ変数と EM 法

$$\langle x \rangle_i^{\text{old}} = \frac{1}{T} \sum P(i|x(t), \theta^{\text{old}}) x(t),$$

$$\langle 1 \rangle_i^{\text{old}} = \frac{1}{T} \sum P(i|x(t), \theta^{\text{old}}).$$

M-step では, E-step で計算された十分統計量を用いてパラメータの更新を行なう.

$$\mu_i^{\text{new}} = \frac{\langle x \rangle_i^{\text{old}}}{\langle 1 \rangle_i^{\text{old}}}. \tag{3.3}$$

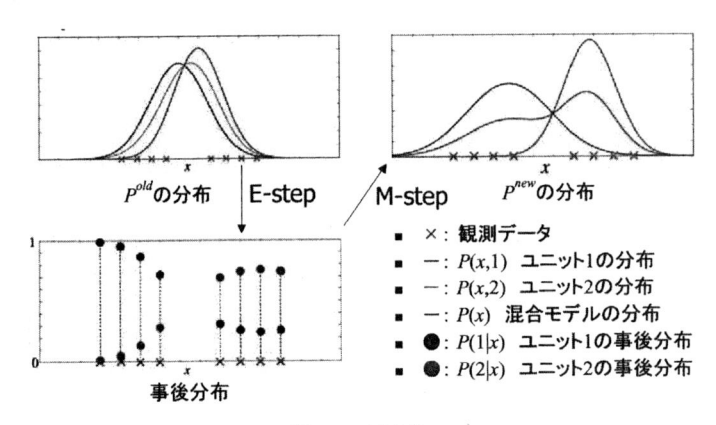

図 3.4 EM 法

この学習法の意味を考えてみよう. 隠れ変数の事後確率を表す式 (3.2) は Gaussian soft-max と呼ばれる関数である. 理解の都合上, $\nu_i = 1/M$ とし, 分散 $\sigma_i^2 = \sigma^2$ は非常に小さいとする. この時, 式 (3.2) は次式のように書ける.

$$P(i|x(t), \theta^{\text{old}}) = \frac{\exp\left(-\frac{1}{2\sigma^2}(x(t) - \mu_i^{\text{old}})^2\right)}{\sum_{j=1}^{M} \exp\left(-\frac{1}{2\sigma^2}(x(t) - \mu_j^{\text{old}})^2\right)}. \tag{3.4}$$

この式は, 各データ $x(t)$ について, 現在の中心位置 μ_i^{old} が $x(t)$ にユークリッド距離の意味でもっとも近いものを選び, そのクラスタへの所属確率をほぼ 1 とするものである. すなわち現在の中心位置を用いた最小距離規範 (Nearest neighbor 法 ; NN 法) によるクラスタリングを行なっている. 式 (3.3) では, NN 法によってクラスタリングを行なった後の, 各クラスタ内のデータの平均

値によってクラスタ中心である μ_i を変更している．式 (3.3) の分子は各クラスタの構成要素についてデータの和，分母は要素数に対応している．この手続きはパターン認識でしばしば用いられる K 平均法に他ならない．すなわち，K 平均法は EM アルゴリズムをきわめて簡素化したものと見ることができる．

EM 法はより一般的には

$$Q(\theta^{\text{new}}|\theta^{\text{old}}) = \sum_{t=1}^{T}\sum_{i=1}^{M} P(i|x(t),\theta^{\text{old}})\log P(x(t),i|\theta^{\text{new}})$$

とし，θ^{old} を固定して θ^{new} に関する $Q(\theta^{\text{new}}|\theta^{\text{old}})$ の最大化を行なう．すなわち，$\partial Q/\partial \theta^{\text{new}} = 0$ を解いて θ^{new} を求める．このとき，$L(\theta^{\text{new}}) \geq L(\theta^{\text{old}})$ が証明できる．つまり，E-step と M-step を交互に繰り返すことで（局所）最尤推定解が得られる．

3.5　カルマンフィルタ

ここからは，ダイナミクスがある場合の隠れ変数の推定について述べる．カルマンフィルタは制御分野でよく使われる．ここでは，簡単のために変数が 1 次元でモデルがすでにわかっている場合を考える．

システムの状態変数を $z(t)$，観測変数を $x(t)$ とし，運動方程式は

$$z(t+1) = Az(t) + \xi(t) \tag{3.5}$$

で記述されるとする．$\xi(t)$ はシステムノイズであり，時刻ごとにシステムの振る舞いを乱す．観測方程式は

$$x(t) = Cz(t) + w(t) \tag{3.6}$$

で表される．C は観測行列（ただし今の場合 1 次元なのでスカラー）を表し，$w(t)$ は観測ノイズである．システムノイズ，観測ノイズともにガウスノイズとする．

ここで想定している問題は，観測データ $X\{t\} = \{x(s)|s=1,...,t\}$ をもとに
1. 状態変数 $z(t)$ を推定する (フィルタリング)

2. 観測変数 $x(t+1), x(t+2), \ldots$ を予測する (予測)

という二つである．$X\{t\}$ は時刻 1 から t までの観測データ全体を表すということに注意を要する．

カルマンフィルタは，最小二乗法で行なうように一度に方程式を解いて解を求めるのではなく，逐次的に状態変数の推定や観測変数の予測を行なう方法である．

a. 運動方程式による予測

時刻 t までの観測データ $X\{t\}$ に基づく状態変数 $z(t)$ の推定確率分布が次式のようにガウス分布に従っているとする．

$$P(z(t)|X\{t\}) \propto \exp\left[-\frac{(z(t) - \hat{z}(t))^2}{2\sigma^2(t)}\right]. \tag{3.7}$$

ただし，$\hat{z}(t)$ は期待値 $E[z(t)|X\{t\}]$，$\sigma^2(t)$ は分散 $Var[z(t)|X\{t\}]$ を表す．

このガウス分布上のすべての点は，

$$z(t+1) = Az(t) + \xi(t)$$

に従い遷移する．ここで $\xi(t)$ は，分散 σ_s^2 のガウス分布に従うシステムノイズである．まず，方程式 $z(t+1) = Az(t)$ ですべての点は A 倍された点に移される．つまり，$z(t+1)$ は期待値，分散ともに A 倍され，期待値 $A\hat{z}(t)$，分散 $(A\sigma(t))^2$ をもつガウス分布に従う．これにさらにガウスノイズ $\xi(t)$ が加えられる．この結果，$z(t+1)$ の期待値は決定論的運動方程式に従い，

$$z_{\text{pred}}(t+1) = A\hat{z}(t) \tag{3.8}$$

で記述される．一方分散は，ノイズの分散だけ増加し，

$$\sigma_{\text{pred}}^2(t+1) = A^2\sigma^2(t) + \sigma_s^2 \tag{3.9}$$

となる．

つまり，ガウス分布の中心位置は決定論的に移動していくが，分散は広がり，推定精度は下がる．以上より状態変数 $z(t+1)$ が従う確率分布は以下のようなガウス分布で表される．

$$P(z(t+1)|X\{t\}) \propto \exp\left[-\frac{(z(t+1) - z_{\text{pred}}(t+1))^2}{2\sigma_{\text{pred}}^2(t+1)}\right]. \tag{3.10}$$

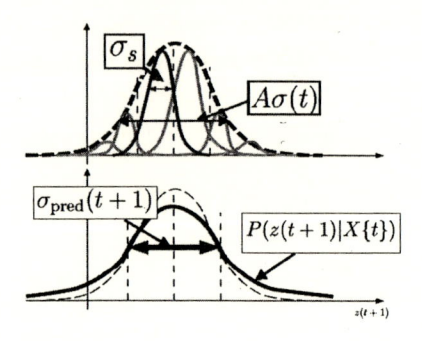

図 3.5 線形ダイナミクスとシステムノイズによる確率分布の推移

b. 観測データによる修正

以上に述べたように，システムノイズが乗っている状況では，ステップごとに推定の精度は悪くなっていく．これを，観測データをもとに修正していく方法を以下で説明する．これまでの話で，観測データ $X\{t\}$ による式 (3.7) で与えられる状態分布推定 $P(z(t)|X\{t\})$ から，運動方程式 (3.5) を用いた予測により，次時刻における状態変数 $z(t+1)$ が従う確率分布 $P(z(t+1)|X\{t\})$ が式 (3.10) のように求まった．さらに新たな観測データ $x(t+1)$ が得られれば，運動方程式だけを用いた予測をより正確に補正することができる．

まずベイズ則を用いて以下の式が得られる．

$$P(z(t+1)|X\{t+1\}) = P(z(t+1)|x(t+1), X\{t\})$$
$$= \frac{P(z(t+1), x(t+1)|X\{t\})}{P(x(t+1)|X\{t\})}.$$

この第 2 式の分母は $z(t+1)$ によらないので，結局 $P(z(t+1)|X\{t+1\})$ は内部状態 $z(t+1)$ と観測データ $x(t+1)$ の同時確率分布に比例するものとして

$$P(z(t+1)|X\{t+1\}) \propto P(z(t+1), x(t+1)|X\{t\}) \tag{3.11}$$

のように表せる．この式はまた，二つの情報源の積として表せる．

$$P(z(t+1)|X\{t+1\}) \propto P(z(t+1), x(t+1)|X\{t\})$$
$$= P(x(t+1)|z(t+1))P(z(t+1)|X\{t\}).$$

$$\tag{3.12}$$

すなわち,運動方程式を用いて求めた状態分布 $P(z(t+1)|X\{t\})$ と,状態変数 $z(t+1)$ が与えられたときに観測変数 $x(t+1)$ を観測する確率 $P(x(t+1)|z(t+1))$ の積になる.式 (3.6) から,観測変数 $x(t+1)$ は状態変数 $z(t+1)$ に C を掛けて,分散 σ_o^2 のガウスノイズが加わったものであることを思い出すと,$P(x(t+1)|z(t+1))$ は次式で与えられる.

$$P(x(t+1)|z(t+1)) \propto \exp\left[-\frac{1}{2\sigma_o^2}(x(t+1) - Cz(t+1))^2\right]. \tag{3.13}$$

以上より,新しいデータ $x(t+1)$ を観測した後での状態分布 $P(z(t+1)|X\{t+1\})$ は運動方程式から得られた式 (3.10) のガウス分布と観測方程式から得られた式 (3.13) のガウス分布の積となることがわかった.

両者のガウス分布を図 3.6 に示す.予測分布は運動方程式に基づく式 (3.10) のガウス分布,観測分布は観測方程式に基づく式 (3.13) のガウス分布である.この二つのガウス分布の積をとり,正規化を行なうと中心位置が両者の間にあり,広がりが両者よりも小さくなるような分布が生成されることが直観的に理解される.

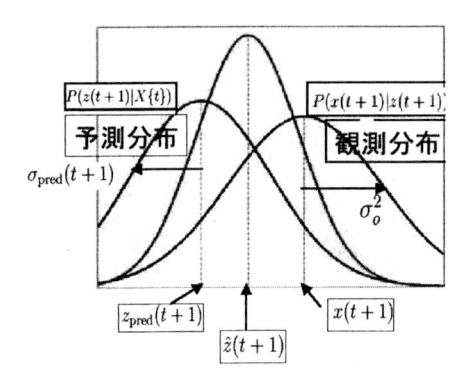

図 3.6 予測分布と観測分布の積による状態予測の修正

これを式を用いて計算すると以下のようになる.

$$P(z(t+1)|X\{t+1\}) \propto P(x(t+1)|z(t+1))P(z(t+1)|X\{t\})$$

$$\propto \exp\left[-\frac{1}{2\sigma_o^2}(Cz(t+1) - x(t+1))^2\right.$$
$$\left.-\frac{1}{2\sigma_{\text{pred}}^2}(z(t+1) - z_{\text{pred}}(t+1))^2\right]$$
$$\propto \exp\left[-\frac{1}{2\sigma^2(t+1)}(z(t+1) - \hat{z}(t+1))^2\right].$$

ただし分散 $\sigma^2(t+1)$ は

$$\frac{1}{\sigma^2(t+1)} = \frac{1}{\sigma_{\text{pred}}^2(t+1)} + \frac{C^2}{\sigma_o^2}$$

で与えられ，期待値 $\hat{z}(t+1)$ は

$$\frac{1}{\sigma^2(t+1)}\hat{z}(t+1) = \frac{1}{\sigma_{\text{pred}}^2(t+1)}z_{\text{pred}}(t+1) + \frac{C}{\sigma_o^2(t+1)}x(t+1)$$
$$= \frac{1}{\sigma^2(t+1)}z_{\text{pred}}(t+1) + \frac{C}{\sigma_o^2}(x(t+1) - Cz_{\text{pred}}(t+1))$$

となる．

c. カルマンフィルタの一般式

以上に述べたステップをまとめたものがカルマンフィルタである．まず第1ステップでは，現在の状態変数の期待値 $\hat{z}(t)$ と分散 $\sigma^2(t)$ をもとに，運動方程式を用いて次時刻の状態変数 $z(t+1)$ に対する予測を行なう．

$$z_{\text{pred}}(t+1) = A\hat{z}(t),$$
$$\sigma_{\text{pred}}^2(t+1) = A^2\sigma^2(t) + \sigma_s^2.$$

次に新しく得られた観測データ $x(t+1)$ を用いて，上記の予測に対する修正を行なう．

$$\hat{z}(t+1) = z_{\text{pred}}(t+1) + \kappa(t+1)(x(t+1) - Cz_{\text{pred}}(t+1)).$$

この修正式の誤差項の比例係数がカルマンゲインと呼ばれるもので，次式で与えられる．

3.5 カルマンフィルタ

$$\kappa(t+1) = \frac{C\sigma^2(t+1)}{\sigma_o^2}.$$

カルマンゲインが大きいほど観測データによる補正が強く働く．また分散 $\sigma^2(t+1)$ が予測によるものと観測によるものを重ねることで，より小さくなることは次式からわかる．

$$\frac{1}{\sigma^2(t+1)} = \frac{1}{\sigma_{\text{pred}}^2(t+1)} + \frac{C^2}{\sigma_o^2}.$$

これをシステムとして表したのが図 3.7 である．予測では状態変数 $\hat{z}(t)$ が A 倍される．それに対して新たな観測が得られたときに，カルマンゲインを掛けて修正をかける．次の時刻に移り，また上記のステップを繰り返す．

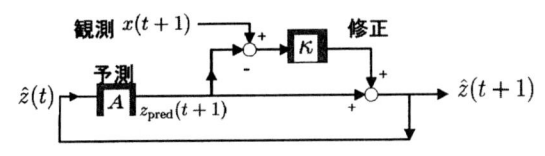

図 3.7 カルマンフィルタのブロック線図

ここで，より一般的に状態変数が L 次元ベクトル，観測変数が N 次元ベクトルの場合を考える．このとき，A を $(L \times L)$ 状態遷移行列とし，システムノイズは $(L \times L)$ 共分散行列 U をもつガウスノイズとする，また C は $(N \times L)$ 観測行列，観測ノイズは $(N \times N)$ 共分散行列 V をもつとする．さらに，時刻 t での状態変数 $z(t)$ の $(L \times L)$ 共分散行列は $Q(t)$ であるとする．このときカルマンフィルタの方程式は次式で与えられる．

$$\begin{aligned}
z_{\text{pred}}(t+1) &= A\hat{z}(t), \\
Q_{\text{pred}}(t+1) &= U + AQ(t)A', \\
\hat{z}(t+1) &= z_{\text{pred}}(t+1) + K(t+1)(x(t+1) - Cz_{\text{pred}}(t+1)), \\
K(t+1) &= Q(t+1)C'V^{-1}, \\
Q(t+1) &= (Q_{\text{pred}}^{-1}(t+1) + C'V^{-1}C)^{-1}.
\end{aligned}$$

この方程式は，1 次元の場合の方程式における A, σ_s^2, C, σ_o^2, $\sigma^2(t)$, $\sigma_{\text{pred}}^2(t)$,

$\kappa(t+1)$ を,それぞれ $A, U, C, V, Q(t), Q_{\text{pred}}(t+1), K(t+1)$ に置き換えれば成り立つことがわかる.

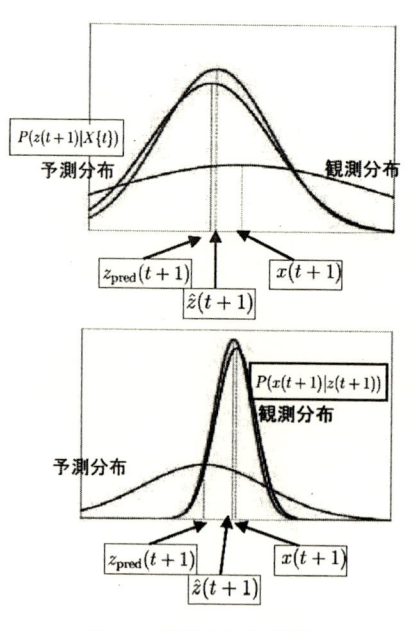

d. 観測ノイズの影響

次に観測ノイズの影響をシステムノイズとの比較で考える.

観測ノイズが非常に大きいとき ($\sigma_o^2 \gg \sigma_{\text{pred}}^2(t+1)$ のとき),図 3.8 に示すように,観測分布の方が非常に広がっている.このとき予測分布と観測分布の積の分布形状はほとんど予測分布によって決まる.すなわちこの場合,推定自体は観測にはほとんどよらず,運動方程式による予測だけで次の時刻の内部状態の期待値が決まってしまう.

この状況を式で表すと以下のようになる.

$$\frac{1}{\sigma^2(t+1)} = \frac{1}{\sigma_{\text{pred}}^2(t+1)} + \frac{C^2}{\sigma_o^2} \simeq \frac{1}{\sigma_{\text{pred}}^2(t+1)},$$
$$\sigma^2(t+1) \simeq \sigma_{\text{pred}}^2(t+1),$$

図 3.8 観測ノイズの影響

$$\kappa(t+1) = \frac{C\sigma^2(t+1)}{\sigma_o^2} \simeq 0,$$
$$\hat{z}(t+1) \simeq z_{\text{pred}}(t+1). \qquad (3.14)$$

逆に,観測ノイズが小さいとき ($\sigma_o^2 \ll \sigma_{\text{pred}}^2(t+1)$ のとき),観測分布が非常に鋭く立っているので,両者の積はほとんど観測分布によって決まる.式での表現は前の場合の逆で,

$$\frac{1}{\sigma^2(t+1)} = \frac{1}{\sigma_{\text{pred}}^2(t+1)} + \frac{C^2}{\sigma_o^2} \simeq \frac{C^2}{\sigma_o^2},$$
$$\sigma^2(t+1) \simeq \frac{\sigma_o^2}{C^2},$$
$$\kappa(t+1) = \frac{C\sigma^2(t+1)}{\sigma_o^2} \simeq \frac{1}{C},$$
$$\hat{z}(t+1) \simeq \frac{x(t+1)}{C}$$

のように表せる.すなわち,次の時刻における内部状態の期待値はほとんど観測データのみで決まる. (佐藤雅昭・石井 信)

文 献

1) Amari, S. (1995) Information geometry of the EM and em algorithms for neural networks. *Neural Networks* **9**: 1379–1408.
2) Bishop, C.M. (1995) Neural Networks for Pattern Recognition, Oxford University Press, New York.
3) Bryson, A.E. and Ho, Y.-C. (1975) Applied Optimal Control: optimization, estimation, and control, Hemisphere Pub, Washington.
4) Dempster, A.P., Laird, N.M. and Rubin, D.B. (1977) Maximum likelihood from incomplete data via the EM algorithm. *Journal of Royal Statistical Society B* **39**: 1–22.
5) Ishii, S. and Sato, M. (2001) Reconstruction of chaotic dynamics based on on-line EM algorithm. *Neural Networks* **14**(9): 1239–1256.
6) Jacobs, R.A., Jordan, M.I., Nowlan, S.J. and Hinton, G.E. (1991) Adaptive mixtures of local experts. *Neural Computation* **3**: 79–87.
7) Jordan, M.I. and Jacobs, R.A. (1994) Hierarchical mixtures of experts and the EM algorithm. *Neural Computation* **6**: 181–214.
8) Haykin, S. (1998) Neural Networks: a comprehensive foundation, Prentice Hall, Upper Saddle River, NJ.
9) Moody, J. and Darken, C.J. (1989) Fast learning in networks of locally-tuned processing units. *Neural Computation* **1**: 281–294.

10) Neal, R.M. and Hinton, G.E. (1998) A view of the EM algorithm that justifies incremental, sparse, and other variants. In Learning in Graphical Models, ed. by Jordan, M.I., pp.355–368, Kluwer Academic Press, Norwell, MA.
11) Poggio, T. and Girosi, F. (1990) Networks for approximation and learning. *Proceedings of the IEEE* **78**: 1481–1496.
12) Sato, M. and Ishii, S. (1999) Reinforcement learning based on on-line EM algorithm. In Advances in Neural Information Processing Systems 11, ed. by Kearns, M.S., Solla, S.A. and Cohn, D.A., pp.1052–1058, MIT Press, Cambridge, MA.
13) Sato, M. and Ishii, S. (2000) On-line EM algorithm for the normalized Gaussian network. *Neural Computation* **12**: 407–432.
14) Xu, L., Jordan, M.I. and Hinton, G.E. (1995) An alternative model for mixtures of experts. In Advances in Neural Information Processing Systems 7, ed. by Tesauro, G., Touretzky, D.S. and Leen, T.K., pp.633–640, MIT Press, Cambridge, MA.
15) Yoshimoto, J., Ishii, S. and Sato, M. (2003) System identification based on on-line variational bayes method and its application to reinforcement learning. In Artificial Neural Networks and Neural Information Processing – ICANN/ICONIP 2003, Lecture Notes in Computer Science 2714, pp.123–131, Springer-Verlag, Berlin.

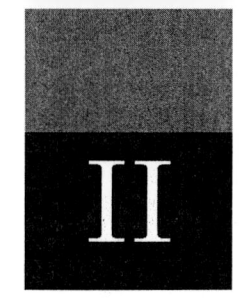

II ダイナミクスの予測：小脳と内部モデル

　小脳は，大脳に比べれば系統発生学的に古い脳部位であり，しかしそのぶん，感覚入力から運動出力までをつなぐ研究が行ないやすいという利点がある．その回路構造に関する解剖学的知見，ニューロン発火の生理学的知見，シナプス可塑性の分子機構の知見をもとに，計算理論がもっとも具体的な形で提唱され検証されてきた脳部位でもある．

　それらの中でもっとも注目すべき仮説は，小脳に身体や環境の「内部モデル」が獲得され，それをもとに高精度の運動制御や柔軟な行動決定が可能になるというものである．

　まず第4章では，運動制御においてなぜ身体の「順モデル」，「逆モデル」が必要なのか，またそれらの学習がいかに行なわれうるのかについて解説する．

　第5章では，追跡眼球運動を例に，小脳に眼球運動系の内部モデルが獲得されていることを示唆する実験と解析結果を紹介する．

　第6章では，コンピュータのマウスの操作を例に，身体だけでなく外界の道具の内部モデルが小脳に獲得され，それがいわば道具の身体化につながるという仮説を支持する脳活動計測実験結果を報告する．

　さらに第7章，第8章では，腕の運動軌道の生成について，古典的なモデルと新たな提案が行なわれる．

4. 内部モデルの学習と制御

　随意運動に関する運動制御機構の研究は古くから行なわれており，フィードバック制御機構に基づいて説明されてきた．しかし，生体の運動制御系には，神経伝達・神経情報処理，筋や感覚器などにより生じる時間遅れが存在するため，フィードバック制御のループ時間（1回の制御ループに必要な時間）が大きくなってしまう．例えば，単シナプス性の反射（伸張反射など）でさえ数十ミリ秒必要であり，さらにトランスコーティカルループ（大脳皮質を介した閉ループ制御系）ではそのループ時間は50ミリ秒以上必要となる．さらに，視覚情報による視覚フィードバック系では少なくとも150ミリ秒以上必要となる．このため，大きすぎるフィードバックゲインは運動を振動的にさせたり不安定にさせるため，単純なフィードバック制御だけで腕を安定に精度よく制御することが困難である．一方，1980年頃からフィードフォワード制御機構の存在が生理学や行動学の分野で実験的に確かめられた[1]．このような観点から，フィードバック制御機構だけでなくフィードフォワード制御機構が必要となり，フィードフォワード制御機構の重要性が広く認識されるようになってきた．

　以上の観点から，フィードフォワード制御機構に関する研究が1980年頃から盛んに行なわれているが，これらの研究は2種類のアプローチに大別することができる．一つは，神経・筋骨格系のバネのような特性（粘弾性特性）を直接利用することにより逆動力学の計算を行なわないでフィードフォワード制御機構を説明するアプローチである．つまり，内部モデルを用いないアプローチである．この代表的な制御機構として仮想軌道制御仮説[2,3]や平衡軌道制御仮説[4]がある．もう一つは，筋骨格系の内部モデル（正確には内部モデルの一つ

である逆動力学モデル）を学習することによってフィードフォワード制御機構を説明するアプローチである（文献[5,6]など）．ここではこの制御機構を内部モデル学習制御と呼ぶことにする．この代表的な学習制御機構として逆動力学モデルを獲得するフィードバック誤差学習モデル[6]がある．最近，仮想軌道制御仮説に基づいた制御では，仮想軌道が複雑になることが示され[7,8]，目標軌道を正確に実現するための仮想軌道を計画するためには，仮想軌道制御仮説（や平衡軌道制御仮説）においても逆動力学の問題を解く必要があることが明らかになった．したがって，どちらの制御仮説においても逆動力学の問題を解くための内部モデル（逆動力学モデルなど）を用いたフィードフォワード制御機構が重要な役割を果たしているといえる．この観点から，本章では，内部モデルの役割，内部モデルを用いた制御，内部モデルの学習，内部モデル学習と柔らかさ調節の統合について説明する．

4.1 三つの計算問題

目標まで手先を伸ばす運動（到達運動）をフィードフォワードで実現するためには，腕の運動軌道を計画する「軌道生成」の問題，作業座標系（または視覚座標系）から関節角や筋長などの身体座標系に変換する「座標変換」の問題，計画した軌道を正確に実行するための運動指令（運動ニューロンや筋の活性化レベルを決める指令値）を求める「制御」の問題が少なくとも解かれなければならない（図4.1）．ロボティクスでは，座標変換の問題を逆運動学（inverse kinematics），制御の問題を逆動力学（inverse dynamics）と呼ぶ．これらの問題は解が一意に定まらないという意味で不良設定問題である（図4.1）．つまり，軌道生成では腕の軌道が無数に存在し，座標変換ではある手先位置を実現する腕の姿勢は無数に存在する．さらに，関節トルクは屈筋と伸筋の筋張力の差で生成される．このため，制御では，運動に必要な関節トルクを生成するための運動指令の組み合わせは無数に存在する．以上のような不良設定性の存在は，運動軌道，腕の姿勢，腕の柔らかさなどが運動の種類や目的に応じて調節可能であることを意味している．つまり，人は何らかの拘束条件や最適化原理に基づいて上記問題を解き，運動や対象物操作を巧みに行なっていると考えること

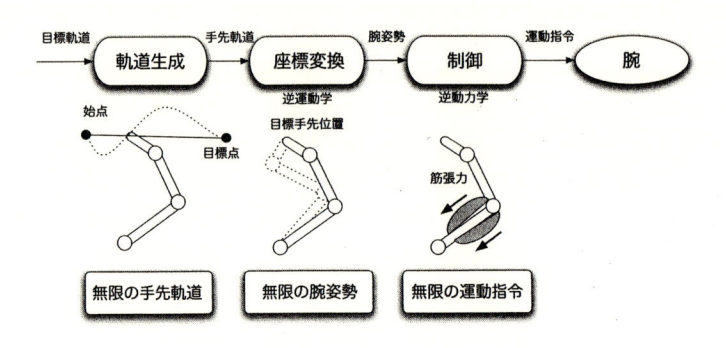

図 4.1 三つの計算問題における冗長性

ができる．ここでは内部モデルを用いることにより「制御」の問題を解決するための基本理論に焦点をあてて説明する．

4.2 内部モデルによる制御

Ito[9] は小脳に内部モデルを形成していることを 30 年も前から指摘しており，Marr[10] と Albus[11] は同時期に小脳パーセプトロン仮説を提案している．その後，1980 年頃から内部モデルを用いたフィードフォワード制御メカニズムのモデル化が盛んに行なわれるようになった．Kawato ら[6] は，Ito[9] や Allen と Tsukahara[12] の研究を発展させて，大脳小脳連関，赤核，小脳の神経回路モデルとして，順モデルと逆モデルを用いた制御スキームを提案した．このように，学習制御系では，内部モデルとして順モデルや逆モデルの存在が指摘されており（文献[13] など），重要な役割を果たしていると考えられている．順モデルの主な役割は，運動指令の遠心性コピーを用いて，(1) 次の状態や実現軌道を予測する，(2) 内部フィードバック制御を構成する，などが考えられ，さらに後述の誤差変換（図 4.4(b) 参照）や運動に必要な逆モデルの選択などが考えられる[14,15]．一方，逆モデルの主な役割は，制御対象のダイナミクスを補償したフィードフォワード制御を構成する，などである[14,16]．

そこで，まず順モデルを用いた内部フィードバック制御について説明する（図 4.2(a)）．順モデル（正確には順動力学モデル）は制御対象と同じ入出力関係を

4.2 内部モデルによる制御

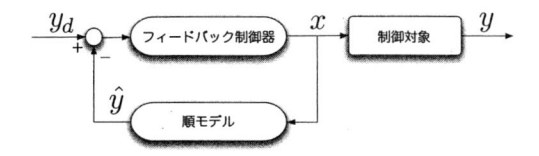

(a) 順モデルを用いたフィードフォワード制御

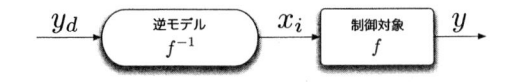

(b) 逆モデルを用いたフィードフォワード制御

図 4.2 順モデルと逆モデルを用いたフィードフォワード制御
y_d: 目標軌道, y: 実現軌道, $\hat{y}$: 予測軌道, x: 運動指令, x_i: 逆モデルの出力.

もつモデルである.この場合,入力は運動指令（関節トルクや筋への入力など）および現在の軌道であり,出力は予測軌道である.前述のようにヒトの運動制御系には大きな時間遅れが存在するため,フィードバック制御だけでは目標軌道を実現できないが,図 4.2(a) のように順モデルを用いた内部フォードバックループを構成することにより,フィードフォワード制御機構を構成することができる.この制御系では感覚フィードバックを用いていないため,大きな時間遅れなしに制御できる.しかし,実際の神経情報処理系を考えると,順モデルを用いた内部フィードバックループでも 10〜30 ミリ秒程度の遅れが存在し,さらに順モデルの出力誤差が積分されていく構造になっているため順モデルだけを用いた内部フィードバックループだけでは正確に目標軌道を実現することは困難である.次に,逆モデルを用いた制御について説明する（図 4.2(b)）.逆モデル（正確には逆動力学モデル）は制御対象とは逆の入出力関係をもつモデルである.図 4.2(b) に示すように,制御対象を関数 f とすると逆モデルは逆関数 f^{-1} となる.つまり,目標軌道から実現軌道までの合成写像を考えると,$x = f^{-1}(y), y = f(x)$ より,$y = f(f^{-1}(y_d)) = y_d$ となり,目標軌道 y_d が正確に実現されることになる.つまり,逆モデルの出力を制御対象に与えることにより正確に目標軌道が実現できるのである.したがって,逆モデルは理想的なフィードフォワード制御器であるといえる.また,ヒトの筋骨格系は非線形

性が強いため，特に逆モデルを用いた制御は有効である．しかし，実際には，内部モデルのモデル化誤差が存在するために，フィードバック制御機構と組み合わせることが望ましい（図 4.4(c) 参照）．最後に，対象物操作においても本節において説明した制御スキームは有効である．つまり，制御対象（腕など）の内部モデル（順モデルや逆モデル）だけでなく，操作対象（道具など）の内部モデルを用いて，上述の制御機構を発展させることにより対象物操作も可能となる．

4.3 内部モデルの学習

内部モデル（順モデルと逆モデル）は生得的に脳内に獲得されているとは考えにくい．そこで，本節では，順モデルと逆モデルの学習について説明する．順モデルは，図 4.3(a) に示すように，制御対象と順モデルに同じ入力（運動指令）を与え，それぞれの出力の差（誤差）を用いて学習することができる．つまり，誤差逆伝搬法などの学習方法を用いることにより，この誤差を小さくするように順モデルのパラメータを更新すればよい．次に，逆モデルの学習について説明する．図 4.3(b) に示すように，逆モデルの教師信号（正解値）が既知

(a) 順モデルの学習

(b) 逆モデルの学習の困難さ

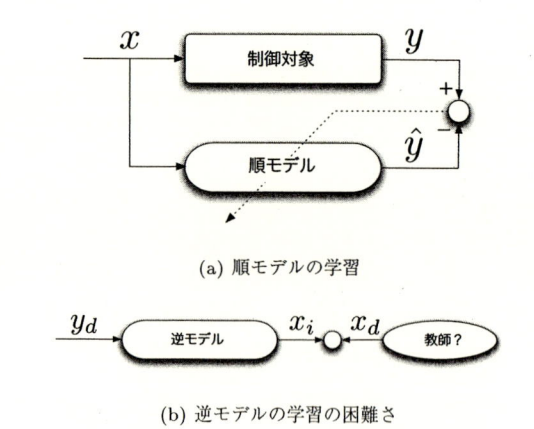

図 **4.3** 順モデルの学習と逆モデルの学習の困難さ
y_d: 目標軌道，y: 実現軌道，x_d: 運動指令の正解，x_i: 逆モデルの出力．

4.3 内部モデルの学習

の場合には逆モデルの出力と教師信号との誤差を用いて学習することができる．しかし，教師信号が既知であれば逆モデルを学習する必要はないし，一般的には逆モデルの出力（筋の活動度を決める運動指令）の教師信号は存在しない．観測できるのは実現した軌道だけである．そこで，この問題を解決した3種類の学習スキームについて説明する（詳しくは文献[16]を参照）．

まず，最もシンプルな学習スキーム（図4.4(a)）について説明する．この学習スキームでは，制御対象の出力を逆モデルに入力し，制御対象への入力と逆モデルの出力との誤差を用いて学習することができる．この学習スキームはJordanによって直接逆モデリング（direct inverse modelling）と呼ばれている．この手法はもっともシンプルであるため簡便である．しかし，いくつかの欠点がある．例えば，(1) 目標指向性がない，(2) 制御対象に冗長性がある場合には使用できない，(3) 学習と制御が同時に行なえない，などである．まず (1) に関して説明する．この学習方法では適当に決めた運動指令により実現された軌道を用いて学習が行なわれるため，目標軌道は用いられていない．このため，学習後の逆モデルに目標軌道を入力し，その出力を制御対象に入力しても目標軌道が実現される保証はない．このため目標指向性がないのである．次に (2) に関して説明する．冗長性がある場合の学習用データ（入出力の対）を用いて逆モデルを学習することを考える．ここで，2対の学習用データを (x_1, y) と (x_2, y) とすると，異なる運動指令（x_1 と x_2）を制御対象に入力したときに同じ軌道 y になる．逆モデルではこの逆の入出力関係を学習することになるため，逆モデルに y を入力したとき，その出力は x_1（または x_2）にならなければならない．また，逆モデルの出力の誤差の総和は $(x-x_1)^2 + (x-x_2)^2$ となる．ただし，x は逆モデルの出力とする．この誤差を最小にするように学習させるため，学習後の逆モデルの出力 x は $(x_1+x_2)/2$ となり，x_1（または x_2）にはならない．このため，冗長性が存在する場合にはこの学習方法を用いることができない．(3) に関しては，学習フェーズと制御フェーズで逆モデルの配置を変える必要があるからである．

次に，Jordanら[5]によって提案された順逆モデリング（forward and inverse modelling）について説明する（図4.4(b)）．この学習スキームでは，順モデルを用いることにより，軌道での誤差を逆伝搬させることにより運動指令での誤

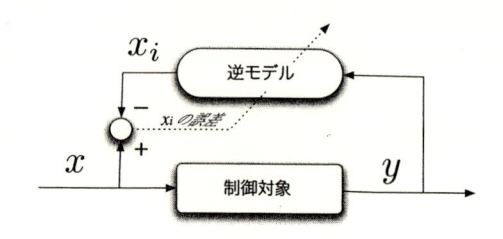

図 4.4 (a) 直接逆モデリング

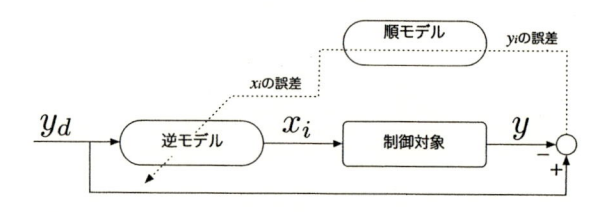

図 4.4 (b) 順逆モデリング

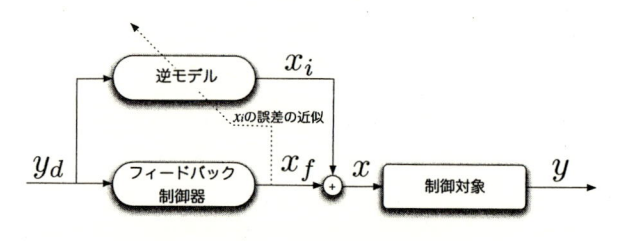

図 4.4 (c) フィードバック誤差学習

図 4.4 逆モデルの三つの学習スキーム
y_d: 目標軌道, y: 実現軌道, x: 運動指令, x_i: 逆モデルの出力, x_f: フィードバック制御器の出力.

差に変換する．この変換された運動指令の誤差を用いて逆モデルを学習することができる．この学習方法では，直接逆モデリングの欠点 (1)〜(3) を解決しているが，あらかじめ順モデルを学習しておく必要がある．

最後に，Kawato ら[6]によって提案されたフィードバック誤差学習 (feedback-error learning) について説明する（図 4.4(c)）．この学習スキームは，大脳小脳連関，運動野，小脳外側部，小細胞性赤核，トランスコーティカルループの部分をモデル化したものである．この学習スキームでは，フィードバック制御

4.3 内部モデルの学習

器の出力を逆モデルの出力誤差として用いることにより,逆モデルを学習する(詳しくは文献[16] 参照).この学習則は以下のように表すことができる.

$$\frac{dw}{dt} = \epsilon \left(\frac{\partial x_i}{\partial w}\right)^T x_f.$$

ここで,x_i は逆モデルの出力,x_f はフィードバック制御器の出力,w は学習のためのパラメータ(神経回路モデルの場合にはシナプス荷重),ϵ は学習係数である.この学習方法において,望ましい運動指令と逆モデルの出力との差(誤差)をフィードバック制御器の出力 x_f で近似しているのである.このため,フィードバック制御器の出力が小さくなるように逆モデルを学習するのである.このため,学習前ではフィードバック制御器主体で制御されるが,学習するにつれて逆モデルの出力を用いたフィードフォワード制御に移行する.理想的には学習後に逆モデルだけを用いたフィードフォワード制御が可能となる.この学習方法でも直接逆モデリングの欠点 (1)～(3) を解決している.この学習方法における制御や学習の安定性についても議論されており,さらに産業用マニピュレータや空気圧駆動の人工筋をもつマニピュレータの学習制御に成功している.特に,後者の場合には 200 ミリ秒以上の時間遅れが存在するにもかかわらず精度のよい制御が可能となっている[17].

一方,前述のように,フィードバック誤差学習の計算理論は,大脳小脳連関,運動野,小脳外側部,小細胞性赤核,トランスコーティカルループに関する生理学的知見に基づいている.そこで,フィードバック誤差学習理論を支持する生理学的知見について簡単に紹介する.小脳のプルキンエ細胞には平行線維と登上線維の 2 種類の入力がある.この学習理論では,平行線維による入力は目標軌道を表現し,登上線維による入力はフィードバックコントローラの出力値(運動指令での誤差を近似)を表現していることを仮定している.また,プルキンエ細胞の出力は運動指令を表現し,登上線維による入力信号を内部モデル学習のための誤差信号として用いることにより,プルキンエ細胞のシナプス伝達効率が変化することを仮定している.サルによる電気生理学的研究により,平行線維入力により生じるプルキンエ細胞の単純スパイクが運動指令に関与し[13],また登上線維入力により生じるプルキンエ細胞の複雑スパイクが誤差信号に関与していること[18,19]が明らかにされており,フィードバック誤差学習理論の生

理学的妥当性について調べられている.

以上の観点から，フィードバック誤差学習は生理学的にも工学的にも魅力的な学習方法である.

4.4 内部モデル学習制御と腕の柔らかさ調節の統合

上述の内部モデルを用いたフィードフォワード制御系とは少し違った観点から，内部モデル学習制御と腕の柔らかさ（粘弾性）調節の統合の可能性について概説する.

前述のように，ヒトは，腕の運動軌道，姿勢，柔らかさなどを運動の目的や種類に応じて調節することによりさまざまな運動を巧みに行なっている．しかし，従来より提案されてきた内部モデル学習制御モデルではこのような運動制御系の性質（柔らかさ調節など）がほとんど考慮されてこなかったため，ヒトの運動における巧みさ（運動スキル）を実現する運動学習メカニズムを解明するために，運動制御系の性質を考慮した内部モデル学習制御メカニズムについ

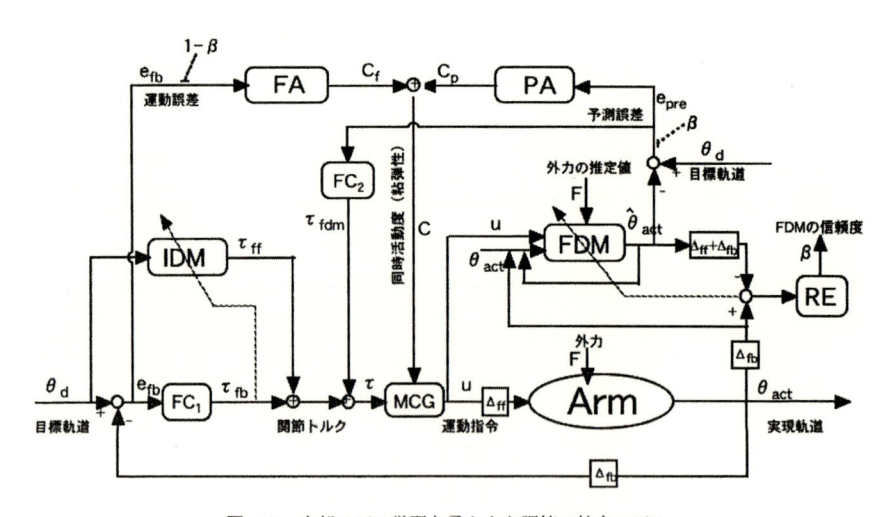

図 4.5 内部モデル学習と柔らかさ調節の統合モデル
FC: フィードバック制御器，IDM: 逆動力学モデル，FDM: 順動力学モデル，MCG: 運動指令生成器，FA: フィードバック調節器，PA: 予測的調節器，RE: FDM の信頼性評価器，Δ: 時間遅れ.

て議論する必要がある．この観点から，運動系の特徴の一つである筋の可変粘弾性に着目し，より効果的に内部モデルを学習・制御するための順モデルと逆モデルを用いた学習制御モデルについて簡単に説明する．図4.5にこの学習制御モデルを示す．このモデルは，前節で説明した順モデルを用いた内部フィードバック制御と逆モデルを学習するためのフィードバック誤差学習を組み合わせた構造になっており，2種類のフィードフォワード制御系を有している．さらに，このモデルに粘弾性調節部（FAとPA）が付け加えられている．粘弾性調節の基本的なアイデアは，運動誤差に応じて粘弾性を変化させることである．具体的には，目標軌道と実現軌道（フィードバック情報）との誤差に基づいて調節するFA，および順モデルによる予測軌道と目標軌道との誤差（予測誤差）に基づいて調節するPAから構成される．FAとPAからの出力（屈筋と伸筋の同時活性化レベルなど）により腕の粘弾性を調節し，誤差が大きいときには粘弾性は高くなる．学習初期では順モデルが未学習のためFA主体で粘弾性調節されるが，順モデルの学習が進行するにつれて徐々にPAによる粘弾性調節に移行する．FAではフィードバック情報に基づいて調節するため，外乱などが生じるタイミングに遅れてしまうことになり効果的に調節できないが，PAでは予測的に遅れなく調節できるため効果的な調節が可能となる．

一般的には，フィードバック制御器のゲインを大きくすることにより実現軌道を目標軌道に近づけることができる．しかし，前述のようにヒトの運動制御系には大きな時間遅れが存在するため，ゲインを大きくしすぎると運動が不安定になる．しかし，腕の粘弾性を上げる（腕を硬くする）ことはフィードバック制御器のゲインを大きくしたときと同様の効果があるため，内部モデルが学習できていない学習初期でも粘弾性を大きくすることにより，ある程度の精度で運動することができるようになる（文献[20,21]参照）．フィードバック誤差学習では学習を繰り返すにつれて運動誤差が徐々に減少するため，粘弾性レベルも徐々に小さくなる．学習初期では運動誤差が大きくなっているため粘弾性レベルも大きくなっており，疲労や消費エネルギーの観点から望ましくない．しかし，学習後にはより小さな粘弾性レベルで正確に運動できるようになる．最近，図4.5の学習制御モデルの妥当性を検証するために，運動中の手先に外乱を与えたときの腕運動の計測結果と同条件での計算機シミュレーションの結果

とを比較検討した結果，学習過程において，フィードバック情報に基づいた粘弾性調節（FA）から予測的な粘弾性調節に移行していること，誤差に基づいて粘弾性を調節していることを示唆する結果が得られている[22]．

この学習制御モデル（粘弾性の調節法）を用いた利点について説明する．まず，前述のように学習初期でもある程度の精度で運動可能となる．また，粘弾性レベルを大きくすることにより，静的な力学関係に関する逆モデル（逆静力学モデル[17]）だけで制御可能となる．このため，この調節則を用いて学習・制御することにより，より簡単な学習・制御から徐々に難しい学習・制御に移行することになり，効率の良い学習が期待できる．さらに，学習初期に粘弾性レベルを大きくすることにより，正しい解周辺から学習を開始するため，局所解になる確率を小さくしたり，学習の収束を早くするなどが期待できる．一方，学習過程において，粘弾性（または筋活動）が徐々に小さくなることは実験的に調べられており（例えば，文献[23]など），さらにBurdetら[24]は不安定な運動課題を学習することにより最適なインピーダンス（慣性，粘性，弾性の総称）を実現していることも報告している．さらに，Bhushanら[25]は，さまざまな構造の内部モデル制御におけるシミュレーション結果と腕運動の計測結果を比較検討することにより，順モデルで外乱を補償していること，順モデルと逆モデルの両方の内部モデルが必要であることを報告している．また，この節で説明した図4.5の学習制御モデルは順・逆モデルを用いているためWolpertら[26]により提案された多重順逆モデルの制御スキームに基づいて拡張することも可能である．

4.5 質　　疑

Q1： モジュール（順モデル，逆モデルなど）をつなぐという考え方は工学的にわかりやすくスターティングポイントとしてはよいが，脳の中でそのようにインプリメントされていることをどの程度期待しているのか？また，他のインプリメンテーションは考えられないか？

A2： Marrが主張しているように，計算理論とハードウェアによる実現は分けて考える必要がある．今日の説明は計算理論が中心でインプリメンテーショ

ンについてはほとんど触れていない．計算論的な側面から考えてみると，さまざまな対象物（道具など）の巧みな対象物操作を実現するためには，さまざまな対象物の運動方程式とこの方程式に含まれるパラメータ（質量や長さなど）の正確な値が必要になる．しかし，このような運動方程式が脳内に存在しているとは考えられない．このような運動方程式を用いる代わりに，さまざまな対象物の内部モデル（順モデルと逆モデル）を学習することにより可能となる．しかし，モジュール構造を使用しないで，ただ一つの神経回路モデルで実現しようとすると，学習が困難になるだけでなく，対象物間でのクロストークが問題となり，うまく運動できない．

また，実際にどうインプリメントされているのかはわかっていないが，内部モデルの存在やモジュール構造の存在がfMRIなどの非侵襲計測や心理物理実験などにより徐々に明らかになりつつある（例えば，文献[14,15,27,28]など参照）．

Q2: モデルをつくる上では，計算効率，神経回路的なもっともらしさ，行動学的なもっともらしさ，のどれかに力点を置くことになると思うが，そのような観点に関しての哲学を聞きたい．

A2: 先ほど説明したように，Marrは情報処理装置を理解するための三つの水準として，(1) 計算理論，(2) 表現とアルゴリズム，(3) ハードウェアによる実現のすべての水準で理解する必要があると主張している．このため，計算効率，神経回路的なもっともらしさ，行動学的なもっともらしさ，のすべてにおいて研究する必要があると考えている．また，今日説明したフィードバック誤差学習について考えてみると，計算理論的には，学習や制御の安定性が理論的に証明されており，産業用マニピュレータや人工筋をもつロボットアームの学習制御実験に成功している．次に，フィードバック誤差学習の生理学的妥当性に関しては，川人のグループを中心にして明らかにされている（文献[13,18,19]など参照）．最後に，Bhushanらやわれわれは内部モデルを用いた学習制御モデルによる計算機シミュレーションの結果と腕運動の計測結果を比較することにより，学習制御モデルの妥当性を検討している[21,22,25]．このように，三つの水準で研究を進めることが重要である．

Q3: 今回の話は到達運動に関するものだったが，一般的な運動を脳はどのように制御しているのか？そのような運動に関するモデルはあるのか？

A3: まず到達運動がある程度説明できないと,より複雑な運動は説明できないのではないか.この点で到達運動に関する研究は意義がある.さらに,最近では,対象物操作などの一般的な運動を実現するための運動学習モデルについても研究されている.例えば,Miyamoto ら[29]は双方向性理論に基づいた見まねによる学習モデルを提案しており,その有効性をヒューマノイドロボットにより実証している.また,さまざまな対象物の内部モデルを用いたモジュール構造なども巧みな対象物操作を可能にするためのメカニズムである.さらに,上述の内部モデル学習と柔らかさの調節を統合した学習制御モデルやBurdet ら[24]の研究も一般的な運動メカニズムを解明するためには重要な研究である. (片山正純)

文　献

1) Bizzi, E., Accornero, N., Chapple, W. and Hogan, N. (1984) Posture control and trajectory formation during arm movement. *The Journal of Neuroscience* **4**(11): 2738–2744.
2) Flash, T. (1987) The control of hand equilibrium trajectories in multi-joint arm movement. *Biological Cybernetics* **57**: 257–274.
3) Hogan, N. (1984) An organizing principle for a class of voluntary movement. *The Journal of Neuroscience* **4**(11): 2745–2754.
4) Feldman, A.G. (1966) Functional tuning of the nervous system with control of movement or maintenance of a steady posture. III. Mechanographic analysis of execution by man of the simplest motor tasks. *Biophysics* **11**: 766–775.
5) Jordan, M.I. and Rumelhart, D.E. (1992) Forward models: supervised learning with a distal teacher. *Cognitive Science* **16**: 307–354.
6) Kawato, M., Furukawa, K. and Suzuki, R. (1987) A hierarchical neural-network model for control and learning of voluntary movement. *Biological Cybernetics* **57**: 169–185.
7) Gomi, H. and Kawato, M. (1996) Equilibrium-point control hypothesis examined by measured arm stiffness during multijoint movement. *Science* **272**: 117–120.
8) Katayama, M. and Kawato, M. (1993) Virtual trajectory and stiffness ellipse during multijoint arm movement predicted by neural inverse models. *Biological Cybernetics* **69**: 353–362.
9) Ito, M. (1970) Neurophysiological aspects of the cerebellar motor control system. *International Journal of Neurology* **7**: 162–176.
10) Marr, D. (1969) A theory of cerebellar cortex. *Journal of Physiology* **202**: 437–470.
11) Albus, J.S. (1971) A theory of cerebellar function. *Mathematical Biosciences* **10**: 25–61.
12) Allen, J.S. and Tsukahara, N. (1974) Cerebrocerebellar communication systems. *Physiological Review* **54**: 957–1006.
13) Shidara, M., Kawano, K., Gomi, H., Kawato, M. (1993) Inverse-dynamics model eye movement control by Purkinje cells in the cerebellum. *Nature* **365**: 50–52.
14) Kawato, M. (1999) Internal models for motor control and trajectory planning. *Current*

文 献

Opinion in Neurobiology **9**: 718–727.
15) Wolpert, D.M. (1997) Computational approaches to motor control. Trends in Cognitive Sciences **1**(6): 209–216.
16) 川人光男 (1996) 脳の計算理論, 産業図書.
17) 片山正純, 川人光男 (1990) 筋肉—骨格系の運動制御を行う並列階層制御神経回路モデル—. 電子情報通信学会論文誌 J73-D-II(8): 1328–1335.
18) Kitazawa, S., Kimura, T. and Yin, P.B. (1998) Cerebellar complex spikes encode both destinations and errors in arm movements. Nature **392**: 494–497.
19) Kobayashi, Y., Kawano, K., Takemura, A., Inoue, Y., Kitama, T., Gomi, H. and Kawato, M. (1998) Temporal firing patterns of purkinje cells in the cerebellar ventral paraflocculus during ocular following responses in monkeys. II. Complex spikes. Journal of Neurophysiology **80**(2): 832–848.
20) Katayama, M. (2001) A neural control model using a predictive adjustment mechanism of the visco-elastic property of the human arm. In Proceedings of the International Conference on Artificial Neural Networks, pp.971–976, Springer.
21) Katayama, M. (2002) Human motor learning mechanism for motor skill acquisition. In Proceedings of the Third International Symposium on Human and Artificial Intelligence Systems, pp.287–294, Fukui, Japan, December 6–7.
22) Ishii, K. and Katayama, M. (2003) Biological plausibility of a motor learning model with a predictive adjustment mechanism. In Proceedings of the SICE Annual Conference 2003, pp.3110–3115.
23) Osu, R., Franklin, D.W., Kato, H., Gomi, H., Domen, K., Yoshioka, T. and Kawato, M. (2002) Short- and long-term changes in joint co-contraction associated with motor learning as revealed from surface EMG. Journal of Neurophysiology **88**: 991–1004.
24) Burdet, E., Osu, R., Franklin, D.W., Milner, T.E. and Kawato, M. (2001) The CNS skillfully stabilizes unstable dynamics by learning optimal impedance. Nature **414**: 446–449.
25) Bhushan, N. and Shadmehr, R. (1999) Computational nature of human adaptive control during learning of reaching movements in force fields. Biological Cybernetics **81**: 39–60.
26) Wolpert, D.M., Kawato, M. (1998) Control of arm and other body movements: multiple paired forward and inverse models for motor control. Neural Networks **11**(7): 1317–1330.
27) Ghahramani, Z. and Wolpert, D.M. (1997) Modular decomposition in visuomotor learning. Nature **386**: 392–395.
28) Imamizu, H., Miyauchi, S., Tamada, T., Sasaki, Y., Takino, R., Putz, B., Yoshioka, T. and Kawato, M. (2000) Human cerebellar activity reflecting an acquired internal model of a new tool. Nature **403**: 192–195.
29) Miyamoto, H., Schaal, S., Gandolfo, F., Gomi, H., Koike, Y., Osu, R., Nakano, E., Wada, Y. and Kawato, M. (1996) A kendama learning robot based on bi-directional theory. Neural Networks **9**(8): 1281–1302.

5. 小脳に学習で獲得される内部モデル

　この章では，小脳の中に内部モデルがあるらしいということを，トップダウンから神経生理学のデータまで通して示したい．ヒトの小脳は，大脳に比べて，重さは10分の1であるが，表面積は半分以上あり，ニューロンの数は小脳の方が大脳よりかえって多くなっている．

　表5.1は，小脳各部への主要な入力と出力をまとめたものである．一つ大切なことは，小脳は，場所によって入力と出力が全く異なるということである．表の上から順に古い部分で，下の方が新しい部分である．古い部分においては，入力は，感覚器官からの直接入力で，出力は運動ニューロンの一歩手前，プリモー

表 5.1　小脳各部への主要な入力と出力

機能部位	解剖学的部位	主入力	出力核	出力最終目標	機能
前庭小脳	片葉	前庭器官	前庭核	動眼運動ニューロン	前庭動眼反射
脊髄小脳	虫部	脊髄 視聴覚 前庭	室頂核	脳幹 運動野	体幹運動制御
脊髄小脳	中間部	脊髄	中位核	大細胞性赤核 運動野	末梢部運動制御
大脳小脳	外側部	大脳	歯状核	小細胞性赤核 運動野 運動前野 前頭前野	運動開始 計画 タイミング 認知機能一般

ターニューロンへ行っている．つまり，感覚から運動への変換に直接関わっているということがわかる．一方，小脳の中でも新しい場所は，大脳皮質と結ばれている．それも前頭前野など大脳皮質の系統発生的に非常に新しい場所とも結ばれていることから，感覚運動変換に直接関わっているというよりは，高次認知機能に関わっているということが示唆される．小脳は，これまで運動制御にだけ関与していると思われていたが，実はそうではない．小脳の出力核のうち，系統発生的に新しい歯状核は，人ではチンパンジーの3倍ぐらいの大きさになっている．

5.1 小脳の神経回路

小脳研究の魅力的要素の一つは，このように機能が全く異なっていて，新しい部分は明らかに人の高次認知機能にとって大切であるが，回路構造は一様なところである．また細胞の種類が非常に限られているという点も大脳皮質と異なる．だからこそ，小脳の研究の期待は，古い機能に関しての計算原理がきちんとわかれば，言語とか意識とか統合失調症といった，難しい問題に関しても一気に計算原理がわかる可能性がある点である．

図5.1(a)に示すように，小脳皮質の基本的な構造は，入力から出力への変換機構であるとみなせる．小脳皮質の唯一種類の出力ニューロンは，プルキンエ細胞である．一方，プルキンエ細胞に入ってくるシナプス入力は主に二つあり，平行線維と登上線維である．平行線維入力は，小脳の外からの非常に多くの苔状線維入力が顆粒細胞で中継されたものである．この顆粒細胞は100億個以上あり，脳の他のニューロンを全部足したよりも数多くあるといわれている．この顆粒細胞の軸索が小脳皮質の表面に平行に走り，これが平行線維と呼ばれている．そして，プルキンエ細胞の樹状突起に数十万個のシナプスをつくる．平行線維入力とよい対照をなしているもう一つの入力は，下オリーブ核からの登上線維入力という強力な興奮性の入力である．これはたった1本の軸索だけが，プルキンエ細胞1個に対して入力している．

簡単のために抑制性の介在ニューロンを全部無視すると，小脳皮質には，苔状線維が入ってきて，顆粒細胞を経由するところで，ニューロンの数がぐっと

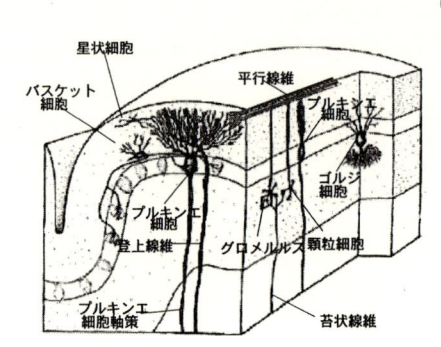

Marr-Albus-Ito理論（〜1970）

・登上線維が教師（誤差信号）
・平行線維ープルキンエ細胞の
　シナプス効率が可塑性により変化

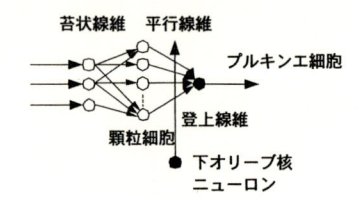

長期抑圧・長期増強・RP（1982〜）

小脳内部モデル理論（1984〜）

・小脳皮質は内部モデルを獲得
・登上線維は運動指令誤差

(a)

複雑スパイク　　単純スパイク

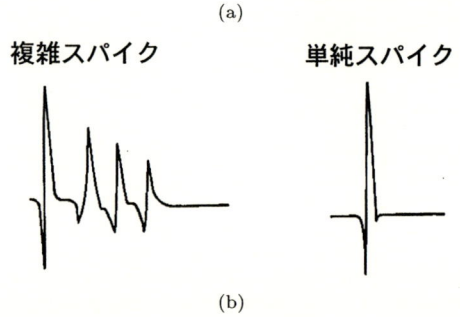

(b)

図 **5.1**　(a) 小脳皮質の神経回路．(b) 単純スパイクと複雑スパイク

増え，そこから平行線維入力を経てプルキンエ細胞に入り，外へ出ていく．登上線維は一つのプルキンエ細胞に一つあるため，主に解剖学的な議論から，これは1人の生徒に1人の先生がついている学習様式ではないか，と考え，Marr，Albus，伊藤正男らは，1970年前後に登上線維が教師になって運動学習が起きるのだという仮説をたてた．そして，1980年頃から，想定された平行線維とプルキンエ細胞の間のシナプスの可塑性が，長期抑圧や長期増強であるということがわかってきた．しかし，実際に小脳皮質の中に何が計算論的に獲得されるのかという問題は，こういう古典的な議論からは何も予測されていなかったた

め，我々は15年ほど前から，小脳皮質の中に，内部モデルが獲得されるのだろうということを主張してきたわけである．

プルキンエ細胞にはたくさんの平行線維入力と登上線維入力との2種類があるが，平行線維入力によって起こされるスパイクと登上線維入力によって起こされるスパイクは形が異なる．これは図5.1(b)のように，細胞外の記録でも見分けることができる．平行線維からの入力で引き起こされるものは，単純スパイクと呼ばれ，単純なスパイクの形をしている．それに対して，登上線維で引き起こされるスパイクは，樹状突起上のカルシウムチャネルを開くため，たくさんピークがあり，複雑スパイクと呼ばれる．

5.2 小脳内部モデル理論

小脳の内部モデル理論とは，一言でいうと，小脳は入力を出力に変換する神経回路の集まりで，先ほど述べた平行線維からプルキンエ細胞のシナプスの伝達効率を変化させることで，さまざまな変換を小脳が学ぶというものである．学習には教師がいて誤差を教えてくれる．この教師というのは登上線維で，その教師信号は誤差信号であるというところが，古典的な議論と新しい理論の一つの違いでもある．

この学習の形態は，学習理論の中では，教師あり学習と呼ばれるものである．教師がいるということは，何か体の外にある運動のための体の一部，あるいは道具，さらにコミュニケーションのためには他人の脳といった，とにかく脳の外にあるもののまねをするということになる．内部モデルとは，脳の中にあるという意味で内部であり，モデルというのは，シミュレーション，エミュレーション，つまりまねをするという意味で，モデルという言葉を使う．したがって，小脳内部モデル理論とは，別に運動制御に限らず，小脳の古い部位から新しい部位まで，上に述べた原理で小脳がいろいろな情報処理に役立っていると考える理論なのである．

獲得される内部モデルの一例として，例えば2関節の腕のモデルを考えることにしよう．図5.2(a)で，1が上腕，2が前腕とすると，肩のトルクがτ_1，肩の関節角がθ_1，ひじのトルクがτ_2，ひじの関節角がθ_2と書ける．このとき，

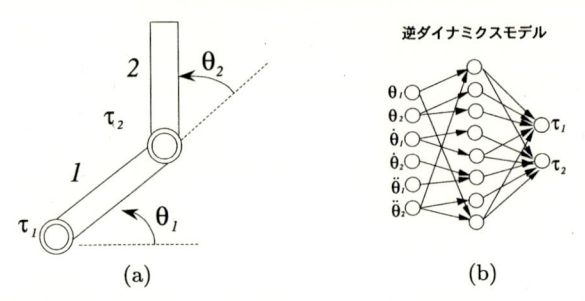

図 5.2 (a) 2 関節の腕のモデル. (b) 腕の逆ダイナミクスを学習するニューラルネットワーク

トルクと関節角の間に，非線形の方程式が成り立つ．

$$\tau_1 = (M_2 L_1^2 + 2M_2 L_1 S_2 \cos\theta_2 + I_1 + I_2)\ddot{\theta}_1$$
$$+ (M_2 L_1 S_2 \cos\theta_2 + I_2)\ddot{\theta}_2$$
$$- M_2 L_1 S_2 (2\dot{\theta}_1 + \dot{\theta}_2)\dot{\theta}_2 \sin\theta_2 + B_1 \dot{\theta}_1 ,$$
$$\tau_2 = (M_2 L_1 S_2 \cos\theta_2 + I_2)\ddot{\theta}_1 + I_2 \ddot{\theta}_2$$
$$+ M_2 L_1 S_2 \dot{\theta}_1^2 \sin\theta_2 + B_2 \dot{\theta}_2 .$$

これは左辺の τ_1, τ_2 を入力と思い，右側の θ_1, θ_2 を求めるものと考えると，順モデルと呼ばれるものに相当し，運動指令から軌道を推定するという順方向のモデルになっている．

逆に，θ_1 や θ_2 などにその時点で目標となる関節角，角速度，角加速度を入れてやると，時々刻々，どのようなトルクが必要かという運動指令が計算できることになる．これを逆モデルと呼ぶ．もともとロボティクスや制御工学では，こういった形で方程式に基づいて順モデルと逆モデルという枠組みが考えられていたが，こういうものが脳の中にあるとはなかなか思えないために，生物学では最近までなじみのない概念であった．

ところが，人工的なニューラルネットワークモデルの研究が進むと，逆ダイナミクスは 図5.2(b) のような簡単な 3 層の神経回路で表せるということがわかってきた．さらにシナプス荷重を変化させてやりさえすれば，さまざまなモデルを近似できるということがわかってきた．この問題についてこのような展開が生じたのは，15 年ほど前であるが，我々もその走りの一つの研究を行なった．

この逆ダイナミクスのニューラルネットワークモデルは，先ほど見た小脳の回路とよく似ている．したがって，小脳が運動制御でいうところの逆モデルを学習で獲得できる可能性は，十分にあるということができる．ただ，ニューラルネットでいうところのシナプス荷重がきちんと学習で獲得されなければならない．

5.3 小脳フィードバック誤差学習

逆モデルをどう学習で獲得するかは計算論的に簡単な問題ではない．まず，軌道の誤差が運動指令の信号に使えないのである．座標系も異なり，また時間波形も異なるため，軌道の誤差を何とか運動指令の誤差に変えるような機構が必要になる．一つの可能性はフィードバック制御器である．小脳の学習の一つのモデルとして，フィードバック誤差学習モデルを挙げることにしよう．図5.3はフィードバック誤差学習の逆モデルのところを，小脳の単純化した回路で置き換えたものである．

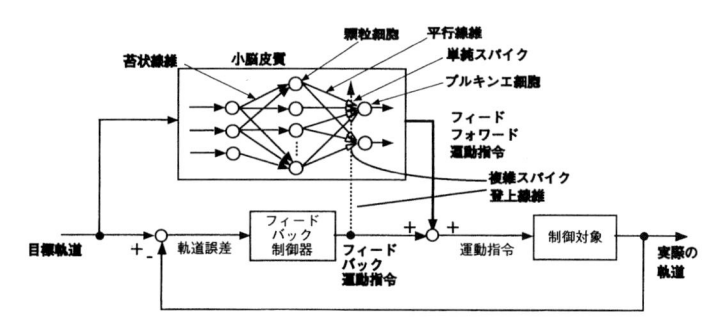

(1) 平行線維入力は目標軌道を表す
(2) 単純スパイクはフィードフォワード運動指令を表す
(3) 小脳皮質は逆モデルを構成する
(4) 複雑スパイクは運動指令の空間での誤差を表す

図 5.3 小脳の逆モデルによるフィードバック誤差学習

逆モデルの部分に小脳の3層の神経回路が入っている．登上線維入力によって，平行線維からプルキンエ細胞へのシナプスの伝達効率が変わるという仕組

みになっている．したがって，この小脳のフィードバック誤差学習モデルではプルキンエ細胞の発火のうち平行線維で引き起こされる単純スパイクが前向きのフィードフォワードの運動指令を表すことになる．また，苔状線維入力は，目標軌道を表すことになる．さらに，小脳皮質は全体として逆モデルを構成しており，登上線維入力は運動指令の空間での誤差を表すことになるわけである．モデルからこういった予測ができるが，幸運なことに，これらの予測を神経生理学的に共同研究でいろいろ検証することができた．

　フィードバック誤差学習と最急降下法とを比べると，理論的な意味合いがわかりやすいであろう．今，フィードフォワード運動指令を τ_{ff}，シナプス加重を ω，フィードバック運動指令を τ_{fb} と書くと，式の上でフィードバック誤差学習は次のように書ける．

$$\frac{d\omega}{dt} = \epsilon \left(\frac{\partial \tau_{ff}}{\partial \omega}\right)^T \tau_{fb}.$$

一方，運動指令に対する教師あり学習は次のように書ける．もし理想的なフィードフォワード運動指令というものが存在して，それを τ_{desired} とすると，学習の誤差関数 E は，

$$E = \frac{1}{2}\left(\tau_{\mathrm{desired}} - \tau_{ff}\right)^T \left(\tau_{\mathrm{desired}} - \tau_{ff}\right)$$

と書けて，この誤差関数の ω に対する最急降下法による学習は，

$$\frac{d\omega}{dt} = \epsilon \left(\frac{\partial \tau_{ff}}{\partial \omega}\right)^T \left(\tau_{\mathrm{desired}} - \tau_{ff}\right)$$

となる．二つの学習の式を比較すると，フィードバック誤差学習におけるフィードバック運動指令 τ_{fb} は，運動指令の誤差を近似するものであるということがわかる．これは何を意味するのかというと，フィードバック誤差学習におけるフィードバック運動指令 τ_{fb} は，運動指令の誤差の近似であるということである．このアルゴリズムを実現するためには，フィードバックの運動指令 τ_{fb} と，その目標とする正しい運動指令 τ_{desired} とが，同じ座標系で表されていなければいけないということが示唆される．それから，フィードバックの運動指令 τ_{fb} と，運動指令の誤差 $\tau_{\mathrm{desired}} - \tau_{ff}$ が似たような時間波形をもっていなければ

5.3 小脳フィードバック誤差学習

いけないという要求も出てくるわけである.これは神経生理学的に,後で実際に検証することになる.

このフィードバック誤差学習がプルキンエ細胞の LTP,LTD で実現されると考えると,次のような考察が可能になる.1 個のプルキンエ細胞の出力の発火頻度を y とする.また i 番目の平行線維の入力の発火頻度を x_i と書く.その i 番目のシナプスの荷重を ω_i として,入力の数が N 個あるとする.これはだいたい 20 万個ぐらいある.簡単のために,プルキンエ細胞の出力は入力の線形結合であると仮定すると,

$$y(t) = \sum_{i=1}^{N} \omega_i(t) x_i(t)$$

と書ける.この定式化に基づくと,伊藤正男らの発見した小脳プルキンエ細胞の LTD とか LTP は,次のように書ける.

$$\frac{d\omega_i(t)}{dt} = -\epsilon x_i(t)(c(t) - c_0).$$

つまり,i 番目の平行線維のシナプスの伝達荷重の時間変化は,(平行線維の入力 $x_i(t)$)× (登上線維の発火頻度 $c(t)$ − 登上線維の自発放電の発火頻度 c_0)にマイナスをつけたものであるといえる.マイナスの符号は,平行線維入力が発火して,かつ,登上線維入力も発火しているときには,その平行線維経由のシナプス荷重が減る,つまり長期減弱,LTD (long term depression)が起こることに対応している.逆に,登上線維入力が発火しなくて,平行線維入力だけが入ってくるときは,長期増強といって,荷重の増加が起きるわけである.

さて,これをフィードバック誤差学習の式に対応させることにしよう.一つ注意すべき点は,プルキンエ細胞が抑制性の細胞であるという点である.すなわち,プルキンエ細胞の出力 y がフィードフォワード運動指令 τ_{ff} の符号を変えたものだとすると,次のような式変形ができる.

$$\begin{aligned}\frac{d\omega_i(t)}{dt} &= \epsilon \left(\frac{\partial \tau_{ff}}{\partial \omega_i}\right) \tau_{fb} \\ &= \epsilon \left(\frac{\partial (-y)}{\partial \omega_i}\right) \tau_{fb}\end{aligned}$$

$$= -\epsilon x_i(t)(c(t) - c_0).$$

つまり、フィードバック運動指令 τ_{fb} は式の上では、登上線維入力の活動度の変化で表現される、ということが示唆される．これが数学的な枠組みで、唯一よく知られている教師あり学習のアルゴリズムと異なる点は、単純な最急降下法のかわりに、運動指令の誤差をフィードバックの運動指令で置き換えた点である．これが本当に成り立つかどうかというのを実験的に検証することができたので、それを 5.4 節以下に紹介しよう．

複雑スパイクと単純スパイクの鏡像関係

この理論からもう一つ予測ができる．登上線維入力による発火頻度と、単純スパイクの発火頻度がちょうどミラーイメージになるということが式で導き出せる．減衰項を加えた平行線維のシナプス加重の学習の式は次のようになる．

$$\tau \frac{d\omega_i(t)}{dt} = -\epsilon x_i(t)(c(t) - c_0) - \omega_i(t).$$

これを、τ が十分大きいという仮定のもとで、荷重の変化がないとすると、

$$\omega_i(t) = -\epsilon \langle x_i(t)(c(t) - c_0) \rangle$$

と書ける．$\langle x_i(t)(c(t) - c_0) \rangle$ は $x_i(t)$ と $c(t) - c_0$ の相関を表す．このとき、プルキンエ細胞の出力は、

$$y(t) = -\epsilon \sum_{i=1}^{N} \langle x_i(t)(c(t) - c_0) \rangle x_i(t)$$

となる．ここでシナプス荷重 $w_i(t)$ は、登上線維入力と正の相関をもっている平行線維入力の場合は正になり、負の相関をもっている場合は負になる．したがって、荒くいえば、単純スパイクは、複雑スパイクと逆の波形になるということがわかる．一言でいうと、フィードバック制御で学習が行なわれていると考えた場合、学習が終わった後、単純スパイクと複雑スパイクの間には、学習前にはなかった鏡像関係ができあがることになる．

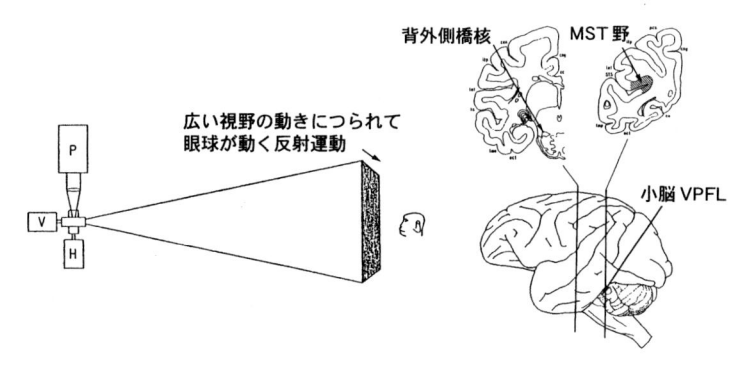

5.4 追従眼球運動の神経生理学的研究

サルの目の前に大きなスクリーンを置き，そこにランダムドットパターンを投影し10度/秒や160度/秒などの，比較的ゆっくりした速度で動かすと，サルの目はその視野内の大きな刺激の動きにつられて反射的に動く．これは追従眼球運動（OFR）と呼ばれる反射運動であるが，実は大脳や小脳がこの制御に関わっているということが，破壊実験やニューロン活動の記録から明らかになった．大脳皮質の中で，動きの検出に関わるもっとも高次の領野だということがわかっているMST野，そこから，大脳–橋線維で，背外側橋核というところに入力がきて，そこから今度は苔状線維で，小脳のVPFL（ventral paraflocculus, 腹側傍片葉）というところに出力が到達する．河野憲二のグループはこういう場所から電気生理学的にニューロンの発火活動を記録した．

小さなターゲットがゆっくり動いて，それを目で追いかける円滑性追跡眼球運動や，輻輳運動も，追従眼球運動を制御するのとほぼ同じ神経回路が使われているだろうということもわかってきた．したがって，いわゆる遅い眼球運動のかなりの部分がこの回路で制御されていると考えられている．

眼球運動に関する小脳の動作のスキーマ

追従眼球運動は単純で反射的な眼球運動であるが，それを制御している神経回

（電総研 河野、設楽、竹村、小林らによる実験）

図 5.4 追従眼球運動の神経生理学的研究

路はかなり複雑で，それが実はフィードバック誤差学習のブロック図になっているとみなせる．図5.5の下の部分がフィードバック誤差学習理論でいうフィードバック制御器になっていて，上の部分が逆ダイナミクスモデルに対応する系統発生的に新しい部分である．追従眼球運動の場合，目標軌道は外界から与えられる．前庭動眼反射（VOR）という眼球運動には，頭を振ったときに，それと逆方向に目が動いて，それで画像のブレを少なくする回転VORと，体が横に動いたときの並進VORがある．並進VORの感覚器である耳石器のゲインは非常に低く，回転VORほど性能がよくないため，フィードフォワードで制御しきれないのである．それで，網膜上の像のブレを使い，それと逆方向に眼を動かして，網膜像のブレを抑えるという制御系が追従眼球運動なのである．

したがって，もともとは視覚刺激に誘発される反射運動であるが，視覚刺激の大もとは自分の体が動く，歩くとか，何か姿勢を動かすとか，そういうところから始まり，とにかくそれで視野全体が動く．それと眼球の動きとの誤差を計算すると，フィードバック制御の一番肝心な誤差の引き算する部分というのは，実は網膜上の視細胞が光学的に行なっていることで，どこか脳の中のニューロンが引き算しているわけではないのである．そういう意味で，もともと考えていたフィードバック誤差学習とは少し異なるが，とにかく網膜で誤差が計算さ

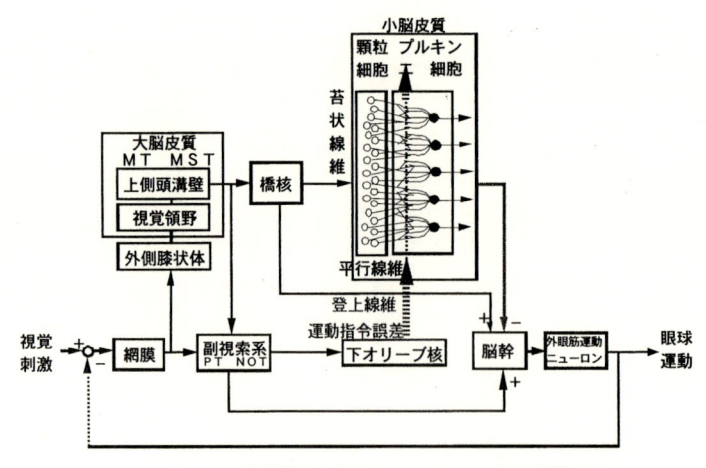

図 5.5　眼球運動の小脳フィードバック誤差学習の図

れて，網膜から外側膝状体，視覚領野，上側頭溝壁の MT・MST 野に入力がいき，ここから橋核，それから苔状線維で，顆粒細胞に入り，プルキンエ細胞に至る．プルキンエ細胞からの出力は脳幹に戻ってきて，外眼筋運動ニューロンを支配して目が動くという経路があるということがわかっている．

網膜からの出力は，系統発生的に古い視覚系である副視索系，視蓋前域の視索核や副視索の背外側核というところへ行って，これも直接脳幹に入ると考えられている．しかも，この副視索系の出力が下オリーブ核にコピーが送られていて，下オリーブ核から対側の小脳へ入ってくる．こう見ると，フィードバック誤差学習理論の制御ブロック図が上に述べた解剖学的な神経回路の存在でほぼ証明されたといって過言でない．この解釈では副視索系が系統発生的に古いフィードバック経路であり，大脳皮質 MST 野を通る系がフィードフォワード的な経路であり，フィードバック経路の運動指令の誤差が小脳に上がっている．

5.5 追従眼球運動と単純スパイク・複雑スパイク

次に河野たちが小脳腹側傍片葉のプルキンエ細胞から細胞外記録したスパイク活動の時系列データを理論に基づいて解析した結果を紹介する．全視野いっぱいに広がるランダムドットが下方向に急激に動く．そうすると，その下向きの動きに応じて，眼球が下に動き出す．これは非常に速い反射運動であり，わずか 50 ミリ秒から 60 ミリ秒の潜時で目が下に動き出している．そのときに，1 個のプルキンエ細胞から記録して，何回もサルに試行させ，50 回記録したデータを並べて，ラスタープロットで表示したのが図 5.6 である．小さな点で描いてあるのが単純スパイクで，平行線維の入力で引き起こされるスパイクである．二重マルで描いたのは，複雑スパイクである．この図から，まず複雑スパイクの数が圧倒的に少ないことがわかる．それから，目が下向きに動いているときは，単純スパイクの発火頻度が目が動き始めるところでふえており，複雑スパイクが減っていることがわかる．逆に，刺激が上向きに動いて目が上向きに動いているときは，単純スパイクの発火頻度がぐっと減り，複雑スパイクが増えていることがわかる．

しかし，この図からわかるように，複雑スパイクはたかだか 1 秒間に 1 個か

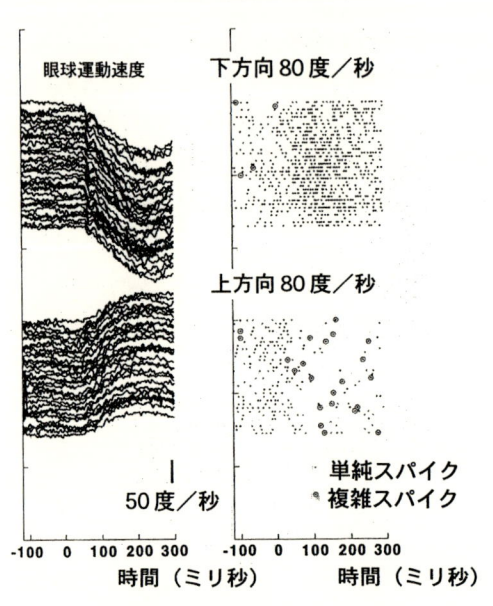

図 5.6 追従眼球運動と単純スパイク・複雑スパイク

2個しかでないのである．このような複雑スパイクが低い発火頻度にもかかわらず運動指令の誤差を正しい座標系で正しく表現しているという仮説は，この図だけを見ると，とても信じられない．したがって，登上線維入力は，貧弱な情報しか運んでいないのか，それともかなり豊かな情報を運んでいるのかという，全く異なる二つの考え方があったわけである．たかだか1秒間に1個か2個しか登上線維入力というのは発火しないため，複雑スパイクは予測しない変な出来事が起きたときに，1回ぽんと発火して，予測しない出来事を検出する役割をしている．情報の表現は0か1，all or nothingで，これはたとえ学習に使われても，強化学習にしか使えないというような考え方が支配的であった時期も約20年間続いた．

それに対して，いや，そうではなくて，登上線維入力は，実はすごく豊かな情報を与えているのだということは，多分 J. Simpson らの研究がはじめて定量的に示した．計算論的には著者らが強く主張しだしたことなのである．複雑スパイクはちゃんと大きさの情報と方向の情報と両方もった誤差信号であって，

発火数は少ないのだが，100 Hz とか 200 Hz までの非常に高い周波数成分までも含んだ時間信号を伝えている．その誤差信号はフィードバック誤差学習で，うまく使えるのだということをいいだしたわけである．一見ばかげているように思うであろう．1秒間に1発か2発しか発火しないものが100 Hz，200 Hz の高周波の情報を伝えるというのは常識的には考えられないのだが，実は平均してみるとちゃんと伝えていたのである．

a. 複雑スパイクの解析

図 5.7 は，竹村文が実験して，小林康が一生懸命解析したデータである．これは特に複雑スパイクに興味があったため，1個のプルキンエ細胞をなるたけ長い間保持してもらい，上向きの刺激の試行をとにかく多数回とる，といった実験である．一番たくさんとった細胞だと 1000 試行ぐらいとっている．図 5.7 に示すのは9個の細胞の平均であり，全部で 5000 試行ぐらいを加算した結果であるが，実は複雑スパイクは，ちゃんと高周波の成分を運んでいることがこの図で表されている．この図にも示されるように，視覚刺激と眼球が上向きに動いているときは，先ほど述べたように，単純スパイクは発火頻度を下げるが，複雑スパイクは発火頻度を上げる．ただ上げるだけではなくて，実は単純スパイクとは非常にきれいな鏡像関係になった時間パターンをもつように発火頻度が上がっているのである．この鏡像関係は1個の細胞における単純スパイクと

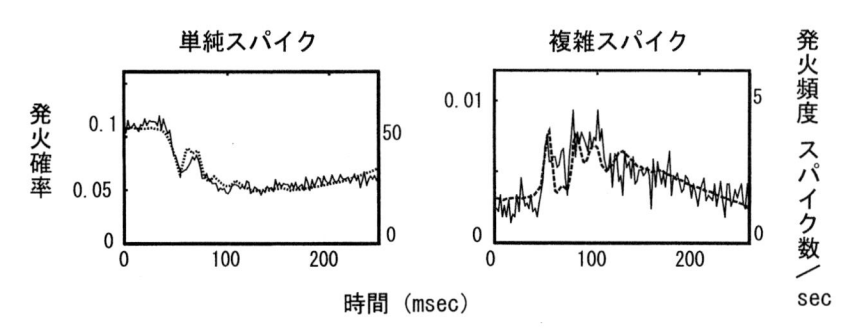

図 5.7 複雑スパイクの解析結果

複雑スパイクどうしがもっているが，9個の細胞の加算平均をすると，もっと滑らかな波形が出てきた．

しかもこの時間波形が特別な意味をもっており，これは実は五味裕章と設楽宗孝が最初にやった仕事にさかのぼる．視覚刺激の速度が図 5.8 のように時間的に変化するとする．横軸が時間を表し，縦軸がその速度を表している．そのようなとき，眼球の速度，加速度，位置は図のように変化する．もし我々が主張するように，小脳皮質に制御対象，ここでは眼球の逆ダイナミクスモデルがあるならば，1 個のプルキンエ細胞の発火頻度は，逆ダイナミクスモデルで表現されるはずである．

したがって，一つのプルキンエ細胞で，一定の視覚刺激の速度のデータを先ほどのように 1000 回とはいわないが，100 回，200 回ととり，それをまとめてアンサンブル平均する．図 5.8 の時刻ゼロは，スクリーンに投影した視覚刺激が動き始めた時間を表しているが，そのときに，プルキンエ細胞の単純スパイクの発火頻度，それから眼球の加速度，眼球の速度，眼球の位置をアンサンブル平均すると，図 5.8 のようにデータが揃っている．

そこで，1 個のプルキンエ細胞の発火頻度 $F(t)$ を眼球の加速度，眼球の速度，眼球の位置の線形回帰モデルでフィットする．それに M が眼球の慣性モーメント，B が粘性定数，K が弾性係数で，この三つで必要な運動指令が計算される．しかし，目が動いていないときも，プルキンエ細胞は 50 スパイク/秒ぐらいの自発発火頻度があるため，それを式に取り込むためのバイアスが f_{bias} である．また，プルキンエ細胞が発火してから，眼球が動き出すまで 10 ミリ秒ほど時間遅れがあるということはわかっていたため，プルキンエ細胞の発火を $F(t)$ とすると，眼球の運動の変化は $t+\delta$ で起こっているので，δ という時間おくれを許している．そうすると，この式の中には，M, B, K と δ と f_{bias} の五つパラメータがある．この五つのパラメータをモデルの予測出力が実際の発火頻度を一番よく予測した波形をつくれるように，最小二乗法で推定した．そうすると，驚くべきことには，非常によくフィットした．しかも，刺激速度がいろいろなパターンとか，刺激の方向が違うとか，それから刺激の持続時間が違うと，発火パターンは全部異なってくるのだが，そういうものをすべてよく予測できる．ここで示したモデルが一番いいということは，五味裕章が統計的

5.5 追従眼球運動と単純スパイク・複雑スパイク

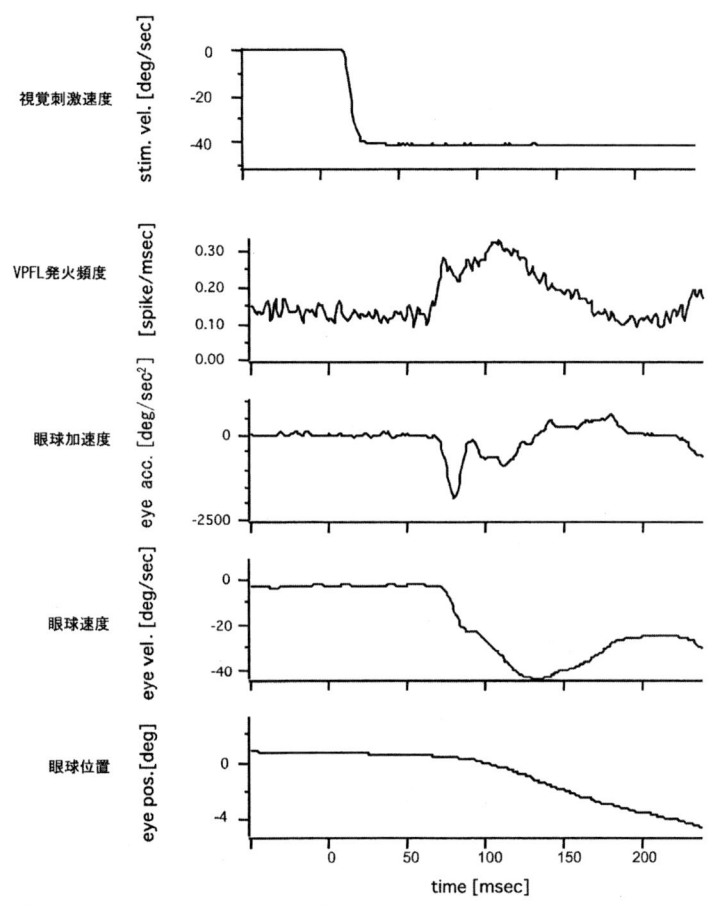

図 5.8 追従眼球運動中の視覚刺激速度，1個のプルキンエ細胞の発火速度，眼球加速度，速度と位置の関係
同じ条件（一つの P–cell，一定の視覚刺激速度）のデータをアンサンブル平均した結果．

な検定を使って，たくさんのデータに関して示している．

こういうわけで，単純スパイクの発火パターンが，逆ダイナミクスモデルで再現されるというだけでなく，実は複雑スパイクも同じように逆ダイナミクスモデルで予測できて，しかも1個1個のニューロンに関して単純スパイクと複

雑スパイクの間に鏡像関係があるということも統計的に示されている．つまり複雑スパイクの発火頻度のモジュレーションが浅い細胞に関しては，単純スパイクのモジュレーションも浅いとか，複雑スパイクに加速度成分が勝っているものは，単純スパイクも加速度成分が勝っているというようなことが統計的に示されて，結局，この二つには統計的な相関があるということがわかったのである．だからといって，どちらが原因でどちらが結果かとはいえないが，我々のモデルでは，複雑スパイクが誤差信号になり，単純スパイクの時間波形が獲得されると考えているため，一つ一つのニューロンに関して，この二つに統計的な相関があるということは，複雑スパイクが原因で単純スパイクが結果という我々のモデルの予測にぴったり合っているのである．

b. ポピュレーション符号化から発火率符号化への変換

こういう時間波形の議論と並んで重要なのが，ポピュレーション符号化から発火率符号化への変換である．大脳皮質のMST野や橋核には，視覚刺激の運動に対して応答するニューロンがある．これらは，特定の方向，特定の速度の刺激に対して一番よく発火する．

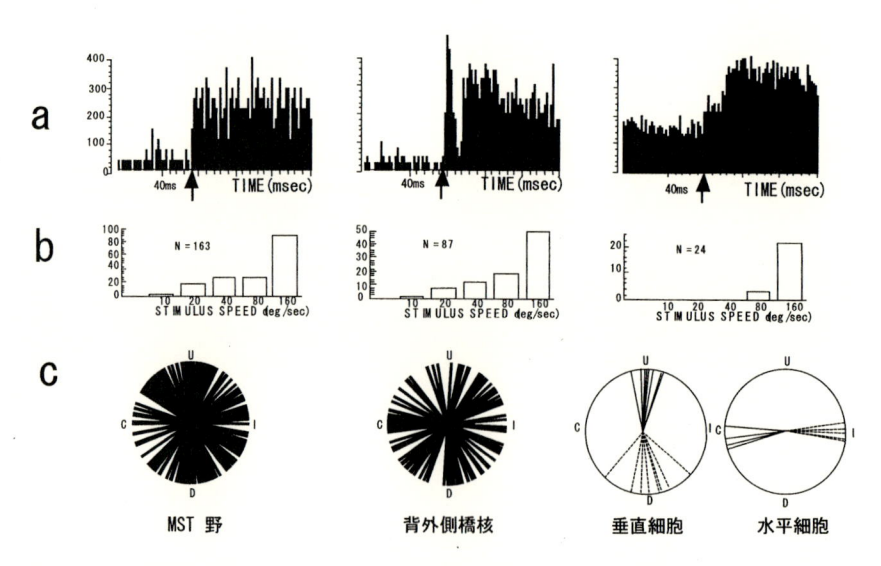

図 5.9 大脳皮質と小脳のニューロンの発火頻度の時間波形，刺激速度依存性，および刺激方向選択性

5.5 追従眼球運動と単純スパイク・複雑スパイク

　河野憲二たちは，大脳皮質 MST 野で多数のニューロンを記録して，ニューロン一つ一つについて，どの方向が最適刺激の方向かということを決めた．それを極座標でプロットしたのが図 5.9(c) である．針の方向が最適方向であるが，360 度全部をほぼ一様にカバーしている．したがって，どの方向を表現しているニューロンも，ほぼ一様に分布している．同様に，背外側橋核でも，そのような一様分布が見られた．

　ところが，プルキンエ細胞に関しては，そのような一様分布ではなく，ニューロンは 2 種類にだけ分けられ，垂直の細胞と水平の細胞しかないのである．垂直細胞に関しては，単純スパイクの最適刺激の方向は下側で，複雑スパイクは鏡像になっているため，上方向の刺激が最適方向である．今まで図で説明してきたニューロンは全部垂直細胞のタイプであったが，それ以外に水平細胞があり，その最適刺激方向については単純スパイクは記録部位と同側で，複雑スパイクが反対側というように，どの細胞をとってみても，単純スパイクと複雑スパイクの最適方向はちょうど逆になっている．これは，先ほどいった LTD と LTP で単純スパイクの波形が鏡像で学習されるとすると，当然予測される結果であるため，小脳の学習説に合ったデータであるといえる．

　しかし，この垂直細胞と水平細胞しかないということは，この部分の学習だけでは説明できず，結局，下オリーブ核，ひいては副視索系で最適方向がどうなっているかということを調べなければならない．河野の共同研究者の Mustari が調べており，視蓋前域の副視索の背外側核（LTN）と視索核（NOT）で，それぞれ垂直，水平であるが，最適方向は上方向と，それから記録部位と同側だということがわかっているわけである．下オリーブ核にそれが伝えられ，結局，登上線維入力はどこに源があったかというと，副視索系（pretectum）ということになる．これは，しかも運動の座標系である．水平に関しては間違いなく水平の外眼筋というのがあり，それが水平の動きを表しており，垂直に関してはいろいろ議論があるが，だいたい荒くいって，これは筋肉の座標系と思ってよい．

　そうすると，先ほど述べた運動指令の誤差信号は，運動指令の座標系になっていなければならなかったわけであるが，どこにその起源があるかというと，この副視索系にあったわけである．副視索系のこの座標系が何に由来するもの

かはわからない．進化の過程で獲得されたものかもしれない．視覚系の座標が，哺乳動物でも下等なものでは筋肉系にきちんと合っているということが知られている．それが小脳の座標系へと受け渡されていったわけである．したがって，ここで説明したポピュレーションコーディングから，筋肉座標系への変換の神経機構は，大もとは副視索系にあるが，どうして小脳で伝えられるかというと，これは可塑性で座標系が絞り込まれるということを示している．

MST野や背外側橋核では，いろいろな最適速度をもったニューロンがあるが，プルキンエ細胞では，ほとんどが最大の速度，もしくは非常に高いところに最適速度をもっている細胞がほとんどで，これは発火頻度が運動指令，もしくは視覚刺激のスピードを表しているという発火率符号化を支持するデータである．さらに波形に関しても，MST野や，あるいは背外側橋核では，いろいろな波形のパターンがあるが，プルキンエ細胞に関しては，比較的画一的な波形が出てくるということから考えると，時間波形に関しても，最適速度に関しても，それから最適方向に関しても，大脳ではポピュレーション符号が使われているが，平行線維とプルキンエ細胞の間のシナプスで劇的な，神経符号の変換が起きて，小脳ではきちっと決まった座標系での発火率符号が使われる．そういった劇的な変化は，どのような仕組みで起こっているかというと，可塑性がそのメカニズムで，大もとをたどると古い視覚系がタネをもっているということになる．

ここまで説明した追従眼球運動の学習のMST野から小脳に至る回路が実際にきちんと働きうるということは，詳細なシミュレーションにより確認されている．例えば，逆ダイナミクスモデルが，LTP，LTDで獲得される，小脳でポピュレーション符号から発火率符号への変換が行なわれる，一つ一つの細胞で，その単純スパイクと複雑スパイクの発火頻度が鏡像になるなど，さまざまな観測された関係が定量的シミュレーションで再現されることが確かめられている．

おわりに

本章の後半で紹介した小脳の神経生理学的な研究は，いろいろな側面からフィードバック誤差学習をサポートしている．まず第1に，単純スパイクが逆ダイナミクスモデルで，よく再構成できている．また小脳への視覚入力は，実

5.5 追従眼球運動と単純スパイク・複雑スパイク

は眼球の逆ダイナミクスモデルではよく再構成できなくて，レチナルスリップでかえってよく再構成できることが明らかにされている．

複雑スパイクは非常に低い発火頻度であるが，実は多数回時間加算をすると，非常に周波数の高い，運動情報を運んでいる．しかし，我々実験者は多数回平均加算できるけれども，脳の中では多数回加算できないではないかという批判がよくなされるが，そうではなく，長期減弱や長期増強が多数回加算を実際に行なう神経機構になっている．

最後に，ポピュレーション符号から発火率符号へのニューラルコードの変換が，平行線維とプルキンエ細胞の間のシナプスで起こる．それは，方向，速度，それから波形に関して生じている．神経符号の変換の源は登上線維入力にあり，さらにもとをたどれば，副視索系の誤差信号によって教師あり学習で実現されていると考えられる．

筆者はまず，かなりトップダウンの計算理論的な発想から，逆モデルが必要だと考えた．そして逆モデルを学習するためにはいろいろな方法が考えられるが，生理学的にもっともらしいのはフィードバック誤差学習だろうと考えた．脳には内部モデルがあるというのも，いろいろな行動の実験でわかっていて，そういう内部モデルがあるとしたら，教師あり学習から考えて，一番ありそうなのは小脳だろうと考えた．たまたまであるが，神経生理学者と一緒に共同研究ができて，いろいろ理論の予測を調べるとだいたい当たっているという幸運な結果になった．本章で紹介した研究は，未知の機能についてレベルを上から下までつなぐ理論と実験の共同研究のひな型にならないだろうかという期待がある．

追従眼球運動というのは非常に単純な反射運動であるが，大脳と小脳の両方が関わっている．この研究から学んだことをなるべく一般的にいうと，大脳皮質はポピュレーション符号化をしている．小脳皮質では発火率の符号化をしている．小脳皮質は，発火率符号による決定論的な内部モデルをもち，大脳皮質は，ポピュレーション符号による確率的な内部モデルをもっていると考えている．大脳皮質は，再帰的な神経回帰結合に基づくダイナミクスで確率的なモデルを使ったカルマンフィルタのような処理をしており，小脳皮質の情報処理は，基本的に入出力変換である．大脳皮質では確率分布そのものを表現できるが，

小脳皮質では確率分布は表現できなくて,平均値とか分散とか,確率モーメントのようなものを表している.

例えば円滑性追跡眼球運動や輻輳運動のように,興味ある対象が複数個あるような場合には,大脳皮質,MST野とかMT野では,多重のピークがあり,それぞれのピークはそれぞれ興味ある物体に対応しているだろうと思われる.しかし,多数の物体にフォーカスすること,あるいは円滑性追跡眼球運動することはできないため,その場合には小脳では,結局,競合するターゲットのうち一つだけを選んで運動制御をしなければならない.次章では,大脳皮質では教師なし学習が行なわれていて,小脳皮質では教師あり学習が行なわれているという説が紹介されているが,大脳と小脳では,このような表現,ダイナミクスと学習方式の使い分けがされているのだろうと考えている. (川人光男)

文献

1) Kawato, M. and Gomi, H. (1993) Computational models of cerebellar motor learning. *Trends in Neurosciences* **16**: 177–178.
2) Shidara, M., Kawano, K., Gomi, H. and Kawato, M. (1993) Inverse-dynamics model eye movement control by Purkinje cells in the cerebellum. *Nature* **365**: 50–52.
3) Kobayashi, Y., Kawano, K., Takemura, A., Inoue, Y., Kitama, T., Gomi, H. and Kawato, M. (1998) Temporal firing patterns of Purkinje cells in the cerebellar ventral paraflocculus during ocular following responses in Monkeys. II. Complex spikes. *Journal of Neurophysiology* **80**: 832–848.
4) Kawato, M. (1999) Internal models for motor control and trajectory planning. *Current Opinion in Neurobiology* **9**: 718–727.
5) Takemura, A., Inoue, Y., Gomi, H., Kawato, M. and Kawano, K. (2001) Change in neuronal firing patterns in the process of motor command generation for the ocular following response. *Journal of Neurophysiology* **86**: 1750–1763.
6) Yamamoto, K., Kobayashi, Y., Takemura, A., Kawano, K. and Kawato, M. (2002) Computational studies on acquisition and adaptation of ocular following responses based on cerebellar synaptic plasticity. *Journal of Neurophysiology* **87**: 1554–1571.
7) 伊藤正男 (2003) 小脳. In 運動の神経機構, 三輪書店, pp.511–523.
8) 川人光男 (2003) 随意運動の計算理論. In 運動の神経機構, 三輪書店, pp.535–544.

6. 人間の小脳に獲得される内部モデル
―脳機能イメージングによる検証―

　本章ではまず最初に，機能的磁気共鳴画像法（fMRI; functional magnetic resonance imaging）でどういう実験ができるのか，また，実験を考える際にキーとなることを説明する．それから，小脳に獲得される内部モデルを fMRI で計測した実験と，またその発展として，小脳に獲得される多重内部モデルについての研究について紹介する．

6.1　fMRI について

　まず，fMRI で脳活動が観察できる原理を簡単に説明する．脳内小血管で酸化ヘモグロビンが酸素の遊離によって脱酸化ヘモグロビンに変化すると，その部分の MR 信号は弱まる．脳の一部で活動が増加すると，酸素消費量の上昇以上に血流量が上昇し，その結果，脱酸化ヘモグロビンの割合は減少する．これは MR 信号に反映される．すなわち，fMRI は脳局所での活動上昇に伴う血流量の増加を検出している．
　次に，fMRI の特徴を述べる．長所としては（1）ポジトロン断層法（PET; position emission tomography）のように放射線を使わないため同じ被験者で繰り返し検査可能である，(2) PET や脳磁図（MEG; magnetoencephalogram）に比べて空間解像度が高いことなどが挙げられる．逆に，問題点はまず脳活動による信号上昇は数％程度で，しかもこれを大きく越えるノイズが乗ってくることである．このため，同じ条件で繰り返しデータをとり，統計検定をする必要がある．また，その他には，時間・空間フィルタを用いるので実質的解像度

がやや低下することや，被験者の頭が装置内で動かないようにしっかり固定する必要があること，前頭葉下部や耳の穴周辺などは空洞の影響で撮像できないことなどに注意する．

　fMRIを使った実験のデザインは，カテゴリカルデザイン，パラメトリックデザイン，ファクトリアルデザインなどを挙げることができる．カテゴリカルデザインはもっとも基本的な方法で，二つの実験条件（テスト条件とコントロール条件）を交互に行ない，その二つの条件間で信号値の差を見るものである．二つの条件において測定したい脳機能以外の認知的・運動的な差異をできる限り少なくすることに留意する．信号値のベースラインが時間とともに上昇・下降する現象は避けられないので，短い時間（通常は30秒程度）でテスト条件とコントロール条件を交替させる．パラメトリックデザインでは，認知的運動的要因を連続的に変化させる．例えば，被験者に見せる光の強度をいろんな段階で呈示する．光の強度に応じた脳の領域では，光の強度とMR信号との相関が高く，あまり関係のない領域では相関が低い．また，実験変数以外に，被験者自身のperformanceの変化とMR信号の相関を調べることも可能である．ファクトリアルデザインは，実験条件と認知的運動的な要因が一対一対応しないものである．例えば，

　　　　条件A＝要因X＋要因Y＋要因Z，

　　　　条件B＝要因X，

　　　　条件C＝要因Y

　（例としてX: reaching, Y: grasping, Z: coordination）という3条件のデータから，Zに対応する活動をA-B-Cで推測するようなものである．問題点としては，信号値上昇が数％でノイズが大きいことが障害になりやすい点が挙げられる．

　fMRIのデータ解析には，線形回帰分析によるSPM（statistical parametric mapping）がもっともポピュラーに用いられる．前処理として脳の動きの補正の後ノイズ除去のため平滑化する必要がある．また，複数の被験者のデータを比較するには脳の形を標準脳に合わせる必要がある．

6.2 小脳に獲得される道具の内部モデル

　感覚運動学習において，内部モデルという概念を考えることが有用である．(第3章，第4章) その内部モデルがどのように学習されるかについては「フィードバック誤差学習スキーム」というモデルが提唱されている．では，これらは実際の神経生理の何に対応しているだろうか．小脳皮質の出力細胞であるプルキンエ細胞は2種のスパイクを発生するが，そのうち単純スパイクが内部モデルの活動を反映し，複雑スパイクは誤差信号を反映していると予測されていて，それはサルを使った神経生理実験で確かめられつつある．従来の脳機能イメージングでは，小脳活動は学習が進むにつれて低下消失することが示唆されてきた．Raichle ら[1]は名詞から動詞を連想する課題で，Flament ら[2]は視覚運動学習課題で，小脳活動が学習とともに低下することを報告した．これは小脳は学習の初期には重要な役割を果たすが，練習で獲得された記憶は別の場所で保存されている可能性を支持し，小脳が運動調節に使用される記憶を担っているという説にとっては不利な証拠であった．しかし，本当にそうであろうか．計算理論の予測では，小脳に2種類の活動があることを示している．一つは誤差信号であり最初は大きいが徐々に減少して漸近的に0に近づく．もう一つは内部モデルの活動で最初は0だが徐々に大きくなりプラトーに達する．この考えによると内部モデルの活動を見るためには，小脳活動全体から誤差信号の活動を差し引く必要がある．これを可能にするために，次のような研究を行なった．

　新奇な道具の使い方の学習という課題を考え，テスト条件としては手先の動きとカーソルの動きの方向が120度異なる「回転マウス」を，ベースライン条件として通常マウスを使用した．被験者はこれらのマウスを使い，ランダムに動くターゲットを追跡する課題を11セッションにわたりトレーニングを受けた．1セッションは9分23秒で35.2秒ごとにテスト条件とベースライン条件を交互に行なった．奇数番目のセッションではfMRIで小脳活動を記録した．テスト条件では学習とともにトラッキング誤差が減少し，fMRIでは小脳活動の上昇した範囲が学習が進むにつれて狭くなる様子が観察された．ここまでは従来のイメージングの結果と一致している．

6. 人間の小脳に獲得される内部モデル—脳機能イメージングによる検証—

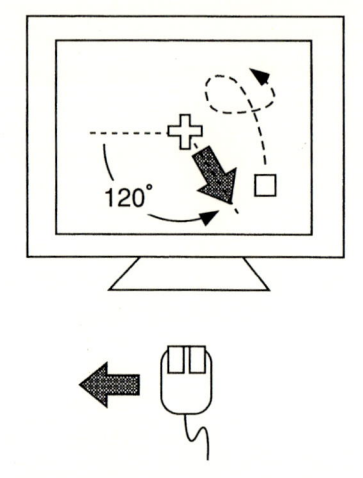

図 6.1 回転マウスによるトラッキング

マウスを矢印の方向に動かすと，カーソル（十字）は画面の中心を回転中心として 120°回転した方向に動く．このような状況でマウスを操作し，ランダムに動き回るターゲット（四角）を追跡する．

ここで，ベースライン条件でターゲット速度を上げることでトラッキング誤差をテスト条件と揃えることを考えた．誤差 E とターゲット速度 V は

$$E = aV + b$$

と表される比例関係が成立しており，a, b を求めれば，ある E をとる V の値が

$$V = \frac{E - b}{a}$$

で求められる．

これより，誤差信号と内部モデルの活動という2種類の活動に関与する小脳部位を回帰分析を用いて求めることを試みた．すなわち，誤差の統制実験で計測した小脳活動とテスト条件で1，ベースライン条件で0となるステップ関数の間で回帰分析を行ない回帰係数が有意に0より大きい領域を「内部モデルの活動」に対応する領域，トレーニング中の小脳活動とトラッキング誤差との間で回帰分析を行ない回帰係数が有意に0より大きい領域を「誤差信号」を反映する領域とした．

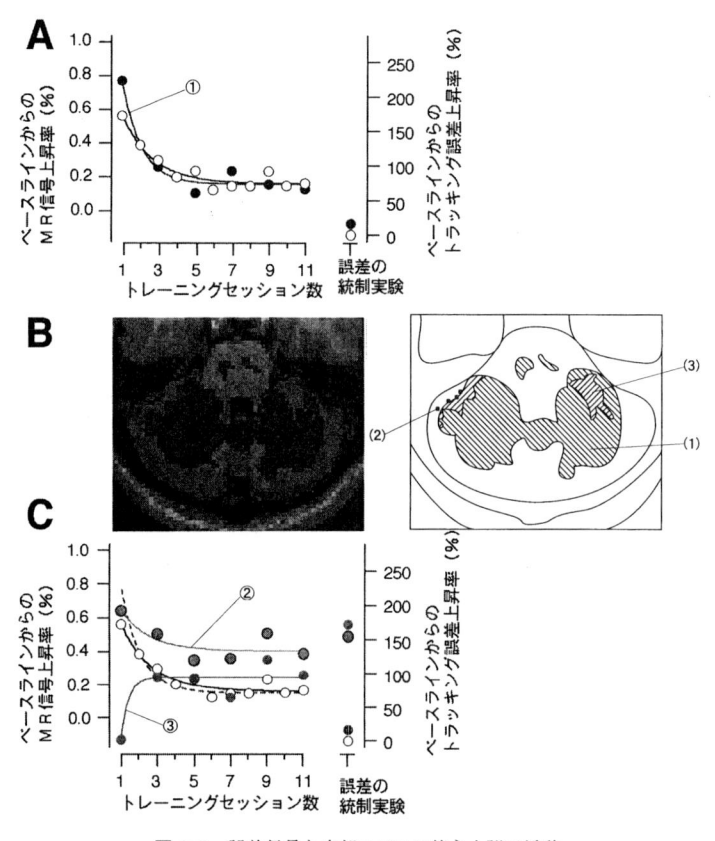

6.2 小脳に獲得される道具の内部モデル

図 6.2 誤差信号と内部モデルに伴う小脳の活動
B の (1)(赤) の領域での活動変化を A の①(赤) の曲線で示す．①(赤) の曲線は行動レベルで計測したトラッキング誤差（白丸，右の目盛）と相関が高く，誤差信号を反映していると考えられる．誤差統制実験で活動が見られた領域 ((2)(青) と (3)(オレンジ)) の活動変化を，C の②(オレンジ) の曲線に示す．①(赤) の曲線と比較すると，活動の下がり方が少ない．②(オレンジ) の曲線から①(赤) の曲線を差し引くことで，内部モデルの活動変化 (③(水色) の曲線) を求めることができる．
カラー図版は http://www.cns.atr.jp/~imamizu/fig62.jpg

前者と後者の信号値上昇率を比べると，後者では上昇率が急激に下降しトラッキング誤差によく相関するのに対し，前者では上昇率の低下が少なく，誤差成分だけでは説明できない成分を含んでいることが示唆された．この成分は学習

に伴って上昇する理論的な内部モデルの活動の曲線に近似しており，内部モデルの活動を反映していると考えられる．

また，この2種類の活動がfMRI信号に反映される機構について考える．誤差を反映する活動は登上線維入力が複雑スパイクを発生させることによるもので，小脳でもっともエネルギーを消費する活動であり，大きな信号として観察されるのも自然なことである．一方，内部モデルを反映する活動は，単純スパイク発火頻度の変化を起こすが，それによる代謝活動の増加はシナプス可塑性を引き起こす複雑スパイクほどは大きくない．

次に，獲得された内部モデルが何を反映しているかについて考える．従来，内部モデルという考え方は，運動制御の方から出てきたものであり，筋骨格系などの身体の内部モデルの獲得について研究されてきた．しかし，本研究において被験者が学習したのは，単純な運動ではなく，外部世界の一種のルール（マウスとカーソルの間の関係）である．今回見られた活動というのは，順モデル・逆モデルの両方が反映していると考えられる．今回活動が残った小脳領域は，手の動きや空間情報を担う運動前野，頭頂部からの入力があることが知られている[3]．このことからも，被験者がマウスの位置とカーソルの位置の関係を表現するような順逆キネマティクスを獲得したと考えられる．

今回獲得された内部モデルは，筋骨格系の内部モデルではなく，あくまで「道具」の内部モデルと考えられる．その理由として，論文[4]にも書いてあるように，今回活動が残った小脳領域は，手や足を動かしただけでは活動しないという点が挙げられる．また，残った小脳活動が両側性の活動であるという点も重要である．通常，小脳は動かした手と同側の中間部が活動することが知られている．行動レベルでは「両手間転移」も見られる．運動器官の動かし方そのものを学習したのではなく，もう少しアブストラクトのレベルで学習したために，もう一方の手に影響を与えたと考えられる．実際，今回の実験においても，容易に両手間転移が起こっている．

6.3 小脳に構成される多重内部モデル

人間はいろいろな道具を混乱なく使い分けたり，組み合わせて使うことができる．これは一つの内部モデルだけが存在しているのではなくて，複数の内部モデルが存在しているため，外環境が変化してもうまく適応できるのだと考えられる．そこで，内部モデルの多重性を検証する実験を行なった．回転マウスと速度変換マウスを用いて先ほどと同様の実験を行なった．ここでいう速度変換マウスはマウスの位置が速度を制御するというものである．行動レベルを見るとどちらも学習ができることが確かめられた．回転マウスと速度変換マウスを交互に使わせた場合，これらのモジュールの切り替えがうまくできない場合にはトラッキング誤差の時間変化には after effect が生じると予測できるが，切り替えがうまくできる場合には after effect が生じないと考えられる．実際の行動レベルの結果では，after effect は見られなかった．また，回転マウスと速度変換マウス学習後では，小脳活動領域が異なっていた．これらのことから，小脳に複数の内部モデルが構成されていると考えられる．

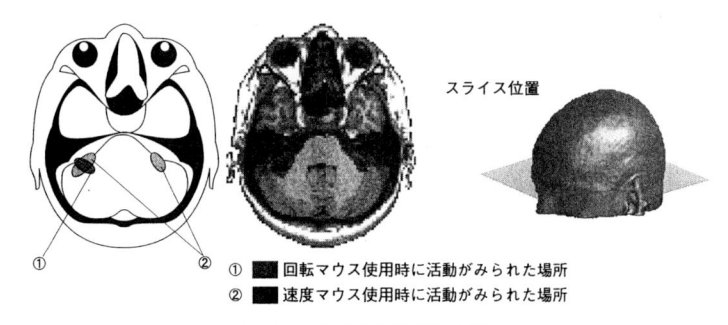

図 **6.3** 小脳の多重内部モデル
カラー図版は http://www.cns.atr.jp/~imamizu/fig63.jpg

① 回転マウス使用時に活動がみられた場所
② 速度マウス使用時に活動がみられた場所
スライス位置

おわりに

従来，小脳は運動制御のための神経機構であるといわれてきた．しかし，人間の脳活動を非侵襲的に計測できるようになり，そう単純には言い切れないこ

とが明らかになってきた．言葉を連想したり，パズルの解法を考えるなど，被験者が身体運動を伴わない認知的な課題を行なっているときでも，小脳の活動レベルが上昇することがわかってきたからである．どのような課題を行なわせると小脳活動が上昇するかという経験的知見は，次々に蓄積されてきた．しかし一方で，活動の意味については，多くの謎が残っている．小脳はどのようなメカニズムで認知機能に役立っているのか？　人間以外の動物で詳細に調べられてきた神経生理学的知見と，それに基づく理論的なモデルとどのように結びつくのか？

　ここで紹介した研究は，これまでサルなどの実験動物でしか確かめられていなかった内部モデルの獲得過程（フィードバック誤差学習スキーマ）を，人間の脳において画像としてとらえることに成功し，動物実験・理論モデルと人間の脳を結びつける重要な役割を果たした．また，小脳が身体の内部モデルを獲得するのと同様の方法で，外部世界の内部モデル（道具の内部モデル）も獲得できることを明らかにし，小脳が認知機能に役立つメカニズムの一端を解明した．最後に短く触れたように（6.3節参照），内部モデルは小脳内に複数存在し，それぞれが違う役割を果たしていると考えられる．今後は，複数の内部モデルがどのように役割を分担しているのか，状況に応じて適切な内部モデルを選択するメカニズムは存在するのか，などが研究の焦点となるであろう．　（今水　寛）

文　献

1) Raichle, M.E., Fiez, J.A., Videen, T.O., MacLeod, A.M., Pardo, J.V., Fox, P.T. and Petersen, S.E. (1994) Practice-related changes in human brain functional anatomy during nonmotor learning. *Cereb Cortex* **4**: 8–26.
2) Flament, D., Ellermann, J.M., Kim, S.G., Ugurbil, K. and Ebner, T.J. (1996) Functional magnetic resonance imaging of cerebellar activation during the learning of a visuomotor dissociation task. *Human Brain Mapping* **4**: 210–226.
3) Sasaki, K. *et al.* (1977) Mossy fibre and climbing fibre responses produced in the cerebellar cortex by stimulation of the cerebral cortex in monkeys. *Experimental Brain Research* **29**, 419–428.
4) Imamizu, H., Miyauchi, S., Tamada, T., Sasaki, Y., Takino, R., Putz, B., Yoshioka, T. and Kawato, M. (2000) Human cerebellar activity reflecting an acquired internal model of a new tool. *Nature* **403**: 192–195.

7. 到達運動の最適化と誤差の信号

7.1 到達運動の計算課題

　まずはじめに，第5章で説明のあった追従眼球運動（ocular following response; OFR）と，腕の到達運動（reaching）の違いに触れておきたい．追従眼球運動は，広い視野のランダムドットが動くと，動きの方向に目がキョロッと動くという運動である．この網膜像の動き（retinal slip）がもうすでに時系列になっており，この時系列信号が橋核まで来て，逆ダイナミクス変換を受けて，運動指令に変わる．つまり時系列入力から時系列出力への変換になっている．一方，止まっている目標に対して腕を伸ばすという到達運動では，網膜への入力は時間的に変化しない．しかし，出さなければいけないのは時系列としての運動指令である．逆ダイナミクスモデルが最後の変換を行なうとすれば，逆ダイナミクスモデルに入力するための時系列としての目標軌道が生成されなければならない．つまり『到達運動では，脳はどこかで時系列をつくらなければいけない』という点が，追従眼球運動とは違う難しい点である．筆者が到達運動の研究を始めたきっかけは，川人[1]を読んだことである．到達運動の接線方向の速度を計ると鐘型になっている．この鐘型に，非常に美しい背景があるのだということが，その総説には記されていたのだ．

7.2 Jerk 最小モデルとトルク変化最小モデル

1985 年に Flash と Hogan の Jerk（躍度）最小モデルが発表された．手先の位置を x, y とし，これの 3 回微分を 2 乗して加えた和を運動開始から終了まで時間で積分したものを評価関数として，その評価関数を最小にするような運動を求めると実際の運動をよく再現するという．人間の日常行なっている運動が，評価関数を最小化する変分原理で書けてしまうことが，驚きである．生物系の研究者から見ると，式の見た目は恐ろしげである．大学の教養課程でも生物系では変分は出てこない．それでも，とりあえず自分の手でどこまで計算できるか，試してみるのが理論に親しむこつだと思う．初期の理論は高校数学でも歯がたつことが多い．点 A から点 B までの運動時間 t_f の到達運動を考える．今，直線 AB を x 軸，それに垂直に y 軸をとり（図 7.1），時刻 t の手の位置を $x(t)$, $y(t)$ とする．この場合，先ほどの Jerk 最小モデルの評価関数は

$$c_J = \frac{1}{2}\int_0^{t_f}((\dddot{x})^2 + (\dddot{y})^2)dt$$

となる．このとき，常に

$$(\dddot{x})^2 + (\dddot{y})^2 \geq (\dddot{x})^2$$

が成り立つので，Jerk 最小軌道では y は常に 0，つまり点 A と点 B を結ぶ直線上を動くことがわかる．したがって，

$$\frac{1}{2}\int_0^{t_f}((\dddot{x})^2 + (\dddot{y})^2)dt \geq \frac{1}{2}\int_0^{t_f}(\dddot{x})^2 dt \equiv F[x].$$

$F[x]$ を最小にする x を求めればよい．これは，η を任意の関数として

$$\frac{F[x+\epsilon\eta] - F[x]}{\epsilon}$$

が $\epsilon \to 0$ のとき 0 となる x を求めるということである．つまり，

$$\lim_{\epsilon\to 0}\int\frac{(\dddot{x}+\epsilon\dddot{\eta})^2 - \dddot{x}^2}{\epsilon}dt = \lim_{\epsilon\to 0}\int\frac{2\epsilon\dddot{x}\dddot{\eta} + \epsilon^2\dddot{\eta}^2}{\epsilon}dt = \int 2\dddot{x}\dddot{\eta}dt = 0$$

7.2 Jerk 最小モデルとトルク変化最小モデル

となるときの x を求める．これは，始点と終点で速度と加速度が 0 という条件をつけると，部分積分法を繰り返し使うことで，最終的には

$$\forall_\eta, \int \overset{(6)}{x} \eta dt = 0$$

となる．任意の η に対してこれが成立するには

$$\overset{(6)}{x} \equiv 0$$

つまり，x は，t の 5 次関数になるということである．このとき，速度は，t の 4 次関数となり，きれいな鐘型の速度曲線（図 7.1 右）が出てくることになる．

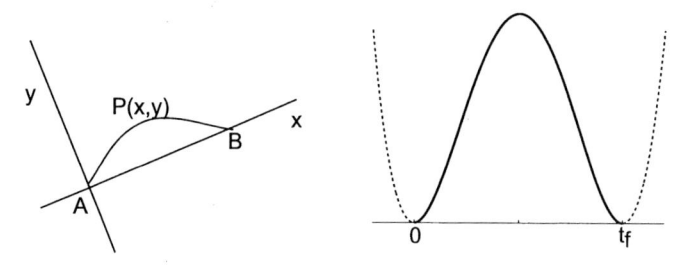

図 7.1 Jerk 最小軌道と速度曲線

Jerk 最小モデルだと，いつでも始点と終点を結ぶ直線になるのだが，実際に到達運動をしてみると軌道は多少曲がる．もう一つ，「A から B まで，この点 C を通っていきなさい」という経由点 C を通る運動を考えよう．さらに経由点 C を直線 AB に関して折り返し，経由点 C′ を通って A から B にいく運動も考える．Jerk 最小モデルだと経由点 C′ を通る軌道は，経由点 C を通る軌道と AB に関して対称となる．ところが，実際に運動してみると，非対称な運動が観測される．これらの理論からのずれをきちんと説明できるのが，トルク変化最小モデル[2] なのである．手は石ころではなくて，関節のある腕の先についている．肩のところのトルクを τ_1，肘のところのトルクを τ_2 として，トルクの変化率の 2 乗の和を始点から終点まで積分したときに最小になるような軌跡，というように評価関数を拡張すると，運動の曲がりや非対称性までもがきれいに出てくるのである．このような美しい原理が，どのようにして脳の中に入り込んできたのだろうか．本当に不思議だった．

7.3 終点誤差分散最小モデル

それから9年後,HarrisとWolpertが終点誤差分散最小モデルを提案した[3]. 彼らは次のような問題を提起した.「滑らかな運動をすることは,生物にとってどういうメリットがあるのだろうか?」例えば怪我をしにくくなるというメリットがあるのかもしれない.しかし,到達運動の目標は,そもそも対象に到達することである.手が目標の近傍に来るということが何よりも重要だろうと彼らは考えた.さらに彼らは生体が避けることのできないノイズに目をつけた.人間の到達運動の軌道は毎回全く同じというわけではない.なぜかというと,運動指令にはノイズが入るからである.神経系一般に,ノイズの標準偏差は,平均発火頻度と単調な関係にあるといわれている.彼らは,この避けがたいノイズの影響をできるだけ小さくするような,つまりノイズで生じる終点の誤差の分散をできるだけ小さくするような運動が生体にとっての究極の目標となるだろう,と考えたのである.彼らは,このモデルは腕だけではなくて眼球運動にも使えるという議論をしている.腕よりも眼の方が簡単なので,眼で彼らのモデルを説明することにする.眼が向いている位置を θ とする.すると,運動方程式が,

$$u(t) = M\ddot{\theta} + B\dot{\theta} + K\theta$$

つまり,回転トルク=慣性の項+粘性の項+弾性の項と書ける.この運動方程式を状態空間表現に直す.この場合,位置 (θ) を x_1 と書いて,角速度 ($\dot{\theta}$) を x_2 と置き,位置と速度をパックにして,時刻 t の眼の状態 x と考えるわけである.前式から得られる

$$\ddot{\theta} = -\frac{1}{M}(B\dot{\theta} + K\theta) - \frac{1}{M}u(t)$$

を x_1, x_2 で表現すると,

$$\dot{x}_2 = -\frac{1}{M}(Bx_2 + Kx_1) - \frac{1}{M}u(t)$$

すなわち,

7.3 終点誤差分散最小モデル

$$\dot{x} = \begin{pmatrix} 0 & 1 \\ -\frac{K}{M} & -\frac{B}{M} \end{pmatrix} \begin{pmatrix} x_1 \\ x_2 \end{pmatrix} + \begin{pmatrix} 0 \\ -\frac{1}{M} \end{pmatrix} u(t).$$

ここで

$$A = \begin{pmatrix} 0 & 1 \\ -\frac{K}{M} & -\frac{B}{M} \end{pmatrix}, \quad B = \begin{pmatrix} 0 \\ -\frac{1}{M} \end{pmatrix}$$

とすると,

$$\dot{x} = Ax + Bu$$

となる. $x(t)$ から少しだけ離れた時間の状態というのは, 微分に小さい時間幅 (dt) をかけて加えた以下のような式になる.

$$x(t + dt) = x(t) + \dot{x} dt.$$

この式と上の式より,

$$x(t + dt) = Ex(t) + (Adt)x(t) + (Bdt)u(t).$$

時間を離散化して $(E + (Adt))$ を A, Bdt を B とあらためて置くと

$$x_{t+1} = Ax_t + Bu_t$$

となる. これはすなわち, 一つ前の状態に何か行列を掛けて, それに制御信号に B をかけたものを足せば, 次の状態が出てくるということである. 彼らは, ここにさらにノイズが入ると考えた. すると大きい運動指令を使うと大きいノイズが入ってくるので, 終点に大きな誤差が出てくるだろうと予想できる. 彼らは, 運動の終点における誤差の分散が最小になるような制御が実現されていると考えた. 終点の誤差の分散を計算していくと,

$$c_v = \sum_{i=0}^{T} c_i u_i^2$$

の形になる. つまり, 時刻 i における運動指令の 2 乗に何かかけて, 足し算したような評価関数がでてくる. この評価関数を最小にすればよいのである. 係数

はMatlabを使うと簡単に計算ができて，運動指令に時刻に応じたペナルティをかけていることがわかる．実際にこの評価関数を最小にする運動を求める（図7.5(C)点線参照）と，実際の外眼筋運動ニューロンからとった発火頻度のデータと見事に合うことがわかった．さらに，このモデルがサッケードにとどまらず，腕の運動の釣鐘型の速度波形なども非常にうまく再現できることを示した．結局，HarrisとWolpertは，手をできるだけ正確に目標に運ぼうとすると釣鐘型の速度波形が出てくることを示した．生体の中の避けようのないノイズが正確さと優雅さを結んでいる．終点の誤差だけ気にしていればよいとすると，釣鐘型実現にはそれほど難しい仕組みは必要ないかもしれない．シナプス可塑性と，終点の誤差信号がある小脳で誤差分散最小化が行なわれているのではないだろうか．その可能性について検討しよう．

7.4 登上線維は誤差信号を伝えているか

小脳で誤差分散最小化が行なわれているのなら，到達運動終点の誤差情報が小脳に入っていなければ困る．これまでの運動学習理論に従えば登上線維（climbing fiber）経由で入力するはずだ．自明であるように思われる命題だが，登上線維信号は発生頻度がきわめて低い（平均1Hz未満）ために，はっきりしたデータが出たのは1998年のことである[4]．登上線維からの入力は，小脳のプルキンエ細胞に複雑な形の電気的信号（複雑スパイク）を発生させる．眼の前の目標に向かってすばやく到達運動を行なうサルの小脳のプルキンエ細胞の活動を記録することによって，複雑スパイクの発火確率が終点の誤差に応じてほぼ線形に変化していることが明らかになった（図7.2(A))．別の言葉でいうと，複雑スパイクの発火を観測することによって，誤差についての情報が得られる．50個のプルキンエ細胞の複雑スパイクの発火が伝える情報を加算した結果（図7.2(B)）からわかるとおり，運動終了前50ミリ秒から終了後250ミリ秒にかけて終点誤差の情報が現れる．

では，この誤差の情報を使って運動を改善するのに，長期抑圧（LTD; long-term depression）が使えるか．誤差の情報は運動の終了前後にならないと現れてこないが，誤差をつくった原因となる運動制御に関係した入力は，誤差信号

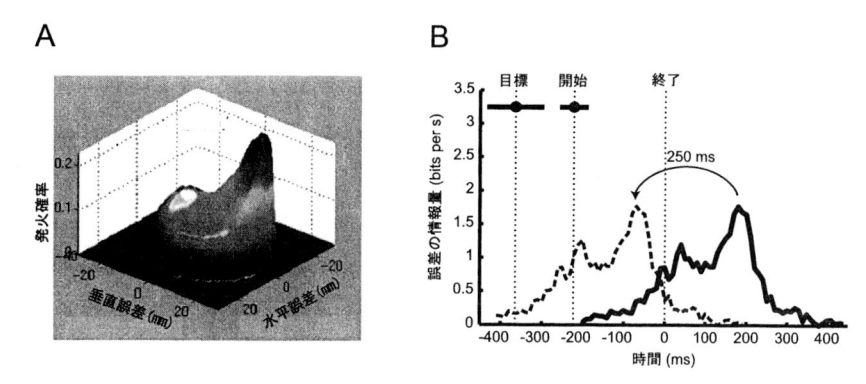

図 7.2 登上線維信号が伝える誤差の情報

よりも前に入ってきている．つまり，すでに入力が通過したシナプスに対して，登上線維信号が LTD で変化を及ぼすことができない限り，LTD を使った運動学習は不可能，というわけである．幸いなことに，スライスを用いた研究[5]によると，200 ミリ秒ぐらいさかのぼったところに LTD のピークがあり，さらに前の方，300，400 ミリ秒のあたりまでさかのぼれるらしい．そのデータに基づいて誤差の情報を時間的に前にもっていくと，だいたい運動制御の期間を覆うことができる（図 7.2(B)）．我々の得た終点の誤差の情報に，運動を変える力があるだろうと考えられる．

7.5 誤差信号から滑らかな到達運動へ

誤差信号があるだけで，誤差分散を最小化できるだろうか．これが最後の問題である．平均の誤差を 0 にすることと，誤差分散を小さくすることは，違うことである．平均誤差が 0 になるような運動は無数にある．その中には余計な力を使って，終点のばらつき，つまりは分散が大きい「悪い」運動指令もあれば，分散の小さい「良い」運動指令もあるのだ．普通に考えると，分散を記憶するメモリーを用意して，毎回適切なアルゴリズムで分散の値を更新して，その値が減る方向を探るということになりそうだ．しかし，こうなってくると単純なメカニズムといえるのかどうか，いささか心もとない．生体は，何かもっ

と手を抜いたことをしているのではないか.

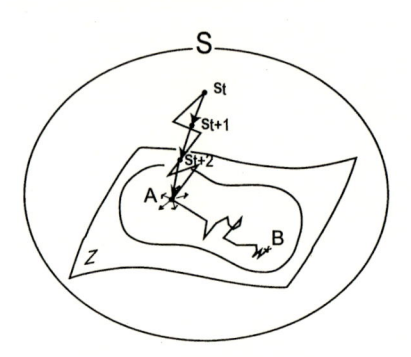

図 7.3 システムの空間内のランダムウォーク

今,運動指令をつくる制御システムの空間Sを考える(図7.3).その中の平均誤差0の制御システムの集合をZで表す.システムの状態は運動を行なうごとに更新される.例えば点s_tからs_{t+1}に移動する.もし,制御システムにノイズがないと,Z上の点Aに行き着いてしまえばそれまでである.点Aの制御がいかに「悪い」ものであろうと,その状態から抜け出すことはできない.そこでノイズの登場である.毎回,最急降下の方向に加えて,ランダムな方向に,誤差の大きさに比例したステップの移動を行なうのである.Zの上に「射影」すれば,Z上をランダムな方向に誤差の大きさに比例したステップで移動するランダムウォークが実現されることになる.この「ランダムウォーク」の1ステップの平均移動距離,つまり拡散係数は誤差の分散の平方根に比例する.つまり,悪い制御のあたり(図7.3,点A)では拡散係数が大きいので早く逃げ出し,良い制御のあたり(点B)では拡散係数が小さいので長い時間滞在するということになる.本当にそううまくいくのか.拡散を続けると,いつのまにか無限の彼方に行ってしまうのではないか.確かに移動の範囲が無制限だと,いつか彼方へ去ってしまうが,生体のとりうる状態には制限がある.ランダムウォークが有限の領域(例えば,図7.3のZの中のひょうたん型)で行なわれることにすると,滞在確率は拡散係数(終点誤差分散の平方根)に反比例することになる.いつも良い状態にいられるわけではないが,長い眼で見れば,良

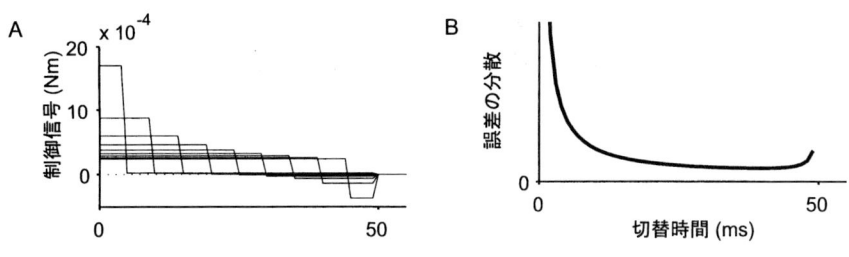

図 7.4 10 度の右向きサッカードを与えるバンバンコントローラ群

い状態にいる時間が一番長い，ということになるわけだ．

非常に単純な例として，10 度の右向きサッカードを 2 値のバンバンコントローラ（制御時間 50 ミリ秒）で制御することを考えよう．バンバンコントローラには High と Low の信号値，そして High から Low への切り替え時間の 3 個のパラメータがある．つまり S は 3 次元である．Z に相当する終点の平均誤差 0 のバンバンコントロールは，図 7.4(A) のようにたくさんあるが，それらは切り替え時間で指定することができる．つまり Z は 1 次元である．次の 5 個の仮定を置く．

(1) 運動指令には指令の大きさに比例した標準偏差のノイズが乗る．(2) バンバンコントローラは Z の上だけを動く．(3) 切り替え時間は 0.5 の確率でランダムに増やすか減らす．(4) 切り替え時間の変化幅は終点誤差の大きさに比例させる．(5) 端点では折り返す．

つまりは端点で折り返す 1 次元のランダムウォーク（ただしステップサイズを終点誤差に比例させる）を行なうわけである．例えば 100 回このようなランダムウォークをさせてみると図 7.5(A) のように切り替え時間が変わっていく．その 100 回分の切り替え時間のヒストグラムは図 7.5(B) のようになる．終点の誤差分散を最小化するバンバンコントロールは切り替え時間 39 ミリ秒なのだが（図 7.4(B)），そのあたりにピークがあることがわかる．しかも，100 回分の出力の平均は（図 7.5(C) の実線），誤差分散最小指令（図 7.5(C) の点線）と瓜二つである．なかなかよいではないか．それでは，このようなバンバンコントローラを 100 個用意して，それぞれが図 7.5(B) のような分布確率で動くとしたら，100 個の出力の平均はどうなるか．いつでも誤差分散最小指令に近く

なるだろう．コントローラそれぞれは遍歴するのだけれど，100個の分布の形はほぼ定常になることが期待される．

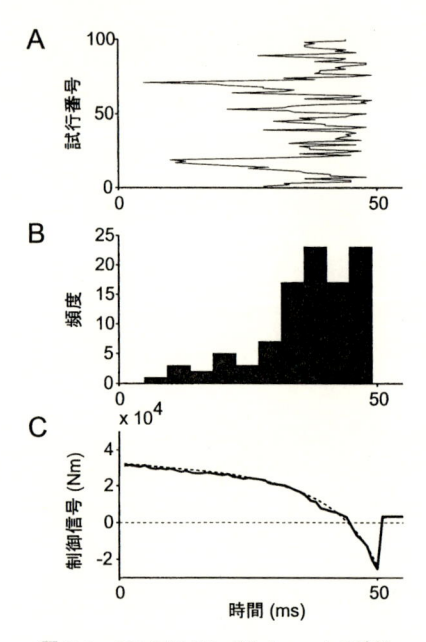

図 7.5 100回のランダムウォークの結果

本当にそうなるには，それぞれのコントローラが，それぞれを使った場合に期待される誤差で動く必要があるのが問題になるかもしれない．しかし，Wolpert and Kawato[6] のような順モデルとのペアを使って終点誤差をそれぞれ計算すればできるだろう．いずれにしても，変化させることのできるパラメータが少ない原始的なコントローラをたくさん用意して，終点誤差に比例したステップでランダムウォークさせるというアイデア[7] は検討に値すると信じている．小脳でそのようなランダムウォークが行なわれていれば，嬉しいことこの上ない．

（北澤　茂）

文　献

1) 川人光男 (1988) 随意運動制御の情報処理—計算論的アプローチ—. 神経科学レビュー **2**: 229–251.
2) Uno, Y., Kawato, M. and Suzuki, R. (1989) Formation and control of optimal trajectory in human multijoint arm movement. Minimum torque-change model. *Biological Cybernetics* **61**: 89–101.
3) Harris, C.M. and Wolpert, D.M. (1998) Signal-dependent noise determines motor planning. *Nature* **394**: 780–784.
4) Kitazawa, S., Kimura, T. and Yin, P.B. (1998) Cerebellar complex spikes encode both destinations and errors in arm movements. *Nature* **392**: 494–497.
5) Chen, C. and Thompson, R.F. (1995) Temporal specificity of long-term depression in parallel fibers-Purkinje synapses in rat cerebellar slice. *Learning and Memory* **2**: 185–198.
6) Wolpert, D.M. and Kawato, M. (1998) *Neural Networks* **11**: 1317–1329.
7) Kitazawa, S. (2002) Optimization of goal-directed movements in the cerebellum: a random walk hypothesis. *Neuroscience Research* **43**: 289–294.
8) Flash, T. and Hogan, N. (1985). The coordination of arm movements: an experimentally confirmed mathematical model. *Journal of Neuroscience* **5**: 1688–1703.

8. 運動制御における高次の問題
―到達運動のプリズム適応を例にとって―

　本章では，到達運動のプリズム適応メカニズムについて議論する．プリズム適応（prism adaptation）とは，人が視覚的に変形された環境に置かれたとき，はじめは視覚的目標に対して正しく手を伸ばすことができないが，運動を繰り返すうちに目標に正しく到達できるようになる現象であり，適応現象の代表例として古くから研究が行なわれてきたテーマである．

　本章の前半では，第5章で議論された追従眼球運動（OFR）の適応の問題と到達運動の適応の問題の違いを明らかにし，後者の研究がなぜ難しいのかを述べる．また，プリズム適応における小脳の働きを理解するための着眼点として，小脳における内部モデルと，その学習に必要な誤差信号の起源について議論する．一方，後半では，環境変化の知覚とモジュール学習に関する行動実験と計算モデルを紹介する．これらの議論を通じて，プリズム適応の過程は，視触覚の対応関係を受動的に学習する過程としてではなく，目的達成のために脳が環境を能動的を理解する過程としてとらえるべきであることを述べたい．

8.1 プリズム適応の「難しさ」

　第5章で議論されたように，追従眼球運動の適応メカニズムは，小脳を中心とするフィードバック誤差学習のスキームのもとできわめて明快に説明することができる[1]．このモデルが成功を収めた最大の理由は，モデルの構造と生理学的知見が見事に対応している点にある．

　小脳に障害のある患者ではプリズム適応が生じないこと[2]から，プリズム適

8.1 プリズム適応の「難しさ」

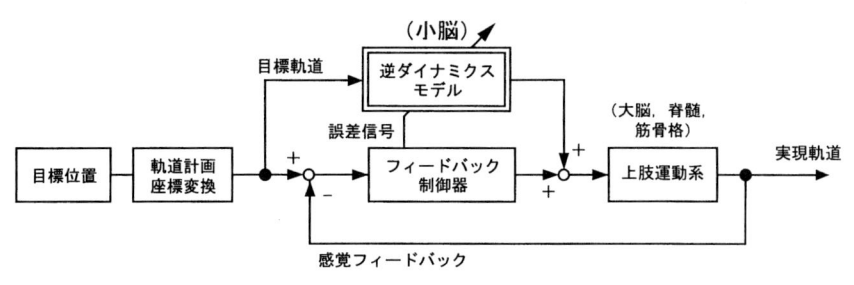

図 8.1 プリズム適応の不完全なモデル

応においても小脳が重要な役割を果たすことは間違いない．それでは，OFR のモデルと同じ考え方を到達運動のプリズム適応に適用するとどうなるであろうか．図 8.1 に示した概念図は，眼球運動制御の枠組みを到達運動制御に対して機械的に適用したものであるが，残念ながら，この図に示した枠組みは実体を伴わない不完全なものであるといわざるをえない．それは，この図に示した構造と脳内の信号の流れとの対応が不明確であるからである．

小脳を教師あり学習系とみなしてその役割を論じるには，「小脳が何を学習しているのか」と「教師信号（誤差信号）はどのようにして与えられるのか」の二つの点を明確にしておかなければならない．追従眼球運動の研究では，眼球運動発現に関わる情報伝達経路がほぼ特定されており，これら二つの点がともに明確であった．これに対し，到達運動の発現には脳の広範囲の領域が関与しており，そのなかで小脳がどのような役割を担っているかについて理解が進んでいない．つまり，小脳に何が入力されて小脳から何が出力されるのかが明らかでない．例えば，図 8.1 では目標軌道が小脳に入力されるようになっているが，それが正しいかどうか，さらには，脳内で目標軌道が本当に計算されているのかどうかすらいまだにはっきりしていない．このような状況で，図 8.1 のような概念図を描いても，それは到達運動やプリズム適応の仕組みを読み解く土台にはなりえないのである．

このことからわかるように，プリズム適応メカニズムを眼球運動の適応メカニズムと同じ土台で議論することには無理がある．そもそも，到達運動の研究は，眼球運動の研究とは比べものにならないほど取扱いが難しい．しかし，難しいといっているだけでは到達運動やプリズム適応の理解は前に進まない．こ

れらの理解を深めるには，到達運動に関連する部位がそれぞれどのような役割を果たし，また，どのように情報をやりとりしているかを陽に議論しながら，少しずつ問題を解きほぐしていかなければならない．

次節では，そのための一歩として「小脳が何を学習しているのか」という観点から考察してみよう．

8.2 並列的な内部モデルの可能性

小脳が環境の内部モデルを保持しているという前提に立ったとき，到達運動に関して小脳が獲得すると思われる内部モデルとして，次の三つの可能性が考えられる．一つは筋骨格系のダイナミクスモデル，二つ目は視触覚変換に関するキネマティクスモデル，三つ目はより一般的な因果関係（つまり，運動指令と運動結果の関係）を表すモデルである．

一方，小脳の構造に目を移すと，小脳は，(1) 脳幹や前庭器官と連絡して眼球運動や定位運動に関与している内側部（前庭小脳），(2) 脊髄や赤核などと連絡して身体の運動に関係している中間部（脊髄小脳），(3) 大脳皮質と連絡して運動計画などに関与している外側部の三つに分けられる．これら三つの部分は，その出力先も別々である（順に，室頂核，中位核，歯状核）ことから，それぞれ異なる役割を担っていると考えられている[3]．

上で掲げた三つの可能性とこれら三つの部分とは，それなりによく対応する（図8.2）．前庭系は眼球運動や姿勢に関与していることから，ここにはそれらのモデルがあると考えてよいであろう．中間部は運動・感覚系と密接に連絡していることから，筋骨格の性質を反映したモデルを保持する場所として有力である．一方，大脳皮質と連絡していることから外側部は，より抽象度の高い機能，すなわち，マクロな因果関係を保持していると考えられる．これらの状況証拠から，小脳は，役割が異なるモジュールが並列的に機能しながら，さまざまなレベルで到達運動の実現に関与していることが考えられる．キネマティクスとダイナミクスの学習が独立していることを示す心理実験[4]は，このような内部モデルの並列性と整合する．

ただし，これら三つの部分がそれぞれどのような形でプリズム適応に関与し

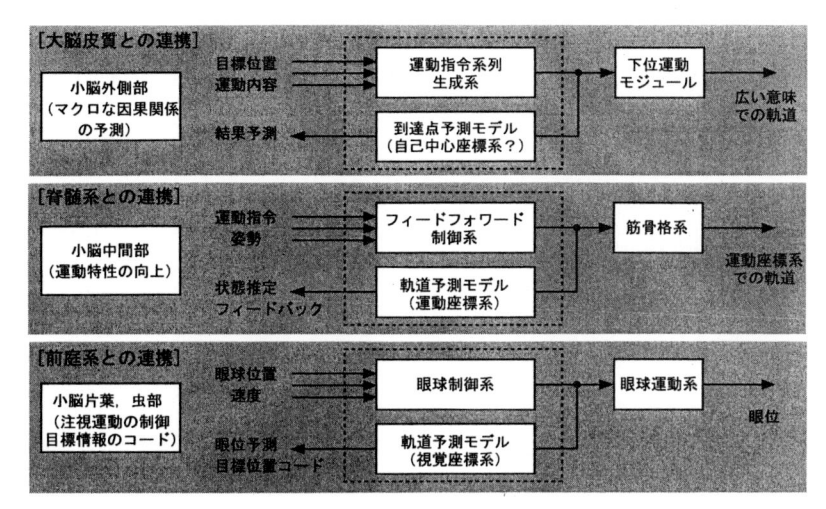

図 8.2　到達運動への小脳の並列的関与の可能性

ているかについては注意深い検討が必要である．運動計画と密接に関係している外側部が重要であることは間違いないであろうが，目標の定位において眼位が重要であることを考えると，前庭小脳の役割を軽視するのは危険である．逆に，プリズム適応において腕のダイナミクスが変化しないことを考えると，身体の内部モデルを担う脊髄小脳の役割は意外と小さいかもしれない．

このように，一口に「小脳がプリズム適応に関与している」といっても，その関わり方にはさまざまな可能性がある．したがって，小脳がプリズム適応において果たす役割を理解するには，その関わり方の可能性を一つ一つ具体的に検討する必要がある．

8.3　プリズム適応における誤差信号

次に，小脳の働きを理解する上でのもう一つの要点である「教師信号（誤差信号）はどのようにして与えられるのか」について考えてみたい．

小脳への教師信号（あるいは誤差信号）は，下オリーブ核から登上線維を通じて与えられる．追従眼球運動の適応において，追従速度誤差は網膜像上の運

動として物理的に検出することが可能であり，また，そのようにして検出された情報が大脳視覚野を通じて下オリーブ核にもたらされる経路が特定されているので，誤差信号がどこからどのようにして提供されるのかが明白である．これに対して，プリズム適応においては，視覚情報に含まれるどの信号が誤差情報を与えるのか，また，それがどのような経路を経て下オリーブ核にもたらされるのかは不明である．北澤らによる情報量解析研究[5]は，下オリーブ核からの信号に終点誤差の情報が含まれていることを示した点で画期的であったが，それでもなおこれらの問いに対する答えを与えるものではない．「教師」である下オリーブ核は，脳のさまざまな神経活動の中からどのようにして「教師信号」を獲得してくるのであろうか．

モデル屋の筆者には神経経路を探ることはできないので*，ここでは，プリズム適応に必要な情報が視覚情報のどこに含まれているかについて考えてみる．

一般に，プリズム適応を駆動する誤差情報の源は，終点誤差，すなわち「視覚でとらえた到達点と目標のずれ」であると考えがちである．しかし，ここで「誤差信号が何であるかは学習系が何を学習しようとしているかによって決まる」ことを思い出さなくてならない．仮に小脳が「関節座標系から視覚座標系への順キネマティクス」を学習していると仮定するならば，誤差信号は「自分の手先がどこに見えるかの予想値と実際に見える手先位置との差」として与えられなければならない．したがって，この仮定のもとでは「到達点と目標のずれ」は誤差情報の忠実な情報源ではない．逆に，この仮定が正しければ，運動終了後に目標が見えなくても適応は進行するはずである（実際，目標を消去しても適応は進行する）．

前節で指摘したように，小脳が到達運動において果たす役割は他にもいろいろと考えられ，それに応じて対応する誤差情報は変化する．したがって，我々は，小脳が到達運動で果たす可能性のあるさまざまな役割に対して，それぞれ何が誤差信号の源になりうるのかを検討しなくてはならない．そして，そのよ

---

* 個人的には，教師信号を供給する部位の候補として運動前野に魅力を感じる．その理由は，運動前野をムシモールでブロックすると適応が進まなくなること[6]，腕の姿勢に応じて視覚的な受容野が変化する細胞が運動前野に存在することである[7]．このような細胞の出力は誤差情報を提供する役割を担っているかもしれない．

うな検討をふまえて誤差信号となりうる情報源を統制し,適応の進み方を比較する心理実験を行なえば,有用な知見が得られるにちがいない.さらに,このようなスクリーニングを経た上で,神経生理学者がピンポイントで実験を行なえば,誤差情報の流れをつきとめることができるであろう.

8.4 プリズム適応とモジュール学習

ここからは,話題の中心を神経構造レベルから現象論レベルに移し,プリズム適応に伴う人間の行動の変化について考えることにしよう.

プリズム眼鏡をかけた状態とはずした状態を繰り返し経験すると,人間はあたかもスイッチを切り替えるように,二つの状態での行動を切り替えられるようになる[8].この事実は,脳が環境ごとに別々の内部モデルモジュールを学習し,それらを切り替えることにより,各環境のもとで適切な運動指令を生成していることを示唆している[9].

それでは,脳はどのような手がかりを用いて複数の環境を見分け,行動を切り替えているのであろうか.本節では,誤差駆動型モジュール学習モデル*を念頭に置いて,行動切替えの仕組みについて考察する.

誤差駆動型学習モデルでは,各時刻において,各モジュールの出力と教師信号を比較して,その違いがもっとも小さなモジュールを次の時刻に使用する(あるいは,誤差がもっとも小さくなるようにモジュール出力の重み付けを行なう).プリズム適応実験の場合に対応させれば,プリズムをかけて運動した際に,それまで用いてきたモジュールの予測に大きな誤差が生じれば,次の試行から予測誤差が小さな別のモジュールを用いることでプリズム環境に適した運動指令を決定することになる.

このように,誤差駆動型モデルにおいてモジュール切替えのきっかけを与えるのはモジュール出力と実際の結果との差であり,この差が小さければ次の試行でも同じモジュールが引き続き用いられる.したがって,プリズム偏位の大

---

* モジュール学習モデルは,入力信号に基づいてモジュールを選択する入力駆動型と,各モジュールの出力誤差に応じてモジュールを切り替える誤差駆動型に分類できる.gating network を用いた手法[10]は前者の,MOSAIC モデル[11]は後者のそれぞれ代表例である.

きさが連続的に変化するような条件で適応実験を行なえば，個々の試行で観測される誤差は小さいためにモジュール切替えが起こらず，結果として行動の切替えは生じないと予想できる．実際，我々の身体の特性は日々変動しており，それに応じて適応が生じているはずであるが，我々は昨日と今日の行動様式を切り替えることはできない．

筆者らは，行動の切替えが誤差の大きさによって生じるかどうかを実験的に確かめるために，以下で説明する実験装置を構築し，一定の大きさの偏位を不連続に与える条件と，被験者が気づかない程度に少しずつ偏位を大きくする条件で，それぞれ行動の切替えが生じるかどうかを調べた[12,13]．

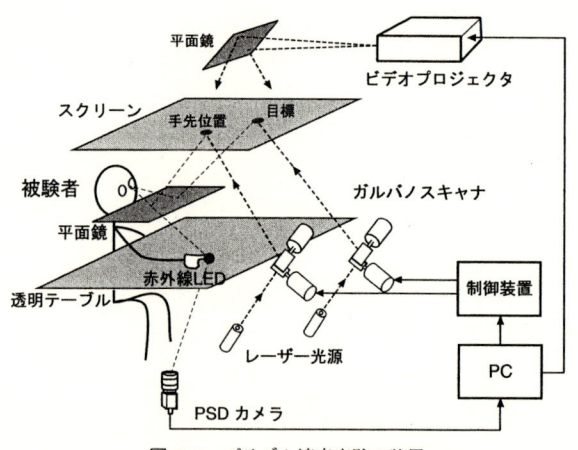

図 8.3　プリズム適応実験の装置

実験装置の概略を図 8.3 に示す．被験者は水平に置かれたアクリル板上で到達運動を行なう．ただし，眼前に平面鏡が設置されているため，被験者は自分の手の動きを直接見ることができず，その代わりに，手先位置に応じて移動するレーザスポットを鏡を通して見ることにより手先位置を知る（手先位置は下部に設置した赤外線 PSD カメラにより計測される）．目標位置も同様にしてレーザスポットにより提示される．実験では，PSD で観測した指先位置に対して一定の変換を加えてレーザスポットの提示位置を決めることにより，等価的にプリズム偏位と同じ環境を実現する．なお，装置全体は暗幕で覆われており，被

験者にはスポット光以外は見えないようになっている*．

被験者は，目標が提示されたらできるだけ早くかつ正確に目標に向けて指先を動かす．被験者が指の動きを意識的に修正するのを抑えるため，反応時間（目標提示から運動開始までの時間）と運動時間（運動開始から目標に達するまでの時間）にそれぞれ上限を設けた．また，運動中の視覚フィードバックを遮断するため，手先位置は運動終了後に200ミリ秒だけ提示した．

プリズム偏位に関する条件として，偏位量が階段状に増加する「ステップ条件」と連続的に増加する「ランプ条件」の二つを設定した（図8.4）．そして，偏位を加えた試行を2ブロック各30回行なった後，最後のブロックで運動終了後の手先位置を提示せずに，終点誤差の水平成分（これを残効という）がどの程度生じるかを評価した．また，実験終了後に被験者の感想を自由に報告してもらい，被験者が偏位を知覚していたかどうかを調べた．

図8.4(a)は，ステップ条件での結果の例である．図の横軸は試行数，縦軸は終点誤差の水平成分の時間変化を示している．このデータの条件では，第2,3ブロックで右方向に50 mmの偏位を加え，第4ブロックにおいて残効の大きさを評価している．被験者には「ブロックごとに実験開始時と同じように運動せよ」と指示しているため，第2ブロックで被験者が偏位に気づいていれば，第3ブロックの最初の試行で再びもとの環境と同じように運動を行ない，結果として大きな終点誤差が生じる（矢印A）．一方，偏位が与えられなければ誤差は生じず，残効は生じない（矢印B）．

一方，図8.4(b)はランプ条件における結果の例である．このデータの場合，第3ブロックの最初の試行で誤差が生じておらず（矢印C），逆に，第4ブロックでは一貫して大きな誤差が生じている（矢印D）ことから，被験者は二つの環境の間で運動を切り替えていないと考えられる．

図8.4(c)は，14名の被験者について残効の大きさと偏位の大きさの比をまとめたものである．データは，ステップ条件/ランプ条件の違いに加え，偏位に気づいた被験者と気づかなかった被験者に分類して示してある．図(a)に示した例からわかるように，被験者が二つの環境で行動を切り替えていれば残効は

---

* この実験環境は，手の運動が水平面内である点，周辺視野の視覚情報が与えられない点で従来研究の実験環境と異なる．これらの相違が結果に与える影響については検討が必要である．

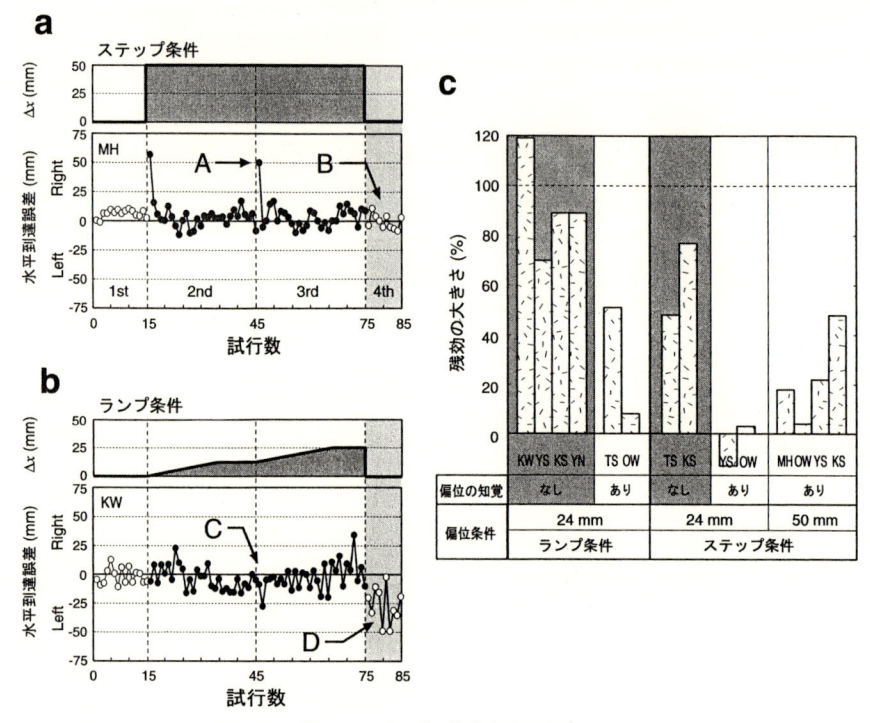

図 8.4 プリズム適応実験の結果

小さくなるので，比の値が小さいことは行動の切替えが生じたことに対応する．実際，図の「偏位の知覚」の欄と棒グラフを比較すると，偏位に気づいた被験者に比べて，気づかなかった被験者には大きな残効が生じていることがわかる．

以上で述べてきた結果は，事前の予想にほぼ合致するものであった．しかし，この実験では，偏位の大きさが 24 mm の場合に，ステップ条件・ランプ条件の双方において偏位の存在に気づく被験者と気づかない被験者がいるという予想外の結果も得られた．この実験事実は，偏位の存在に気づいて行動を切り替える上で，偏位の増加が連続的であるかどうかは決定的な因子ではないことを意味している．

偏位量が同じ条件において，偏位の存在を知覚する被験者と知覚しない被験者が生まれた原因を探るため，筆者らは，被験者ごとに到達点のばらつき（variable error) を調べた.その結果,偏位の存在に気づかなかった被験者は,気づいた被験者に比べて到達点のばらつきが大きいことが明らかになった.

以上の結果は,次のように解釈できる.運動のばらつきが大きい被験者は,大きな終点誤差が生じたときに,それが運動のばらつきによるものであるかプリズム偏位によるものであるかを区別できないため,結果として環境の変化を知覚できないと考えられる.一方,毎回正確に運動ができる被験者は,運動後の到達点を正確に予測できるため,意外な大きさの誤差が生じたときに,それが環境変化によるものであると知覚できる.すなわち,環境変化を知覚できるかどうかは,誤差の大きさと運動の安定性(あるいは予測の確実性)との関係によって決まると考えられる(逆に考えれば,予測が不確実な状況では二つの環境を区別しても無意味であるといえる).

以上の議論より,人間が環境変化に気づいて行動を切り替えるトリガとしては,(誤差駆動型モジュール学習モデルが採用している)絶対的な予測誤差ではなく,むしろ,予測の不確実性に対する相対的な予測誤差が重要であるという結論が得られる.このような考察に基づき,筆者らは,予測の不確実性を個体が主観的に評価した量を「信頼度」と呼び,信頼度で正規化した誤差の大きさに基づいてモジュール切替えを行なう計算モデルを提案した[13,14].計算モデルの詳細は他の文献[13]に譲るが,信頼度に基づいて切替え基準を動的に変化させることにより,運動が安定している被験者とそうでない被験者の違いを説明できる他,予測の正確さが向上するにつれてモジュール構造を発展させる学習モデルを考えることが可能になる.

本節では,予測の不確実性が行動切替えに影響を及ぼすケースについて議論した.次節では,予測の不確実性を利用して行動を適応的に変化させる高次の運動計画について述べる.

8.5 信頼度に基づく高次の運動計画

環境の変化により到達誤差が生じたときに,それが小さくなるように運動指令を調節することは脳にとって合理的な行動規範である.したがって,プリズム適応の過程は「与えられた誤差信号に基づき入出力関係を受動的に学ぶプロ

セス」としてよりも,「目的とする運動が正しく遂行できるように変化する環境を能動的に学ぶプロセス」としてとらえる方が適切であると考えられる.

このことを実感するために,適応フィルタを用いたロボットの制御と人間の適応過程を比較してみよう.いま,動特性の同定が済んでいないロボットアームに目標軌道を与えて動作させながらフィルタを適応させる場合を考える.適応が十分に進めばロボットアームは目標軌道を忠実に実現するようになるが,適応の初期段階ではアームは目標から大きくはずれた軌道を描くであろう.一方,人間であれば,同じような状況に置かれたとき,はじめは身体をおそるおそる動かして腕がむやみな軌道を描くのを避けようとするにちがいない.そして,同定が進むにつれて自分の能力を発揮できる効率的な運動パターンへと運動の様相を変化させていくであろう.

この考察からわかるように,新しい環境に適応する際,人間は自分が環境に対してどの程度適応しているのかを評価し,その評価に応じて運動指令を調節することによって,自分にとって大きな不利益が生じないようにしていると考えられる.以下では,前節で提案した「信頼度」の概念を用いることにより,環境への適応度合いに応じて運動指令を動的に変化させる計算モデルを紹介する[15].

ここでは,上で述べた動的な行動変化が見られる具体例として,なぞり運動を用いた適応実験[16]に着目する.この実験で,被験者は,机の上に置かれた長方形のプレートの縁を,縁から指が離れないようにしてなぞることが求められる.このとき,被験者は自分の指を直接見ずに,CRT に映し出されたプレートの線画と指先位置を表すドットを見ながら課題を実行する.ただし,CRT に提示される画像には一定の拡大縮小変換が加えられており,被験者がプレートの縁をスムーズになぞるには,加えられた変換に対して適応する必要がある.

一つの辺をなぞるときの指先の動きは,図8.5(a)に示したように,大きな弾道的運動と頂点をさぐる小さな修正運動によって構成される.この課題を始めた直後の被験者の指の動きは鈍く,数回の修正運動の後にようやく頂点に到達する.しかし,試行を繰り返すにつれて指の動きは速くなり,やがて修正運動なしで頂点に到達するようになる.このような指の動きの変化は,脳が適応の進み具合に応じて運動指令を能動的に調節していることを物語っている.

8.5 信頼度に基づく高次の運動計画

被験者が示すこのような行動の変化は,以下の考え方で説明できる[15].

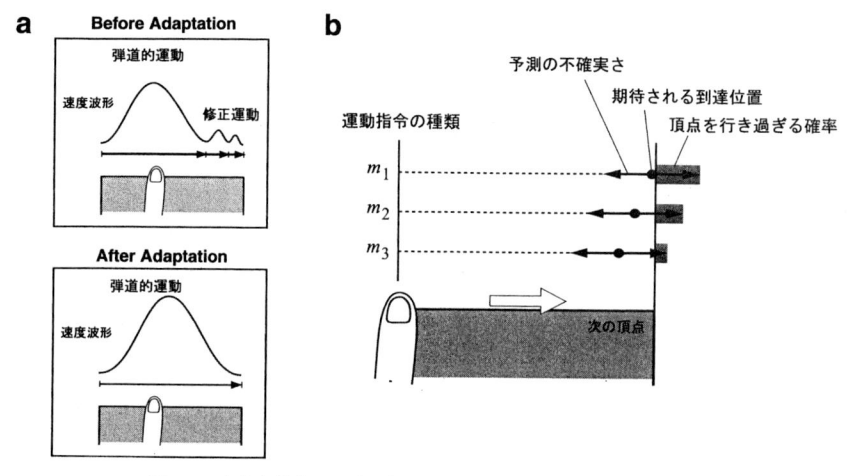

図 8.5 なぞり運動における行動変化とそれを説明する計算モデル

　まず,脳は,運動指令とその結果生じる到達位置との関係を表す順モデルをもっていると仮定する.ただし,このモデルは,到達点を「点」として予測するのではなく,「幅をもった分布」として予測するものとする.ここで注意すべきことは,分布の広がりは到達点のばらつきではなく(到達点は運動指令に対して決定論的に一意に決まる),予測の不確実性(Bayes流の主観確率に対応する),すなわち,予測の信頼度を表していることである.つまり,分布の幅は到達点を確信をもって予測できるときに狭く,あいまいにしか予測できないときに広くなる.モデルの出力(到達点の予測分布)は,運動後に観測される実際の到達位置に基づいて更新される.その結果,運動を繰り返すうちに予測分布の中心は真の到達点へ近づき,また,分布の幅は狭くなる(信頼度は向上する).予測の広がりを正規分布を用いて表現すれば,以上の更新則はカルマンフィルタのアルゴリズムを用いて実現できる.

　このような不確実性をもった順モデルに基づき,学習モデルは次のようにして運動指令を決定する(図8.5(b)).まず,各運動指令に対して到達予測位置の代表値(平均値)を求める(図中黒丸).そのようにして予測した位置は不確実

性（図の矢印）をもっているので，実際の到達位置は予想に反して頂点を行き過ぎてしまうかもしれない．そこで，各運動指令に対してその運動指令を発したときに指先が頂点を行き過ぎてしまう確率，すなわち，課題のルールを守れないリスクの大きさ（図の網掛け部分）を計算する．スムーズな運動のためには到達予測位置が頂点に近い運動指令を選ぶのがよいが，到達予測位置が頂点に近づくほど頂点を行き過ぎてしまうリスクも大きくなる．そこで，リスクが一定値に収まる運動指令のなかで，到達予測位置ができるだけ頂点に近くなる運動指令を選択する．つまり，「リスクを一定に抑えた上でパフォーマンス最大化をはかる」戦略をとることにする．

このような戦略のもとで，学習モデルは次のように振る舞うことが予想される．まず，環境への適応が進んでいない（予測の信頼度が低い）うちは，頂点を行き過ぎるリスクを大きく見込むために，運動距離の小さな指令が選択される．その結果，指は頂点に到達するまでには小さな運動を繰り返すことになる．しかし，予測の信頼度が向上するに従って頂点を行き過ぎるリスク評価が小さくなり，一度の運動で頂点近くに到達する運動指令が選択されるようになる．このようなモデルの振る舞いは，先に紹介した行動実験の結果と定性的に一致する．

以上で議論してきた行動の変化が意識的な戦略によるものか，脳に組み込まれた機構により無意識のうちに生じるものかは議論の分かれるところである．ただ，その起源がいずれであるにせよ，自分の能力をわきまえて大きな失敗をしない行動を選びつつ，次第にパフォーマンスを向上させていくことは，人間が適応過程で示す基本的な機能の一つであるにちがいない．このような「システムとしての適応過程」を理解するには，環境の特性を受動的に学ぶ過程だけではなく，能動的な行動決定も含めた全体的なメカニズムに目を配る必要があるといえる．

8.6 教師あり学習系と強化学習系の協調的な働き

前節で述べた適応的行動計画は，脳の中ではどのような形で実現されているのであろうか．この問いに対する答えを考えるため，最後に，教師あり学習と

強化学習の関係についてまとめておきたい．

　前節で述べたように，人間が環境に対して適応するのは，どのような環境に置かれても適切な運動指令を生成して目標を達成するためである．したがって，適応過程における行動決定メカニズムを議論するには，目標達成度を報酬とする強化学習の枠組みを用いるのが理にかなっている．

　しかし，強化学習系が行動を選択する際，行動の結果やそれによってもたらされる報酬を予測する必要がある．このような予測を行なうには因果関係の内部モデルが必要であり，その内部モデルの獲得には教師あり学習系が必要となる．その一方で，教師あり学習系は，学習すべき因果関係を自ら選択することができず，強化学習系によって選択された行動の結果得られた因果関係を受動的に学習することになる．このように，教師あり学習系は強化学習系に対して予測データを提供し，強化学習系は教師あり学習系に学習の機会を与えるという形で，両者は相互に依存しながら協調的に機能すると考えられる．言い換えれば，強化学習系は個体としての善し悪しを評価して行動を決定する「指揮官」として，教師あり学習系は因果関係を学習して行動決定に必要な情報を提供する「参謀」として働くことになる．

　以上の議論における「教師あり学習系」を「小脳」と，「強化学習系」を「大脳基底核」と対応させるのはいささか短絡的すぎるかもしれない．しかし，小脳が決まった入出力関係を学習する一方で，大脳基底核は文脈における最適なセットの選択を学習すると考えるのはあながち的はずれな議論ではなかろう．

あとがき

　本章の前半では，到達運動のプリズム適応メカニズムは追従眼球運動の適応メカニズムと比べて難しい問題であること，また，その理由は到達運動を支える構造が脳のさまざまな機能と関係していることであることを指摘した．一方，後半では，プリズム適応における行動切替えについて議論し，行動切替えを決定する上で予測の不確実性（信頼度）が重要な役割を果たすことを述べた．さらに，信頼度の概念を用いることにより，環境適応過程における人間の振る舞いの変化を説明できることを示した．

　冒頭でも述べたように，到達運動は取扱いの難しいやっかいな問題である．

しかし，それでもなお筆者はこの問題に強い魅力を感じている．その理由は，到達運動のメカニズムを考えることを通じて，関連する多様な問題に触れることができるからである．さまざまな現象に共通した一つの原理を求める計算理論が研究の「縦糸」であるとすれば，さまざまな計算原理の上に実現されている到達運動は「横糸」であるといえるかもしれない．到達運動の研究がもつこのような多面性を，本章で発散した（？）議論から読み取っていただければ幸いである．
(阪口　豊)

文　献

1) Yamamoto, K., Kobayashi, Y., Takemura, A., Kawano, K. and Kawato, M. (2002) Cerebellar plasticity and the ocular following response. *Annals of New York Academy of Science* **978**: 439-454.
2) Martin, T.A., Keating, J.G., Goodkin, H.P., Bastian, A.J. and Thach, W.T. (1996) Throwing while looking through prisms. I. Focal olivocerebellar lesions impair adaptation. *Brain* **119**: 1183-1198.
3) 虫明　元 (1995) 基底核，小脳と大脳皮質の機能連関．神経研究の進歩 **39**: 277-289.
4) Krakauer, J.W., Ghilardi, M.F. and Ghez, C. (1999) Independent learning of internal models for kinematic and dynamic control of reaching. *Nature Neuroscience* **2**: 1026-1031.
5) Kitazawa, S., Kimura, T. and Yin, P.B. (1998) Cerebellar complex spikes encode both destinations and errors in arm movements. *Nature* **392**: 494-497.
6) Kurata, K. and Hoshi, E. (1999) Reacquisition deficits in prism adaptation after muscimol microinjection into the ventral premotor cortex of monkeys. *Journal of Neurophysiology* **81**: 1927-1938.
7) Graziano, M.S., Yap, G.S. and Gross, C.G. (1994) Coding of visual space by premotor neurons. *Science* **266**: 1054-1057.
8) Welch, R.B., Bridgeman, B., Anand, S. and Browman, K.E. (1993) Alternating prism exposure causes dual adaptation and generalization to a novel displacement. *Perception and Psychophysics* **54**: 195-204.
9) Ghahramani, Z. and Wolpert, D.M. (1997) Modular decomposition in visuomotor learning. *Nature* **386**: 392-395.
10) Jacobs, R.A., Jordan, M.I., Nowlan, S.J. and Hinton, G.E. (1991) Adaptive mixtures of local exports. *Neural Computation* **3**: 79-87.
11) Kawato, M. and Wolpert, D. (1998) Multiple paired forward and inverse models for motor control. *Neural Networks* **11**: 1317-1329.
12) 赤司裕一，阪口　豊 (2000) 視覚運動変換におけるランプ型適応とステップ型適応の違い．電子情報通信学会技術研究報告 NC99-174.
13) Sakaguchi, Y., Akashi, Y. and Takano, M. (2001) Visuo-motor adaptation to stepwise and gradual changes in the environment: relationship between consciousness and adaptation. *Journal of Robotics and Mechatronics* **13**: 601-613.

14) 阪口 豊, 高野光雄 (2001) 強化学習と教師あり学習を組み合わせたプリズム適応のモデル. 電子情報通信学会技術研究報告 NC2000-169.
15) 阪口 豊 (1996) 内部モデルの信頼度に基づく運動計画のアルゴリズム. 電子情報通信学会論文誌 J79-D-II(2): 248–256.
16) Akamatsu, M. (1992) The influences of combined visual and tactile information on finger and eye movements during shape tracing. *Ergonomics* **35**: 647–660.

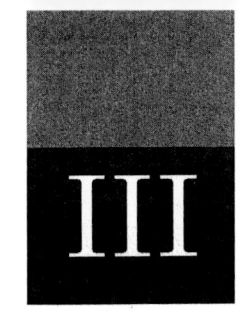

III 報酬の予測：大脳基底核

　大脳基底核は，大脳皮質の内側に隠れ，その存在すらあまり知らない人も多く，ましてその機能は謎につつまれた，いわば脳科学の暗黒大陸であった．しかしここ数年ほどの間に，「報酬の予測」ということをキーワードに，その機能の理解が急速に進み，人間や動物の行動学習と意志決定の中枢とまで考えられるまでになってきた．

　第9章では，報酬の予測に基づく行動学習の理論的枠組みである「強化学習」について，基礎から応用例まで含めて解説する．

　第10章では，大脳基底核の回路，ニューロン活動，ドーパミン系の役割について概説する．

　さらに第11章では，サルのボタン押し系列学習課題，報酬条件が変化する眼球運動課題に関して，強化学習と自己組織化の観点からその行動と神経活動データを再現するモデルを紹介する．

9. 強化学習の基礎

9.1 強化学習とは？

a. 教師あり学習との違い

強化学習は「環境との相互作用による学習」である．例えばリーチングであれば手を伸ばしてみて，ちゃんとターゲットに手が届いたら報酬がもらえるというように，自分から環境に働きかけて報酬を得るといった相互作用により学習していくというものである．また，ターゲットに向かっていくことを学習していくことから，「ゴール指向型の学習」ともいえる．

教師あり学習と強化学習との最大の違いは，教師あり学習では正しい行動が明確に示されているのに対し，強化学習というのは正しい行動そのものは与えられず，その評価（報酬とか罰）だけが示される．自分の行動とその評価の繰り返しという，試行錯誤を通じて環境に適応していくのが強化学習である．

b. フィードバック誤差学習と強化学習

強化学習を制御の視点から考えると一種のフィードバック制御器であると考えることができる（図9.1）．フィードバック制御器は，目標値軌道とフィードバック信号との差を入力として，出力を行なうが，感覚信号のフィードバックに遅れがあるとうまく制御できない場合がある．フィードバック情報を使わずに，目標軌道から行動を直接生成するフィードフォワード制御器（逆モデル）が提案されている[3]．逆モデルはフィードバック誤差信号を使って学習してゆくが，最初に仮定したフィードバック制御器が良いものでなければ，制御対象の良い逆モデルができない．

9.1 強化学習とは？

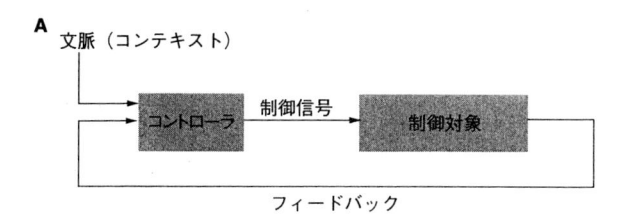

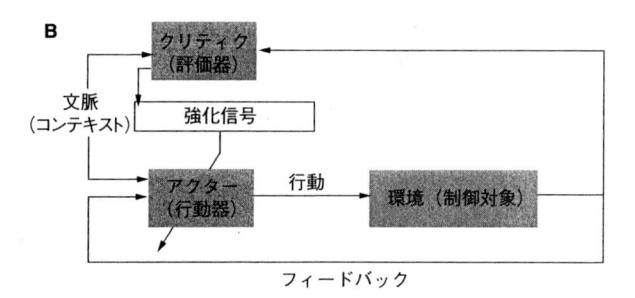

A
文脈（コンテキスト）→ コントローラ →制御信号→ 制御対象
フィードバック

B
クリティック（評価器）
文脈（コンテキスト）→ 強化信号
アクター（行動器）→行動→ 環境（制御対象）
フィードバック

図 9.1 強化学習の問題設定

フィードバック誤差学習の良いところは実際に運動しながら学習できるところにある．また，強化学習の利点も，試行錯誤を通じて学習するところにある．そこで，フィードバック制御器の学習に強化学習を用いることで運動させながらフィードバック制御器も学習させることができる．

また，フィードバック誤差学習では目標軌道の生成方法も問題になるが，例えば車の運転の強化学習[4]では，軌道計画というのは特になくても，道の状況と実際の車の現在の状況を入れることで動かすことができる．強化学習は軌道計画や運動学習を全部同時に考えていく枠組みにもなっている．

c. 強化学習の要素

強化学習の要素には，
(1) 行動則（policy）
(2) 報酬関数（reward function）
(3) 価値関数（value function）

の三つがある．

行動則は「ある状態での行動を決めるルール」である．例えば升目上を上・下・右・左の四つの方向に動ける迷路問題（grid world）では，各場所で上・下・右・左のどの方向へ行こうとするのかを決める．強化学習では，この行動則をどのように学習するのかという問題を考える．

報酬関数は，「ある状態において獲得できる報酬」である．先ほどの車の例でいうと，道から外れたら報酬は -1，道の上をどんどん走れていったら $+1$，というように評価のルールを与える．すなわち，報酬関数はどのような行動則を学習するべきなのかという，問題そのものを定義する関数である．

価値関数は，「将来にわたって獲得できる報酬の総和」である．報酬関数は「その場」でもらえる報酬を表している．強化学習は長期にわたって報酬を最大化する問題である．行動則は，その場で得られる報酬（報酬関数）を最大化するのではなく，この価値関数を最大化する行動を学習することになる．

d. 「探索」と「利用」のバランス

強化学習では「探索」という要素も非常に重要になる．特に確率的な環境，すなわち報酬関数が確率分布である場合，行動則や価値関数を学習するには多数の試行の繰り返しと探索が必要になる．

確率的な環境の例として n 本腕の山賊問題と呼ばれる例を考える．確率的にコインが出てくるスロットマシーンが n 台あるとしよう．このとき，ある決まった回数プレイしてコインをできるだけたくさん出すにはどのスロットマシーンのレバーを何回引いたらよいのだろうか．このとき，どのスロットマシーンを選ぶかが行動則，得られるコインは報酬になる．

各スロットマシーンを選択する行動の価値 Q を基準に行動選択をする．t 回レバーを引いたとき，その中で a 番目のスロット選択（行動 a）を n_a 回選択したとするとその行動価値関数は，

$$Q_t(a) = \frac{r_1 + r_2 + \cdots + r_{n_a}}{n_a}.$$

ここで，$r_1, r_2, \ldots, r_{n_a}$ は各回の報酬である．

行動価値関数は最初はわからないので探索によってさまざまな行動を試さねば知ることはできない．探索の仕方にはいくつか方法があるが，その一つとして ϵ-greedy という方法がある．

$$\pi(a) = \begin{cases} 1 - \epsilon + \dfrac{\epsilon}{N_A} & a = \arg\max_{a' \in A} Q(a') \\ \dfrac{\epsilon}{N_A} & \text{otherwise} \end{cases}$$

ここで $\pi(a)$ は行動 a を選ぶ確率, N_A は行動選択肢 A の個数である. これは確率 ϵ で自分の信じる行動以外を含んでランダムに行動を試す方法である.

ここで探索 (exploration) と利用 (exploitation) の対立という問題が出てくる. すなわち, 少ない経験をもとに間違った行動価値に従って行動をすると報酬を最大化できないが, 行動価値を確実にするために探索ばかり行なっていても報酬を最大化できないというジレンマが存在する. ここでは, 探索と利用のバランスは ϵ を決める問題になる.

9.2 マルコフ決定過程と最適価値関数

a. マルコフ決定過程

ここからは, agent が行動を起こすと報酬が得られるが, それとともに状態も更新される, というダイナミックな環境を考える. つまり, ある状態 s_t である行動 a_t を起こすと, 報酬 r_{t+1} がもらえて状態が s_{t+1} に遷移する.

これから行動則に $\pi(s, a)$ という関数をもちいるが, これは状態 s で a をとる確率を表す. 例えば迷路問題 (grid world) におけるランダム行動則を考えるならば, $\pi(s, up) = 1/4, \pi(s, down) = 1/4, \pi(s, left) = 1/4, \pi(s, right) = 1/4$ である. 右にのみ行く決定論的行動則を考えるならば, $\pi(s, right) = 1$ となる. 強化学習は経験からいかに長期にわたる累積報酬を最大化する行動則 π を獲得するかという問題である.

累積報酬は未来に行くほど割り引いて考える. 累積報酬

$$R_t = r_{t+1} + \gamma r_{t+2} + \gamma^2 r_{t+3} + \cdots$$
$$= \sum_{k=0}^{\infty} \gamma^k r_{t+k+1}$$

において, 割引率 $0 < \gamma < 1$ とすることで遠い将来のものは, べき乗で割り引かれ R は無限大に発散することなく和が求まる. ϵ と同様に γ もどう決めるか

は一般的にはわからないため，試行錯誤的に決めているというのが現状である．

強化学習の基本的な問題設定では，状態遷移と報酬関数にマルコフ性をもつ環境 (マルコフ決定過程，Markov decision process; MDP) を仮定している．マルコフ性とは，$t+1$ の応答 (状態と報酬) は1個直前の状態とアクションによって決まる

$$Pr\{s_{t+1}=s', r_{t+1}=r|s_t, a_t\}$$

ということである．

MDP は次の二つの確率で記述される．ある状態 s である行動 a をとったときに次の状態 s' に行く遷移確率 $P_{ss'}^a = Pr\{s_{t+1}=s'|s_t=s, a_t=a\}$，と報酬の期待値 $R_{ss'}^a = E\{r_{t+1}|s_t=s, s_{t+1}=s', a_t=a\}$ である．MDP で状態がたかだか有限個しかない場合を有限 MDP と呼ぶ．以後，有限 MDP の場合を考える．

b. 価 値 関 数

ある状態からの累積報酬の期待値を価値関数と呼ぶ．価値関数には状態価値関数と行動価値関数の二つがある．状態価値関数は状態 s の関数であり

$$V^\pi(s) = E_\pi\{R_t|s_t=s\}$$
$$= E_\pi\left\{\sum_{k=0}^\infty \gamma^k r_{t+k+1}|s_t=s\right\}$$

と書ける．また，行動価値関数は状態 s と行動 a の関数であり

$$Q^\pi(s,a) = E_\pi\{R_t|s_t=s, a_t=a\}$$
$$= E_\pi\left\{\sum_{k=0}^\infty \gamma^k r_{t+k+1}|s_t=s, a_t=a\right\}$$

と書ける．ここで，a というのが行動則 π に関係ないということを覚えておいてほしい．

c. Bellman 方程式

ある行動則 $\pi(s,a)$ に従って行動したときに，二つの連続する時刻 t と $t+1$ の価値関数 $V^\pi(s)$ の間には

$$V^\pi(s) = E_\pi\{r_{t+1} + \gamma V(s_{t+1})|s_t = s\} \tag{9.1}$$

という関係が成り立つことがわかっている．これを Bellman 方程式と呼ぶ．

Bellman 方程式は，すべての行動に対して，次に起こると期待されるすべての状態における価値 $V^\pi(s_{t+1})$ とその報酬 $r = t+1$ の和を，生起確率で重みづけした期待値であるから，

$$V^\pi(s) = \sum_a \pi(s,a) \sum_{s'} P^a_{ss'}\{R^a_{ss'} + \gamma V^\pi(s')\} \tag{9.2}$$

となる．

同様に行動価値関数 Q についての Bellman 方程式は以下のようになる．

$$Q^\pi(s,a) = \sum_{s'} P^a_{ss'}\{R^a_{ss'} + \gamma V^\pi(s')\} \tag{9.3}$$

$$= \sum_{s'} P^a_{ss'}\left\{R^a_{ss'} + \gamma \sum_{s'}\sum_{a'} \pi(s',a')Q^\pi(s',a')\right\}. \tag{9.4}$$

d. 最適価値関数

ここまでは，π という行動則のもとでの価値関数 V^π, Q^π を考えてきた．しかし実際に求めたいのは，得られる報酬を最大にする最適な行動則 π^* である．有限 MDP において，

$$\pi \leq \pi' \text{ if and only if } V^\pi \leq V^{\pi'} \text{ for all } s \in S \tag{9.5}$$

が成り立つ．

つまり，もし π を π' に置き換えたときに価値関数 V が上がるのであれば，π' の方が良い行動則であるというわけである．V および Q を最大にする行動則が最適な行動則 π^* であるわけだから，最適な行動則をとったときの最適価値関数 $V^*(s), Q^*(s,a)$ は次のように書ける．

$$V^*(s) = \max_\pi V^\pi(s) \text{ for all } s \in S, \tag{9.6}$$

$$Q^*(s,a) = \max_\pi Q^\pi(s,a) \text{ for all } s \in S \text{ and } a \in A(s). \tag{9.7}$$

e. Bellman 最適方程式

以上より，最適状態価値関数 $V^*(s)$ の Bellman 最適方程式は

$$\begin{aligned}
V^* &= \max_{a \in A(s)} Q^*(s, a) \\
&= \max_{a \in A(s)} E_{\pi^*} \{r_{t+1} + \gamma V^*(s_{t+1}) | s_t = s, a_t = a\} \\
&= \max_{a \in A(s)} \sum_{s'} P_{ss'}^a \{R_{ss'}^a + \gamma V^*(s')\}
\end{aligned} \qquad (9.8)$$

と表せる．また，最適な行動価値関数 $Q^*(s,a)$ についても同じことがいえ，

$$\begin{aligned}
Q^*(s, a) &= E\left\{r_{t+1} + \gamma \max_{a'} Q^*(s_{t+1}, a') | s_t = s, a_t = a\right\} \\
&= \sum_{s'} P_{ss'}^a \left\{R_{ss'}^a + \gamma \max_{a'} Q^*(s', a')\right\}
\end{aligned} \qquad (9.9)$$

として求めることができる．

9.3 Bellman 最適方程式を解く三つの方法

以上のように，Bellman 最適方程式を解くことで最適な行動則 π^* をもとめることができるならば，これを「強化学習」などと呼ばなくてもよいのではと思うかもしれない．しかし，我々はこれまでにいろいろな仮定をした．
(1) 環境のダイナミクスの知識 $P_{ss'}^a, R_{ss'}^a$ が必要,
(2) 十分な計算資源,
(3) マルコフ性.

(1) これが与えられるならば，実際に経験する必要なく行動則 π をオフ・ラインで計算することが可能である．以下で説明する動的計画法ではこれを既知のものとして Bellman 最適方程式を解く．しかし，現実の問題を考えると，これが問題を解く前にわかっている問題は少ない．強化学習ではオン・ラインで行動則を学習する．

(2) はアクションの数や，その後にとりうる状態の数が増えたときの計算資源のことをいっている．ここでは一つの状態，行動の組ごとに価値関数や行動則の確率を表現する離散的な表現を用いる．

(3) 実ロボットなどの現実の問題では，観測に状態の一部の情報しか与えられないような場合がある．この場合，強化学習エージェントの入力としての状態（＝観測）間にマルコフ性は仮定できない．これは部分観測マルコフ決定過程 (partially observable Markov decision process; POMDP) としてモデル化され，これを扱う強化学習アルゴリズムがいくつか提案されているが，ここでは紙面の関係上扱わない．

このような仮定のもと，具体的に Bellman 最適方程式を解くには次の二つの方法がある．一つは動的計画法，もう一つは強化学習である．

- 動的計画法
  Bellman 最適方程式を解く方法．しかし，状態が増えると計算量が増え，現実的に解くことはできなくなる．
- 強化学習
  Bellman 最適方程式を近似的に解く方法．ただし，必ず正しい解を出すという保証はなく，もし，めったに起きない状態の中に最適解があるとすると，それを捜し出すことはできない．

a. **動的計画法（dynamic programming; DP）**

1) **行動則の評価：** 行動則 π の評価はその状態価値関数 V^π によって与えられる．状態価値関数は，ある状態 s からその行動則 $\pi(s,a)$ を何度も適用して行動し続けたときの累積報酬であるから，未来のすべての状態に関して報酬をしらみつぶしに調べていけばよい．しかし，実際にはこの方法で計算するのは計算資源がいくらあっても足らない．

そこで，価値関数の近似値を V_i を用意し，それをある更新則に従って徐々に変えてゆき，V^π に近づけてゆくことを考える．

$$V_0 \to V_1 \to \cdots \to V_i \to V_{i+1} \to \cdots \to V^\pi.$$

この更新則に，Bellman 方程式 (9.2) を用いることができる．

$$V_{i+1}(s) \leftarrow \sum_a \pi(s,a) \sum_{s'} P_{ss'}^a \{R_{ss'}^a + \gamma V_i(s')\}.$$

この計算を収束するまで繰り返すことで，V^π を求めることができる．

Bellman 方程式では，状態遷移の前後の関係を表している．この式から一歩後の価値関数の推定値 $V(s')$ を使って $V(s)$ を改善する (bootstrap する) 方法といえる．

2) 行動則の改善： 行動則の評価が決まれば，次は行動則 π を改善することを考える．$Q(s,a)$ はある状態 s で行動 a をとった後に得られる報酬の総和であるから，ある状態における行動を評価することができる．これを用いて行動則をより良いものに換える．

ここである行動則 π 下での行動価値関数は

$$Q^\pi(s,a) = \sum_{s'} P^a_{ss'} \{R^a_{ss'} + \gamma V^\pi(s')\}$$

であるから，前節で求めた V^π と一歩先の予測として $P^a_{ss'}, R^a_{ss'}$ を使って求めることができる．

もし，状態 s において $V^\pi(s) \le Q^\pi(s,a)$ であるような a を選ぶような π' をとってきたとき，常に $V^\pi(s) \le V^{\pi'}(s), s \in S$ が成り立つことがわかっている．すなわち，現在の行動則に基づく価値関数を使って行動を改善すれば，必ずそれはさらにより良い行動則になることを保障している．

この行動則の改善を簡単に実現する方法として，現在の V^π に基づいて貪欲な (greedy) 行動則に置き換えるという方法がある．s における行動を関数 $\pi(s)$ で表すと，貪欲な行動則とは

$$\pi'(s) = \arg\max_a Q^\pi(s,a) \qquad (9.10)$$

$$= \arg\max_a \sum_{s'} P^a_{ss'} \{R^a_{ss'} + \gamma V^\pi(s')\} \qquad (9.11)$$

という行動則である．この行動則をとったときの状態価値関数を $V^{\pi'}$ とすると，それは V^π よりも等しいか大きくなる．

3) 一般化行動則 iteration： 行動則の評価と改善の1サイクルでは前の行動則よりも改善されることが保障されるだけなので，一般には行動則の評価と行動則の改善とを繰り返すことで最適価値関数 V^* と行動則 π^* を求める．すなわち

$$\pi_0 \to V^{\pi_0} \to \pi_1 \to V^{\pi_1} \to \cdots \to \pi^* \to V^*$$

9.3 Bellman 最適方程式を解く三つの方法

として V^*, π^* を求める.

実際, π の改善と V^π の更新を繰り返してゆき, 最後に $V^{\pi'}$ が V^π と等しくなったとき, $V^\pi = V^{\pi'}$ と式 (9.11) から

$$V^{\pi'}(s) = \max_a \sum_{s'} P^a_{ss'} R^a_{ss'} + \gamma V^{\pi'}(s') \text{ for all } s \in S$$

が成り立つことになる. これは Bellman 最適方程式 (9.8) と同じになる. したがって, 求められた π' は最適行動則 π^* となる.

このように行動則の評価と改善を交互に繰り返す方法を「行動則 iteration」と呼ぶ. 行動則 iteration では価値関数の収束がすんでから行動則を改善する. しかし, 収束を待たずに行動則の改善をスタートさせるという方法も可能であり, 実際に多くの強化学習アルゴリズムはこのような過程で説明できる. このような価値関数の更新と行動則の更新を交互に繰り返す方法を「一般化行動則 iteration」と呼ぶ.

b. モンテカルロ法

これまでみてきたように, 動的計画法では, $P^a_{ss'}$, $R^a_{ss'}$ を既知として, すべての状態 s に関して行動則の評価 V^π と行動則 π の更新を行なう方法である.

これに対してモンテカルロ法と呼ばれる方法は, 実際に経験した状態遷移と報酬の履歴によって V^π や π を更新する手法である. 一般に「モンテカルロ法」は多数の乱数サンプルを使って確率的現象を近似し, そのサンプル集合の単純な計算から巨視的パラメータを推定する方法に使われる言葉であるが, 強化学習のコンテキストでは, 状態遷移確率と報酬関数を実際の経験列をサンプルとして近似するという方法といえる. 経験は 1 回のエピソードごとに区切られて価値関数と行動則は更新される. 迷路の例だと, 一度 agent が動いてゴールにたどり着くまで試行を行ない, それで得られる報酬に基づいて状態を更新することになる.

あるエピソードである時刻 t に状態 s_t を通ったとすると, 時刻 $t+n$ でゴールにたどりつくまでに得られた割引累積報酬 $R_t = r_{t+1} + \gamma r_{t+2} \cdots + \gamma^{n-1} r_{t+n}$ を用いて状態価値関数は

$$V(s_t) \leftarrow V(s_t) + \alpha[R_t - V(s_t)]$$

c. 時間的差分学習；temporal difference learning（TD 学習）

最後に TD 学習における Bellman 最適方程式の解法について考えてみる．モンテカルロ法ではゴールにたどり着くまで報酬の和がわからないため状態価値関数の更新ができない．それに対して，TD 学習では，毎回の状態遷移ごとに V を更新する．次の式は単純な TD(0) と呼ばれる強化学習のアルゴリズムである．

$$V(s_t) \leftarrow V(s_t) + \alpha[r_{t+1} + \gamma V(s_{t+1}) - V(s_t)].$$

ここで重要なのは，V の更新は一歩先の報酬とそこでの価値関数の近似値 $r_{t+1} + \gamma V(s_{t+1})$ を用いて行なわれるということである．$V(s_{t+1})$ は推定値なので，常に正しいとは限らない．動的計画法と同様に推定値を用いて別の推定値を学習する (bootstrap) 方法である．右辺第二項の中の誤差項は，一時刻ずれた価値関数の間で差分を取る形になっているため temporal difference (TD) と名づけられている．

d. バックアップダイアグラム（backup diagram）

これまでに説明した Bellman 方程式を解く三つの方法を backup diagram を使ってまとめてみると図 9.2 のようになる．TD 法が 1 度の更新の計算に用いる状態や行動の数が小さい方法であることがわかる．

e. 強化学習アルゴリズム

1) Q 学習： TD 学習には，状態価値関数を更新するものの他に行動価値関数 $Q(s,a)$ を用いる方法がある．遷移後の状態で貪欲な行動をとった場合の価値を用いて現在の状態と行動の価値関数を更新する手法は Q 学習（Q-learning）と呼ばれ，学習式は次の式で表される．

$$Q(s_t, a_t) \leftarrow Q(s_t, a_t) + \alpha[r_{t+1} + \gamma \max_a Q(s_{t+1}, a_{t+1}) - Q(s_t, a_t)]. \tag{9.12}$$

行動価値関数を用いる場合，状態価値関数のように行動則を改善する際に一歩先の状態 s' を使う必要がない．すなわち，現在の状態の行動価値関数 $Q(s,a)$ を用いて，その行動ごとの比較を行なえばよい．例えば，決定論的な行動則と

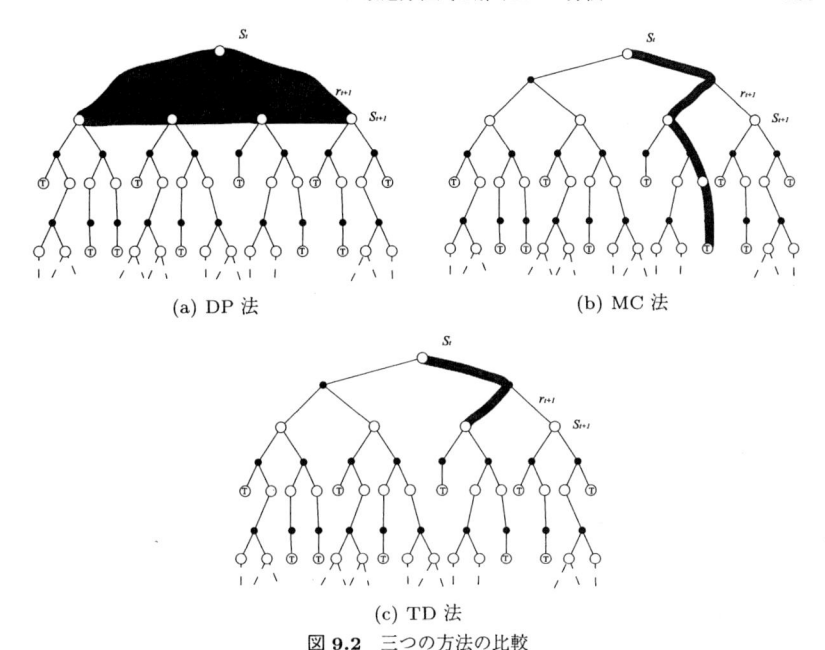

9.3 Bellman 最適方程式を解く三つの方法

(a) DP 法

(b) MC 法

(c) TD 法

図 **9.2** 三つの方法の比較
(a) 動的計画法 (DP)：ある状態でとりうる行動をすべて計算し，その結果得られる状態の価値関数をすべて足している．つまり，すべての可能性を考えて更新していく．(b) モンテカルロ (MC) 法：ある状態から「行動→状態→行動→状態→」を繰り返してゆき最後に terminal まで得られた報酬 R を用いて V を更新する．(c) TD 学習法：ある状態から「行動→次の状態」という情報のみを用いて状態 V を更新する．灰色部分は，考慮にいれる状態，および行動である．

して貪欲な行動をとる場合には，

$$\pi(s) = \arg\max_{a \in A} Q(s, a)$$

とすればよい．もちろん，ε-greedy を用いて確率的な行動則をつくることもできるし，行動選択確率として以下の SoftMax 関数を使うこともできる．

$$\pi(s, a) = \frac{\exp(\beta Q(s, a))}{\sum_{a' \in A} \exp(\beta Q(s, a'))}.$$

ここで，β は行動の乱雑性を決めるパラメータである．

Q 学習はオフポリシー型（off-policy）の強化学習である．オフポリシー型であるとは，評価されて改善されてゆく行動則と実際の行動に使われている行動則

が違う場合に用いられる．Q 学習の場合には，評価され改善されるのは貪欲な行動則であるが，実際に用いられるのは探索を含んだ行動則ということになる．

2) Sarsa： 逆に探索を含んだ行動則が評価・更新される学習則をオンポリシー型 (on-policy) と呼ぶ．行動価値関数 $Q(s,a)$ を使うが，オンポリシー型学習則に Sarsa がある．

Q 学習 (9.12) の場合の TD 誤差中の第 2 項を実際にとった行動の行動価値関数に変更するだけで Sarsa となる．

Sarsa アルゴリズム：

$$Q(s_t,a_t) \leftarrow Q(s_t,a_t) + \eta\left\{r_t + \gamma Q(s_{t+1},a'_{t+1}) - Q(s_t,a_t)\right\}. \quad (9.13)$$

3) アクター・クリティック（actor-critic）： Q 値を用いた方法では価値関数を使って行動則を記述できたため，陽に行動則を表現していない．アクター・クリティックは価値関数と同時に行動則が陽に表現され学習される．また，行動選択に必要な計算量が少ないことや，SoftMax を使うなど確率的な行動則も陽に学習できる．そして生物学的理解に根ざしたモデルであるなどの特徴がある．

アクター・クリティックは，クリティック（critic）で状態価値関数 V を学習し，その TD 誤差を使って行動則を陽に学習するアクター（actor）の学習も行なう．例えば誤差信号 δ を用いて行動決定関数 $p(s,a)$ を更新する．

$$\delta_t = r_t + \gamma V(s_{t+1}) - V(s_t),$$
$$p(s_{t+1},a_{t+1}) \leftarrow p(s_t,a_t) + \beta\delta_t.$$

行動決定関数を各状態における行動で正規化すれば行動則 $\pi(s,a) = p(s,a)/\sum_{a\in A}p(s,a)$ が得られる．δ_t はクリティックが完全に報酬を予測することができ，アクターが正しく行動できるようになれば 0 になる．

9.4 モデルベースの強化学習

アクター・クリティックや Q 学習は，状態遷移 $P^a_{ss'}$ や報酬の期待値 $R^a_{ss'}$ のモデルを陽に学習しなくても行動則や価値関数を改善してゆける，モデルフリー

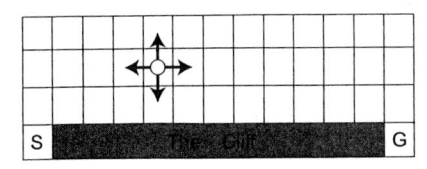

9.4 モデルベースの強化学習

図 9.3 崖のある迷路問題
ロボットは升目上の上下左右 4 方向に動ける．ゴールにたどり着けると報酬 0 その他は一つの移動ごとに報酬が -1 かかる．ただし，途中に崖があり，崖に落ちてしまったら -100 をもらってスタートにもどる．

の学習則である．逆に，モデルが既知なら動的計画法などの最適化手法が使える．その中間として，実際の経験と別にモデルも陽に学習し，モデルを使った擬似的な経験を内部で生成して行動則を改善するという方法もある．

このようなモデルを陽に学習し，それを用いて強化学習をするアプローチをモデルベース強化学習という．しかし，環境全体の複雑なモデルを学習し，そこから行動則を求めるのでは学習が難しくなってしまう．そこで，環境全体ではなく部分的で比較的簡単なモデルを学習して比較的簡単な行動則を求め，それらを張り合わせて全体の複雑な行動則を構成しようというアプローチを考える．

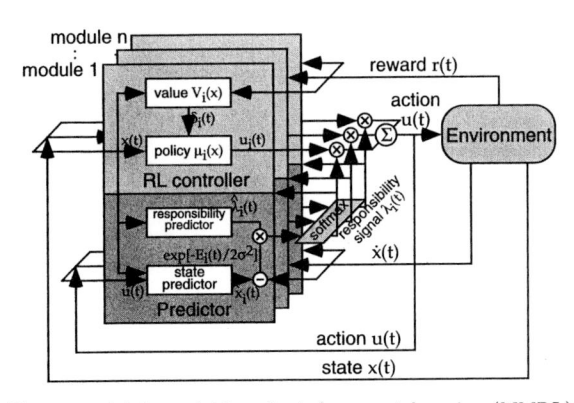

図 9.4 multiple model based reinforcement learning (MMRL)

図 9.4 は複数モデルベース強化学習 (multiple model based reinforcement learning; MMRL) と呼ばれるモデルである[5,6]．複数の予測モデルと，それと対になった制御器を用意して，それを状況に応じて適宜切り替えることで複雑

な環境における強化学習を行なう.

MMRLでは,予測モデル(forward model, predictor),制御器(inverse model, controller)が各々対になってモジュールを構成する.このモジュールが,予測モデルの予測値の正しさに従って選択される.すなわち多数の予測モデルのうち予測が一番合っているものが選ばれて,それと対になっている制御器で環境を制御するわけである.実際には,予測誤差のSoftMax関数を責任信号として,この責任信号によって各制御器の出力を重み付けられた和を全体の制御出力としている.さらに,責任信号は学習にも使われ,各モジュールに重み付けが行なわれて学習される.

では,モデルベースの強化学習を,単振子(single pendulum)の振り上げの例(図9.5)で考えてみる.これは以下の非線形のダイナミクスで記述される課題である.

$$ml^2\ddot{x} = -mgl\sin x - \mu\dot{x} + T. \tag{9.14}$$

ここで $x, \dot{x}$ は単振子の角度,角速度 T はトルク重さ $m = 1\,\mathrm{kg}$,長さ $l = 1\,\mathrm{m}$,重力加速度 $g = 9.8\,(\mathrm{m/s^2})$,回転軸における摩擦係数 $\mu = 0.1$ である.

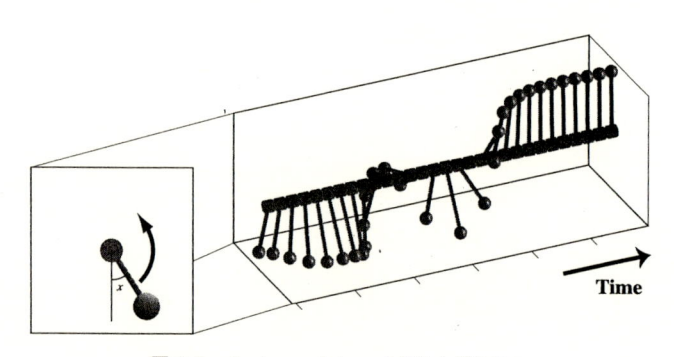

図 9.5 single pendulum の振り上げタスク

各々の予測器に線形モデルを用いた場合,運動方程式は sin 関数であるためもっとも簡単な区分線形近似は吊り下がった状態と振り上がった状態の上下の平衡点周り二つで近似することである.したがって,少なくとも2種類のモデル対があれば,振り子の動作を近似することができる.この場合は二つのモジュー

ルを用いて成功した場合であるが，モジュールが多数あっても，同じモデルが同じ区分線形なダイナミクスを近似したりモジュールが使われないなどして，そのうちの実効的な数だけが使われるようになる[7]．ただし，多数のモジュールが同じ役割を担うのか，すべてのモジュールを使って細かな部分をそれぞれが担当するようになるのかは，パラメータに依存する．　　（小池康晴・鮫島和行）

文　　献

本講義は，Sutton and Barto の教科書[1]を参考に行なった．動的計画法の理論的側面をさらに勉強したい人には Bertekas and Tsitsiklis の教科書[2]が参考になる．

1) Sutton, S.R. and Barto, A.G. (1998) Reinforcement Learning an Introduction, MIT Press, Cambridge, MA.
2) Bertekas, D.P. and Tsitsiklis, J.N. (1996) Neuro-Dynamic Programming, Athena Scientific, Belmont, MA.
3) 川人光男 (1996) 脳の計算理論, 産業図書.
4) 小池康晴, 銅谷賢治 (2001) マルチステップ状態予測を用いた強化学習によるドライバーモデル. 電子情報通信学会論文誌 J84-D-II(2): 370–379.
5) 鮫島和行, 片桐憲一, 銅谷賢治, 川人光男 (2001) 複数の予測モデルを用いた強化学習による非線形制御. 電子情報通信学会論文誌 J84-D-II(9): 2092–2106.
6) 鮫島和行, 銅谷賢治, 川人光男 (2001) 強化学習 MOSAIC—予測性シンボル化と見まね学習—. 日本ロボット学会誌 **19**: 9–14.
7) Doya, K., Samejima, K., Katagiri, K. and Kawato, M. (2002) Multiple model-based reinforcement learning. *Neural Computation* **14**: 1347–1369.

10. 大脳基底核による眼球運動制御
―報酬と動機づけの意味―

はじめに

　最近の研究において，大脳基底核 (basal ganglia) は運動を単純に制御しているだけでなく，報酬や動機づけといった影響により運動制御を調整しているのではないかと考えられている．大脳基底核が運動制御に関与している具体的な現象として，眼球運動の一つ，サッケードがある．人が誰かの顔写真を見たとき，その人の眼球運動をトレースすると，目，口，輪郭などにいったん視線がとどまった後，急速に他の特徴に移動するという眼球運動が生じる．この現象をサッケードと呼び，視覚探索など物を見て認識するときにはこのような眼球運動が生じる．この眼球運動は，方法を工夫すれば非常に正確に測定可能であること，また眼球運動のシステム・メカニズムについては1970年代末期より研究が進められ，その多くが解明されていることから，その基盤に基づいてより高次のメカニズムを研究することができる．

10.1　大脳基底核と眼球運動

　大脳基底核とは体を随意的に動かすのに関わる一連の神経核集団のことである．これらの神経核群は大脳半球の深部に位置する．大脳基底核の定義の仕方はさまざまあるが，尾状核 (caudate nucleus)，被殻 (putamen)（これら二つを合わせて線条体 (striatum) と呼ぶ），淡蒼球 (globus pallidus)，黒質 (substantia nigra)，視床下核 (subthalamic nucleus) といったもので構成される．淡蒼球はさらに外節 (external segment) と内節 (internal segment) に分けられ，黒

質も黒質網様部 (substantia nigra pars reticulata) と黒質緻密部 (substantia nigra pars compacta) に分けられる．尾状核と被殻は大脳皮質と視床から入力を受け，淡蒼球内節と黒質網様部は視床や脳幹に出力を出す．視床下核，淡蒼球外節，黒質緻密部は大脳基底核内で互いに結合しあい，モジュールとして働いていると考えられている．また視床下核は大脳皮質からも直接入力を受け取っている．

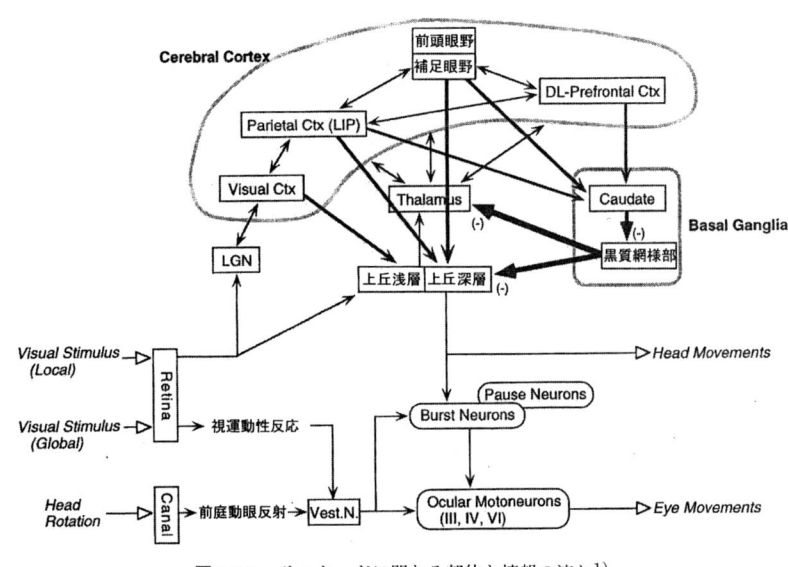

図 10.1 サッケードに関わる部位と情報の流れ[1]

a. 眼球運動の神経機構

眼球は片方あたり六つある筋肉の収縮の組み合わせによって動く．これらの筋肉は脳幹にある運動ニューロンによって制御されているが，この運動ニューロンは普段は定常的な入力を受け，ある位置に視点を固定するよう眼球の筋肉を活動させている．眼球を今の状態から別の位置へ動かすときには，橋網様体 (pontine reticular formation) のバーストニューロンから一過性の入力を受けその入力間だけ運動ニューロンの活動が相対的に上昇し，眼球の筋肉が緊張して別の対象に視線を移すことができる．

上丘 (superior colliculus) の中間層のニューロンはこのバーストニューロンに信号を送っていて、この上丘のニューロンの発火がサッケードを起こす命令となっていると考えられている．しかし，上丘の中間層は黒質網様部，前頭眼野，頭頂野といったさまざまな部位から投射を受けており，サッケードを起こすメカニズムはそう単純ではない．以下では黒質網様部から上丘へと至る経路が話題の中心となるが，上丘は複数の領域から並列的に支配を受けていることは記憶しておきたい．

b. 大脳基底核と眼球運動メカニズム

大脳基底核の構造は複雑であるが，単純化すると入力を受ける部分と出力を出す部分に分けられる．尾状核，被殻は大脳皮質と視床から入力を受け，黒質網様部，淡蒼球内節は上丘と視床へ出力を出している．

尾状核からは黒質網様部に直接の結合があり，黒質網様部からは上丘に直接の結合があって，これらは尾状核から黒質網様部へ至る直接経路をつくっている．さらにこれらの結合は両方とも GABA 作動性の抑制性結合であるが，これは非常に重要な意味をもっている．

普段，黒質網様部のニューロンは自発的な発火を 50〜100Hz といった頻度で繰り返している．これにより，上丘のニューロンの活動は抑えられ，サッケードが生じないようになっている．しかし，サッケードを起こすときには，普段 1Hz 程度でしか活動していなかった尾状核の投射ニューロンの活動が一時的に上がり，その結果，黒質網様部ニューロンの活動が抑えられ，それに応じて上丘にかかっていた黒質網様部からの抑制がはずれ，上丘ニューロンはバースト状の発火をすることとなる（図 10.2）.

この発火が橋網様体へと伝わりサッケードが生じる．このようにサッケードを起こす仕組みは，尾状核ニューロンが黒質網様部ニューロンを抑制し，黒質網様部ニューロンが上丘ニューロンに行なっている抑制を取り除くという形で行なわれる．このような脱抑制の仕組みは大脳基底核一般に見られる性質のようであり，持続的な抑制とそれからの解放というメカニズムは非常に重要であると思われる．例えば大脳基底核の病変により不随意運動が見られるが，これは常に抑制から逸脱した状態にあるために生じていると考えられる．実際，黒質網様部をブロックしたサルでは固視することができず常にきょろきょろする

10.1 大脳基底核と眼球運動

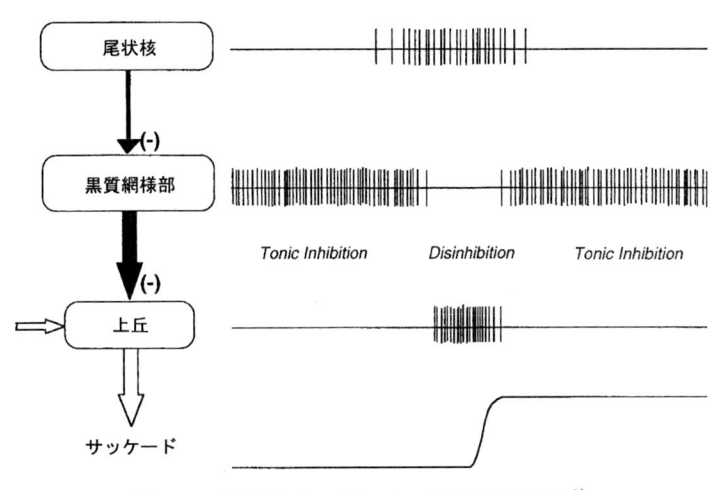

図 10.2 脱抑制によってサッケードが起こる仕組み[1]

ことになる．

c. 黒質網様部へのもう一つの経路

前節でサッケードを生み出す尾状核から黒質網様部に至る直接経路について述べたが，尾状核から黒質網様部へ至る経路としてもう一つ別の経路が知られている．それは，尾状核から淡蒼球外節へ至り，視床下核を通って黒質網様部へ至る間接経路である（図 10.3）．

淡蒼球外節のニューロンは GABA 作動性の抑制性ニューロン，視床下核のニューロンはグルタミン酸を伝達物質とする興奮性ニューロンであることが知られている．よって，尾状核ニューロン（抑制性）が興奮すると，淡蒼球外節ニューロン（抑制性）の活動が弱まり，視床下核ニューロン（興奮性）がより興奮しやすくなり，黒質網様体ニューロン（抑制性）が発火し，上丘ニューロンの活動を抑えることとなる．

これは，直接経路を通ると上丘には脱抑制がかかり，間接経路を通ると上丘への抑制がより増強されるという相反する経路をもっていることを意味する．それに加えて，視床下核は大脳皮質からも投射を受けており，これによっても上丘への抑制が増強されている．

また，直接経路を構成する尾状核ニューロンと間接経路を構成する尾状核

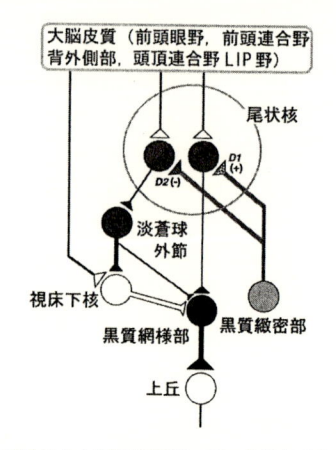

図 10.3 尾状核から黒質網様部に至る直接経路と間接経路[1]

ニューロンとでは,ドーパミン受容体が違っていて,前者は D1 受容体,後者は D2 受容体をもっていると考えられている.これらのニューロンは黒質緻密部からのドーパミン作動性投射ニューロンの影響を受けている.

10.2 報酬,動機づけと大脳基底核の関係を調べる実験

大脳基底核が報酬や動機づけによってどのように調整されるのか調べるために,サルを訓練し,サッケードを指定された方向に起こさせるタスクを行なった.かつてはサルがサッケードを正しく行なっているかどうかをモニターするために,注視点が暗くなったらレバーをはなすというような行動課題を課していたが,近年では直接注視している位置をモニターすることが可能になっており,この実験でも注視位置を直接記録した.

サッケードを起こさせるタスクとしては次の 2 種類がある.まず,visually guided saccade task と呼ばれるタスクはサッケードを起こさせたい位置に視覚刺激を提示し,それに対してサッケードを起こさせるタスクである.それに対し,memory-guided saccade task と呼ばれるものは,あらかじめ視覚刺激(cue 刺激)によりサッケードを起こすべき位置を提示してその位置を記憶させておき,その後にきちんとその提示位置にサッケードを起こさせるタスクであ

る．大脳基底核にはこの memory-guided saccade に関連して活動するニューロンが非常に多くあることが知られている．しかも memory-guided saccade のどの過程で活動するかに関してはさまざまな種類があり，視覚刺激を提示したときに反応するもの，視覚刺激を提示後その活動を維持するもの，サッケードに伴って活動するもの，報酬に関連して活動するもの，視覚刺激提示前に前もって活動するものなどがある．

a. 実験の方法

2 頭のニホンザル (macaca fuscata) を被験体として，二つの異なる条件の memory-guided saccade task を行なった．サッケードを行なう 4 方向すべてで報酬が得られる条件 (all-directions rewarded condition; ADR) と，一方向のみで報酬が得られる条件 (one-direction rewarded condition; 1DR) である．ADR は 1 ブロック，1DR は 4 方位すべてに対して行なうため，合計 4 ブロック実施された．

試行はどちらの条件でも画面中央に注視点が提示されることで始まり，サルは注視点が消失するまで注視しつづけるように教示される．サルが注視をしている間に記憶すべき方向を示す cue 刺激が提示されるが，方向のみ記憶して画面中央への注視は継続する．注視点消失後 1～1.5 秒後に cue で示されていた位置に対してサッケードを正しく行なうことができると，tone によって知らされ，サルは報酬（ジュース）がもらえることになる（図 10.4）．

このとき，ADR 条件では正しく cue で示された方向を覚えていてその方向にサッケードを起こせばジュースをもらえるが，1DR 条件では正しい方向にサッケードを起こしても，4 方向のうちある 1 方向でしかジュースがもらえず，他の 3 方向ではジュースが全くもらえないか，あるいは 5 分の 1 の量しかもらえない．サルは報酬がもらえない方向であっても正しくサッケードを行なわなければ次の試行に進むことができない．報酬のあるときと同様にフィードバックとして tone 刺激は与えられていたので，サルがどの方向で報酬が得られるのかを知るための情報はジュースのみであった．コントロール期間として注視点の提示前 500 ミリ秒の発火頻度を取り，テスト期間とコントロール期間での発火頻度の差分を解析に用いた．

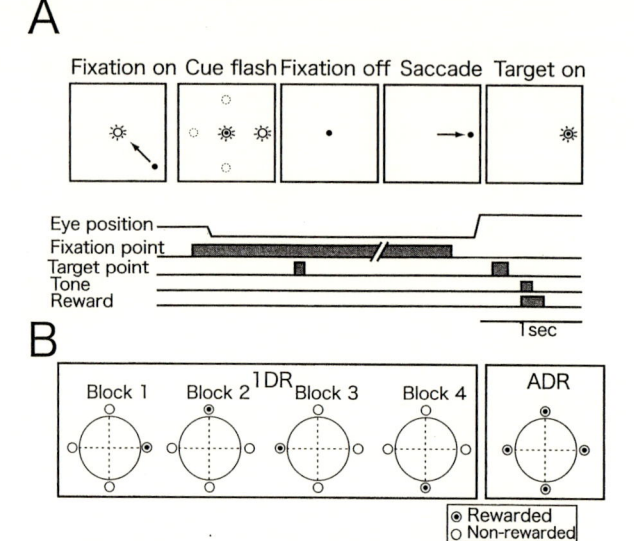

図 10.4　memory-guided saccade task の流れ[2]

b. 実験の結果

1DR 条件における cue 刺激は，(1) サッケードを起こすべき方向，(2) サッケードの後で報酬が得られるかどうか，の二つの意味をもつことになる．その前提のもとに，cue 刺激を提示してから 200 ミリ秒以内に開始された活動は視覚関連反応，200 ミリ秒以降に発火しサッケードの直前もしくはサッケード中に終了している活動を記憶関連活動と定義した．

尾状核にある 241 個のニューロンの活動を記録した結果，視覚関連反応を示したニューロンが 114 個，記憶関連反応を示したものが 79 個，サッケードに対する反応を示したものが 92 個，cue 提示に先行して発火したものが 89 個見られた．

これらの 241 個のニューロンのうち視覚関連反応もしくは記憶関連反応を示す 87 個に関して，1DR 4 ブロックおよび ADR 1 ブロックの全課題条件下で記録し，解析した．すると，視覚関連反応が見られた 45 個の細胞のうち 60% にあたる 27 個の細胞および，記憶関連活動が見られた 50 個中 20 個（40%）の細胞において ADR 条件下で方向選択性を示していた．典型的な活動を示した

10.2 報酬,動機づけと大脳基底核の関係を調べる実験

細胞例を挙げると,例えば右の尾状核にある細胞は ADR 条件では反対側の左側の cue 刺激にもっとも強い反応を示しており,方向選択を示す方向は反対側になるというこれまでの報告と一致する結果であった.

しかし 1DR 条件では選択性を示す方向が大きく変化した.例えばある細胞は,選択性を示す方向が,報酬の得られる方向に完全に影響され,各ブロックごとに報酬が得られる方向に強く変化した(図 10.5).

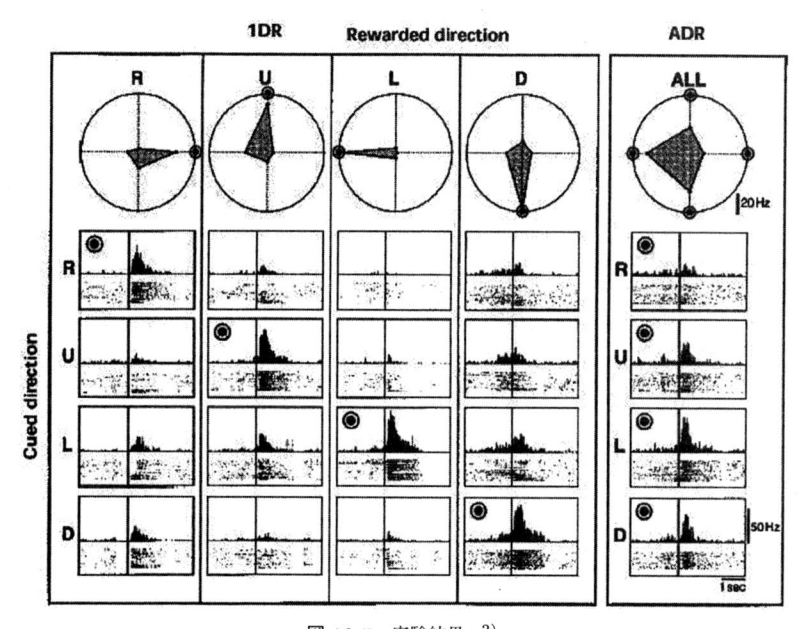

図 10.5 実験結果 1[2)]

ADR のときには左方向によく反応するものが多いが,1DR のときには報酬方向に顕著に発火が見られる.

また別の違うタイプの細胞では,ADR 条件下ではどの方向に対してもほとんど反応を示さないのに,1DR 条件下では報酬の得られる方向のみ反応を示さず,それ以外の報酬の得られない方向に反応するという反応特性が見られた(図 10.6).

このような反応を示すニューロンは決して例外的なものではなく,ほとんど

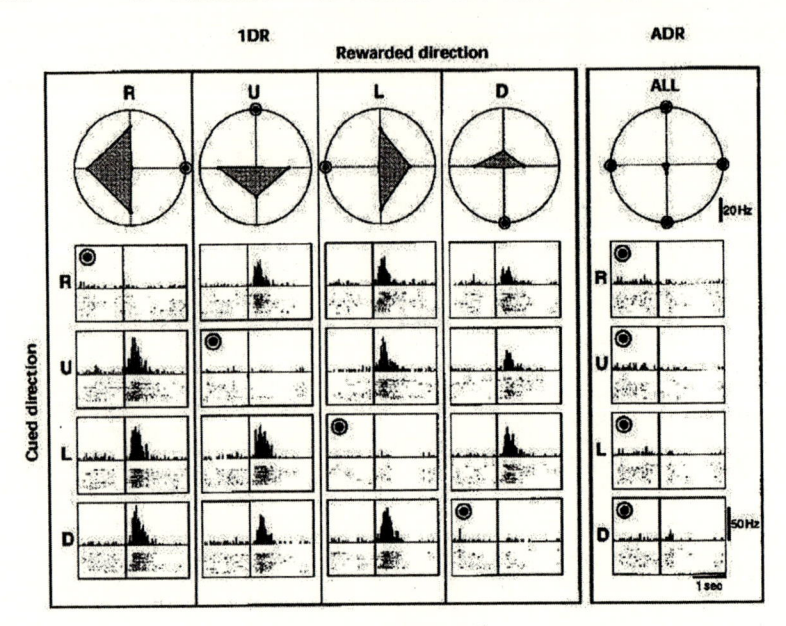

図 10.6 実験結果 2[2)]
ADR ではほとんどニューロンの活動は見られないが，1DR のとき報酬方向以外に発火が見られる．

の尾状核ニューロンが報酬によって反応が強化されたり，抑制されたりしている．76個中64個のニューロンが報酬によって反応が増強され，12個のニューロンが抑制されていた．

10.3 サッケードに対する動機づけの影響

報酬が出る方向が一方向しかない課題では，サルは何度か行なっているうちにどの方向で報酬が得られるかわかってくる．しかし報酬がもらえない方向であってもサッケードを行なわなければ同一の試行が繰り返されてしまうため，次に進むために，報酬がもらえなくても正しいサッケードを行なわなければいけない．

このような条件でサッケード課題を行なうとサルは報酬がもらえる方向に対

10.3 サッケードに対する動機づけの影響

しては喜んで（高い動機をもって）行なっていたのだろうか．そこでサッケードの開始までの時間，速度，といったパラメータを見ると報酬の得られる方向で速くなっていることがわかった．サッケードはこれまで，バリスティックな活動で，何をやっているときでも変化しないといわれていたが，この結果では，注意や動機によって速度などのパラメータが変化することが示された．さらに方位選択性に関しても報酬によって変化しており，元々の空間的な選択性は多少残るものの，報酬を予測させる cue 刺激に対して強く反応するニューロンが記録された．また，報酬の予測される場合には全く反応しないというタイプのニューロンも記録された．

a. 将来の報酬に対する予測

ニューロン応答の時間的変化を見ると，初めのブロックでは単に報酬が出るとそれに対して反応が見られるだけであるが，試行が進むにつれて，cue 刺激に対して反応するようになった．これは将来の報酬に対する予測によって応答が変化したと考えられる．尾状核ニューロンは，大脳皮質からは空間情報（認知的情報）を受け，黒質ドーパミンニューロンからは motivational(emotional) な情報を受けて出力を出しているのではないか．そうであれば尾状核では認知と情動が出合うところ，ということになる．

b. 尾状核ニューロンの動機づけによる増強と抑制の違い

尾状核ニューロンの活動を調べると，報酬が与えられる方向に方向選択性を増強するものが見られたが，他方，抑制するものも見られた．これらのニューロンはどのような違いがあるのだろうか．一つ考えられるのは，尾状核から黒質網様部への投射経路の違いが考えられる．前述したように，この経路には直接経路と間接経路があり，直接経路は黒質網様部を抑制，間接経路は興奮させる．そこで，報酬方向の cue 刺激に対して活動が増強した尾状核ニューロンは直接経路を構成しているニューロンで，その活動により黒質網様部ニューロンを抑制し，一方，報酬方向の cue 刺激に対して抑制を示した尾状核ニューロンは，間接経路を構成しているニューロンで，その活動を弱めることにより黒質網様部ニューロンを興奮させないでいると考えることができる．この二つの作用の組み合わせで，報酬がもらえる方向にサッケードが起きやすくなると考えられる．また，報酬のもらえない方向には逆の効果が起こると考えられる．

10.4　ドーパミンニューロンと報酬の関係

　ドーパミンニューロンが喜びや報酬に関する情報を運んでいるということは古くから考えられている．ドーパミンニューロンは黒質周辺もしくは黒質内に存在している．このニューロンは本来は報酬が与えられると非常に大きな活動をするという性質をもつ．このドーパミンニューロンを ADR 課題，1DR 課題中に記録すると，（サルの経験にもよるが）報酬が出ているときには活動を示さなくなってしまう．また，ADR 課題ではどの cue 刺激に対しても反応しないが，1DR 課題のときには報酬の出る方向に対して反応を示すようになる（図 10.7）．このニューロンは本来ほとんど方向選択性をもっていないため，このニューロンが運んでいる情報は方向ではなく，将来報酬が得られることが期

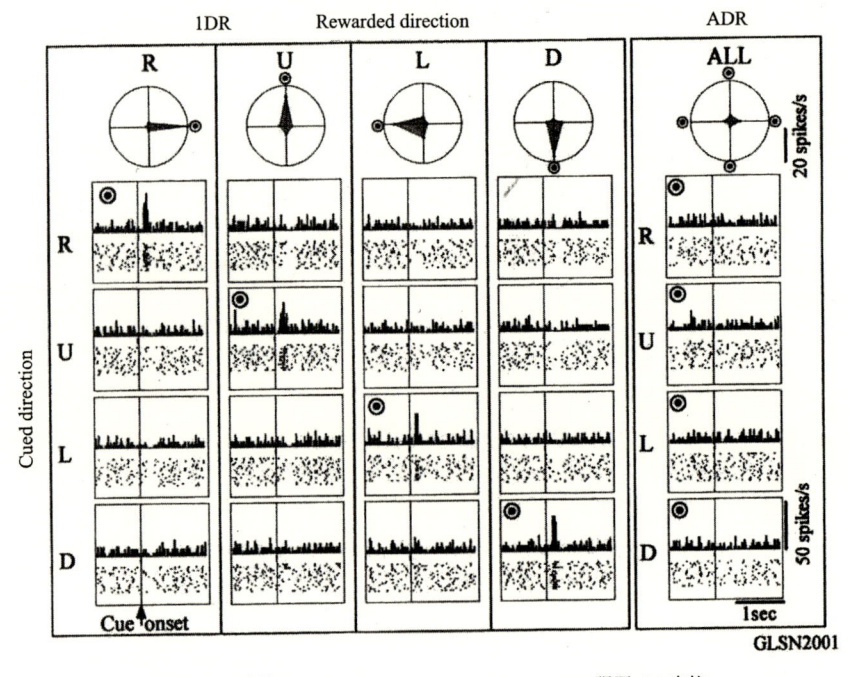

図 10.7　黒質ドーパミンニューロンの ADR，1DR 課題での応答

待されるという情報であると考えられる.また報酬が期待できる場合であっても ADR 課題では反応しなかったことから,報酬が得られるかどうかわからない中で,報酬が得られることが予測されるようなときに活動するといってよいといえる.

尾状核ニューロンとドーパミンニューロンの違い

尾状核ニューロンは報酬を得られない cue に対して徐々に反応が弱くなっていくという反応を示したが,ドーパミンニューロンは最初の 2, 3 試行ですでに報酬を得られない cue 刺激に対して抑制的な反応を示すようになっていた.尾状核のニューロンは空間的な情報をもっているが,ドーパミンニューロンは空間的な情報をほとんどもっていないことが示された.さらに尾状核ニューロンは報酬に対する予測的な活動が見られるが,ドーパミンニューロンはほとんど予測的な活動は見られないことが示された.尾状核ニューロンの予測的な活動は単に客観的に系列を予想するものではなくて,得られる報酬の大きさによって変化する性質をもっていることから "desire" の要素をもった活動であると考えられる.

まとめると,尾状核は大脳皮質から空間情報を得,そしてドーパミンニューロンから報酬に関係した diffuse な入力を受けている.そして報酬が得られると予測される空間位置入力が来たときにはドーパミンからの入力も同時に受けるために尾状核の活動が高まると考えられる.

経験の浅いサルでははじめ予測ができないが,次第に学習していく.ドーパミンニューロンは,初期段階では低次の報酬による影響だけを受けているが,学習の結果尾状核ニューロンがもつ予測的活動によって影響されて,それまでに行なえなかった予測的活動が生じるようになったのではないだろうか.

(彦坂興秀)

文　献

1) Hikosaka, O., Takikawa, Y. and Kawagoe, R. (2000) Role of the basal ganglia in the control of purposive saccadic eye movements. *Physiological Reviews* **80**: 953–978.
2) Kawagoe, R., Takigawa, Y. and Hikosaka, O. (1998) Expectation of reward modulates cognitive signals in the basal ganglia. *Nature Neuroscience* **1**: 411–416.

11. 大脳基底核の計算モデル

本章では，大脳基底核の機能に関連して，我々が行なってきた二つの研究を紹介する．一つは，第10章の実験に関連して，報酬信号に基づく自己組織化という観点から基底核の細胞の反応をモデル化した研究である．もう一つは，アクター・クリティック (actor-critic) モデルの立場から大脳皮質-基底核回路がどのように逐次運動制御・学習を実現しているかを考えた研究である．

11.1 大脳基底核と強化学習

現在，大脳基底核が，機械学習の分野で知られる強化学習 (reinforcement learning) を何らかの形で行なっていると考えられている．その発端となったのは，大脳基底核にあるドーパミン神経細胞の反応が，強化学習の一つの手法である temporal difference (TD) 学習で用いられる TD 誤差に似ているという指摘である．この指摘の基礎となる Schultz らの実験[1]では，報酬が来ることを知らせる刺激 (条件刺激; CS) の後に報酬を与える．条件付けが不充分だと，報酬が与えられた直後にドーパミン神経細胞の一過性 (phasic) の反応がある．その一方，十分に条件付けが行なわれると，ドーパミン細胞は CS に一過性に反応し，報酬への反応は消える．さらに，CS の前にもう一つ別の CS を与えると，その刺激にドーパミン細胞は反応し，元々の CS への反応は消える．これらのドーパミン細胞の反応が TD 誤差によく似ているというのである．これは，TD 学習が，この実験でどのように行なわれるか考えるとわかりやすい．学習前には各状態の評価関数は獲得されていないので，TD 誤差は報酬のとこ

ろに現れる．ところが，評価関数の学習後は，TD誤差は刺激のところに現れる．つまりドーパミン細胞の反応と同様なことが起こる．この関係が大脳基底核と強化学習，特にTD学習と対応づける議論のきっかけとなった．もちろん以前から，パーキンソン病，ハンチントン病など，大脳基底核に関わる逐次系列の行動障害の事例や，ドーパミン細胞は元々報酬刺激に対する反応が強いなどの状況証拠があったことも見逃せない．

さて，TD学習と，それとともに用いられるアクター・クリティックモデルについて見てみよう．アクター・クリティックモデルでは，TD誤差を使い，クリティックモジュールと，アクターモジュールがそれぞれ学習を行なう．クリティックは各状態の評価関数の学習を目的とし，TD誤差を0にするよう学習を行なう．一方，アクターはTD誤差をプラスの方向に最大化するよう各状態でのアクションを選ぶように学習を進める．この二つの学習で結果的には，一番良い系列を選ぶように学習が進む．アクター・クリティックモデルと大脳基底核との対応[2]は，クリティックにあたる線条体(striatum)内の細胞は状態の評価を計算し，ドーパミン細胞へ投射する．アクターにあたる線条体内の細胞は現在の状態に応じた運動指令の選択を行ない，淡蒼球と視床を経て大脳の運動関連領野へ出力を送る．ドーパミン細胞は線条体からの評価信号と実際の報酬信号との差をとって，TD誤差を作り出す．ドーパミン細胞群は線条体に拡散的に投射しているので，アクターとクリティックの両方の細胞群に影響を及ぼし，特にそれらのシナプスの可塑性に影響を与える．これを利用してアクターとクリティックはTD学習を行なうという仮説がたてられた．この仮説はたいへん有望であるが，一方で，例えば，アクター，クリティックと線条体の対応などはまだ仮説の域を出ず，その意味で，まだ不完全・未確認の点も多い．いいかえれば，研究対象として現在非常に面白い分野である．

11.2 複数の皮質–大脳基底核–視床回路による運動系列の学習

この研究では，アクター・クリティックの仮説のもとで，大脳皮質–大脳基底核回路が逐次系列運動の学習・制御にどのように貢献しているかということを調べた．特に，我々は多重表現仮説を提唱して，その仮説に基づいてモデル

を構築し,彦坂研究室の逐次系列運動実験(2×5課題)での実験結果とシミュレーション結果の対応を調べた[3, 4]．この研究で着目したのは，一つには，ドーパミンの強化信号(reinforcement signal)を通じた運動系列の学習で，もう一つは，大脳皮質-大脳基底核ループはいくつかの分かれたループになっているという解剖学的な特徴だった．

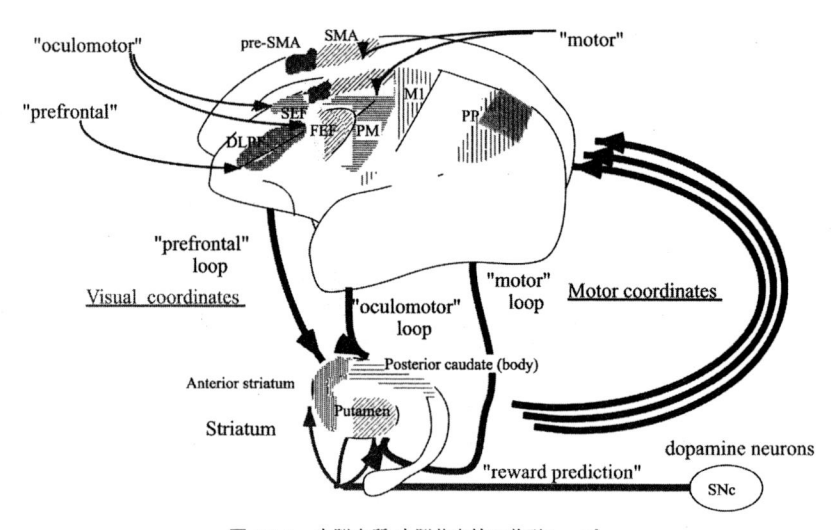

図 11.1 大脳皮質-大脳基底核の並列ループ．
略称は, dorsolateral prefrontal cortex (DLPF; 前頭前野背側部), supplementary eye field (SEF; 補足眼野), frontal eye field (FEF; 前頭眼野), supplementary motor area (SMA;補足運動野), presupplementary motor area (pre-SMA;前補足運動野), premotor area (PM; 運動前野), posterior parietal (PP; 頭頂部後部), primary motor area (M1; 一次運動野), striatum (線条体, anterior；前部, posterior；後部), caudate (尾状核), putamen (被殻), substantia nigra pars compacta (SNc; 黒質緻密部).

この解剖学特徴を押さえておこう(図11.1)．解剖学的な研究から，大脳基底核は大脳皮質とループ構造をもつことがわかってきた．大脳皮質から大脳基底核には皮質全体から入力が入ってきて上丘など脳幹の運動中枢に加え，視床を介して主に frontal cortex に出力を戻している．特徴的なのは，実はその大脳皮質-大脳基底核ループは，いくつかの分かれたループを束ねたようになっていることである[5, 6](図11.1；以下の略称は図のキャプションを参照のこと)．例え

11.2 複数の皮質-大脳基底核-視床回路による運動系列の学習

ば，大脳皮質-大脳基底核ループのうちで，運動ループ (motor loop) は，運動関連領野，SMA，M1，PM などが主に線条体後部に投射してそれがまたループを還している．また眼球運動ループ (oculomotor loop) は，SEF, FEF などが尾状核の真ん中あたりに主として投射しループを還している．あるいは前頭ループ (prefrontal loop) は，DLPF を中心として PP も含め線条体前部に投射をして，ループを還している．これら複数のループが同時にドーパミンの強化信号の修飾を受けている．このような構造は，何のためにあるのだろうか．

a. 2×5 課題

それはさておき，彦坂研で行なわれた逐次系列学習課題，2×5 課題，をまず説明しておこう (図 11.2A)[7]．サルの前のパネル上の 4×4 のボタンのうちのラン

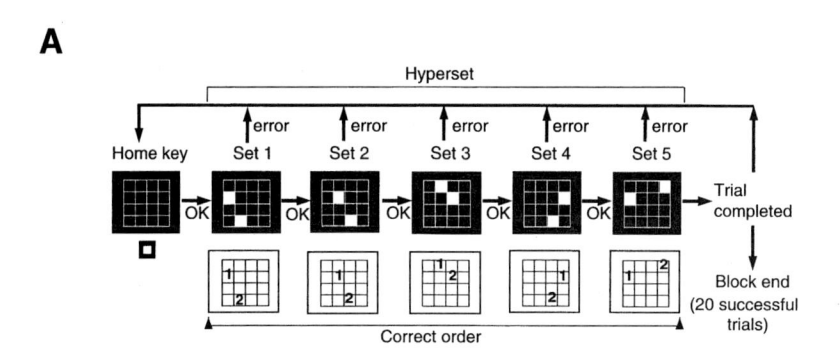

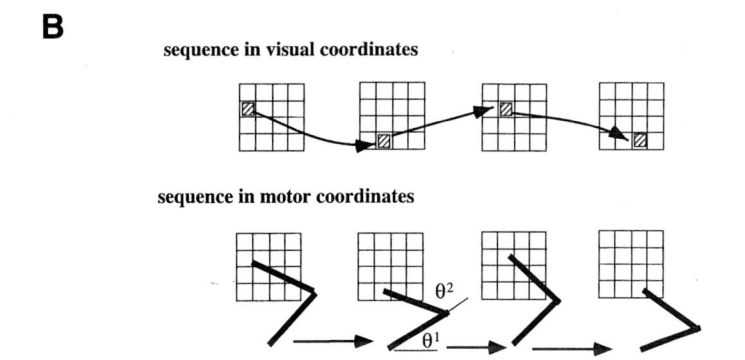

図 11.2 (A) 2×5 課題, (B) 視覚座標 (visual coordinates) と運動 (関節) 座標 (motor coordinates)[4]

ダムに二つのボタンが点灯する．これが第1セットである．サルは，この点灯した二つのボタンを，実験者があらかじめ決めた順番で押さなければならない．ただし，サルはその順番を知らないので，試行錯誤しながら (trial and error)，どちらのボタンを先に押し，次にもう一つのボタンを押すのかを学習しなければならない．失敗すると最初からやり直しとなる．もし，正しい順序で押すことができると，第2セットに入り，二つのボタンが点灯する．サルはまたここでも試行錯誤しながら，正しい順序でボタンを押すことを学習しなければならない．もし，失敗するとまた最初に戻る．5セットが1単位のハイパーセット (hyperset) となっている．したがって，もし第1セットから第5セットまで続けて成功すると，そのハイパーセット (hyperset) を1試行成功したことになる．各々のハイパーセットでは，5セットは固定されている．

1ブロックの実験では，20回の成功試行をするまで，同じハイパーセットが続けて提示されることになっている．サルは1日に例えば20個くらいのハイパーセット（つまり20ブロック）を経験している．このうちの半分はその場限りで経験するハイパーセットで，残りの半分は毎日同じハイパーセットを経験している．つくりうるハイパーセットの組み合わせの数はものすごい数になる（約 7.6×10^{11} 個）ので，このように毎日新しいハイパーセットを経験させつつ，同時に同じハイパーセットを経験させることができるのである．これを半年から1年以上やる．以下，サルが毎日経験して習熟したものを learned hyperset と呼び，その場限りのものを new hyperset と呼ぶ．

この課題は我々日常の系列学習を抽象的に巧みに表現している．我々の日常生活で，朝起きて，歯を磨く，服を着替えるといった行動は，大人の我々にとっては自動的な行動になっているが，実はこれらの行動は子どもの頃に学習してできるようになったものである．一方，例えばテニスを始める，ワープロを始めるなど，我々大人も新しい系列課題を学習する．2×5課題は，長期の学習により自動的になった系列の実行と，その場その場での新しい系列の学習を非常に抽象的に表現してサルに行なわせている．例えば，learned hyperset のパフォーマンスは，1年半くらい課題をやらせないでおいて，久々にやらせても猿はちゃんと覚えていて，本当に植えつけられた系列となっている．

またさらに興味深いことに，GABA agonist であるムシモール (muscimol)

を大脳基底核のさまざまな場所に注入して,その部分の神経活動を抑えたときに,それぞれ異なる障害が見られた.線条体前部の活動が抑えられたときは,learned hyperset に対する学習は全然変わらないのに,new hyperset に対する学習は悪くなる.それに対し線条体後部にムシモールを入れたときには,learned hyperset に対するパフォーマンスは悪くなるのに,new hyperset に対するパフォーマンスは悪くならない.このように,さまざまな機能分化が実験的に観察が可能なところも 2×5 課題の強みである.

b. 運動系列の多重表現仮説

このような 2×5 課題での実験に対し,我々はその結果を大脳基底核の回路構造と学習機能に対応づけ,その上で,理論的なモデルである運動系列の多重表現仮説を提案した.そして,そのモデルのシミュレーション結果と実験結果を比べることによって仮説の妥当性を検討した[3, 4, 8].

先ほど解剖学的な特徴について述べたが,何のために,あのような分離した複数のループがあるのだろうか.機能分化を示している実験は,それぞれのループの違いに対応するのだろうか.それぞれのループでの領野のさまざまな実験での神経細胞の反応の違いとどう関係するのだろうか.これらの問いかけを検討する中で,各ループでの表現系,いいかえれば,座標系が重要なポイントな

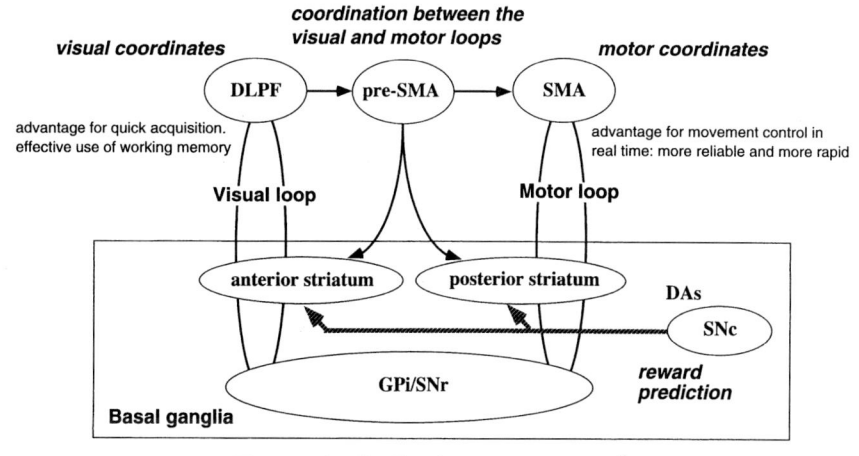

図 11.3 大脳基底核の並行ループとその機能[4]

のではと考えたのである (図 11.1, 11.3).

同じ運動系列はさまざまな座標系を使って表現できる (図 11.2B). 例えば, 同じ系列をボタンの視覚座標系で表現することもできるし, 腕の関節角度を使うような運動座標系で表現することもできる. それぞれの表現系にはそれぞれの特徴がある. 系列は視覚座標系では一意に決まるのに対し, 運動座標系は自由度が高く同じボタンを押すための姿勢や運動指令は一意に定まらず, 学習にはより多くの探索が必要そうである. 一方, 運動座標系で学習してあれば運動はロバストにかつ迅速に遂行できるだろうという特徴の違いがある. 先ほどのアクター・クリティックのスキームで考えると, それぞれのループというのは異なる座標系をもちつつも, ドーパミン細胞からの報酬信号の影響を同様に受けている. つまり, 異なる座標系をもったアクターに対応する.

しかしアクターとして異なる座標系, 異なるループで学習を行なっていたら, 当然お互いの意見に相違が出る. pre-SMA という領野は, 視覚ループ (visual loop) (大脳皮質−大脳基底核の一つのループである前頭ループ (prefrontal loop) をここではそう呼ぶことにする) と運動ループの間にあってお互いをつないでいる. 具体的にいうと, 皮質では, DLPF と SMA をつないでいるし, 基底核の線条体でもこの各々のループの投射部である線条体前部と線条体後部の中間に投射している. また pre-SMA の細胞は, さまざまなタスクの切り換えのときに発火することが報告されていることから, この pre-SMA が個々のループのコーディネーションをしているだろうというのが, 我々の仮説のもう一つ重要な点である.

c. 多重表現仮説に基づいた大脳基底核並行ループモデル

図 11.4 が我々の多重表現モデルの構造を, 大脳皮質のレベルでの脳回路との対応で示している. モデルの詳細は, 文献[4,9]を参照していただくとして, 以下その概略を述べる. 視覚ネットワーク (visual network) では, 現在の視覚入力 (v^I) と, 視覚座標に基づくコンテキスト情報 (v^C) から, 次に押すべきボタンの位置

$$v^P(t) = S(W^{VI}v^I(t) + W^{VC}v^C(t))$$

を出力する. 視覚ネットワークでの状態空間は 16 次元で, 現在の視覚情報 (v^I) では, どこに点灯しているボタンがあるかという 0, 1 のバイナリー表現になっ

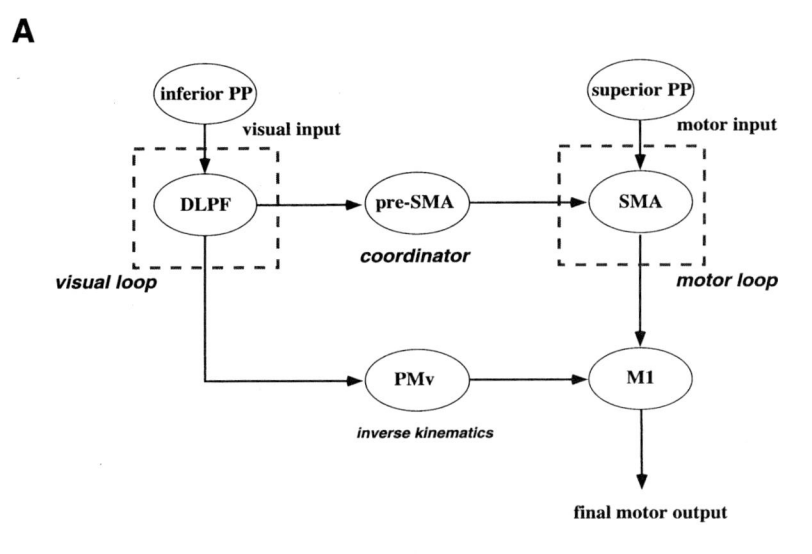

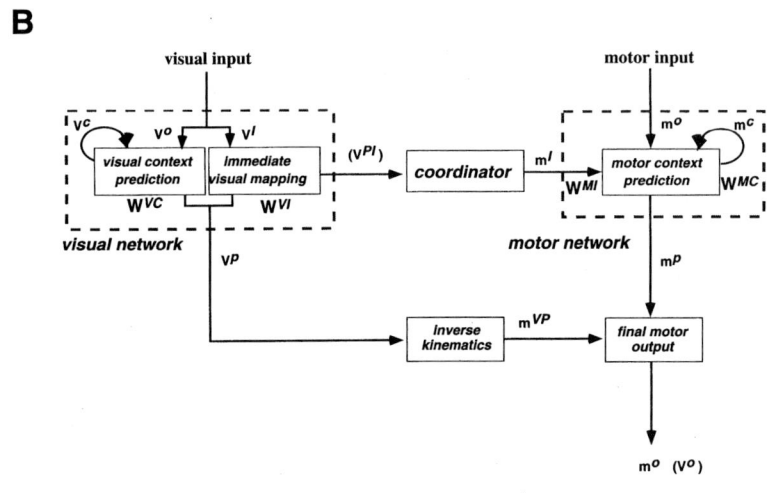

11.2 複数の皮質-大脳基底核-視床回路による運動系列の学習

図 11.4 ネットワークモデル[4]

ている．

運動ネットワーク (motor network) は，コーディネータから渡された入力 m^I と，運動座標に基づくコンテキスト情報 (m^C) から，次にとるべき腕の

姿勢

$$m^P(t) = S(W^{MI}m^I(t) + W^{MC}m^C(t))$$

を出力する．運動ネットワークの状態表現は，2次元の関節座標上に64個の正規化ガウス関数 (normalized Gaussian) を配置し，その活動全体によって表現される64次元のポピュレーションベクトルによって実現されている．

最終的な運動出力の選択は，視覚ネットワークの出力 v^P を運動座標系になおしたベクトル m^{VP} と，運動ネットワークの出力 m^P との積による平均をとっている．

$$p_j(t) = \frac{m_j^{VP}(t)m_j^P(t)}{\sum_k m_k^{VP}(t)m_k^P(t)}. \tag{11.1}$$

これは情報幾何でいう e-projection になっている．実際に決められる系列は，この運動座標系で表現された式の確率分布に基づいて，どのボタンを押すかランダムに選ぶ．また，各ボタンを押すときに毎回ネットワークが回る．

学習は，三つのベクトル (v^I, v^C, m^C) に対する重み (W^{VI}, W^{VC}, W^{MC}) に関してアクター・クリティックのスキームで TD 学習を行なう．

d. 実験結果とシミュレーション結果の比較検討

では，シミュレーションと実験の結果の対応をみていこう（図 11.5）．まず一つのハイパーセットがどのように学習されるかみよう．実験とモデルの結果を比較するための指標は，一つのブロック（つまり一つのハイパーセット）が終了するまでの試行回数，または誤り回数である．当然のことながら，誤り回数と成功試行回数の和が，試行回数となる．さて，実験で見られたこととしては，"short term" の学習がある．これは1ブロック内でハイパーセットを学習していくときに，最初に間違いを起こしながら，後半のほうが error が少ない．そして，あるハイパーセットが learned hyperset になっていくときに何日にもわたって徐々に学習成果が現れてくるという "long term" の学習がある．この二つの学習は，シミュレーションでも見られる．

まずテストしたのは系列依存性である．系列学習で重要なのは，その系列をどのように学習しているかである．例えば，ハイパーセットの学習で，各セットの中で，このパターンの視覚刺激が来たときにはこの順番でボタンを押すという学習，つまり系列に依存しない学習も可能である．そこで, learned hyperset

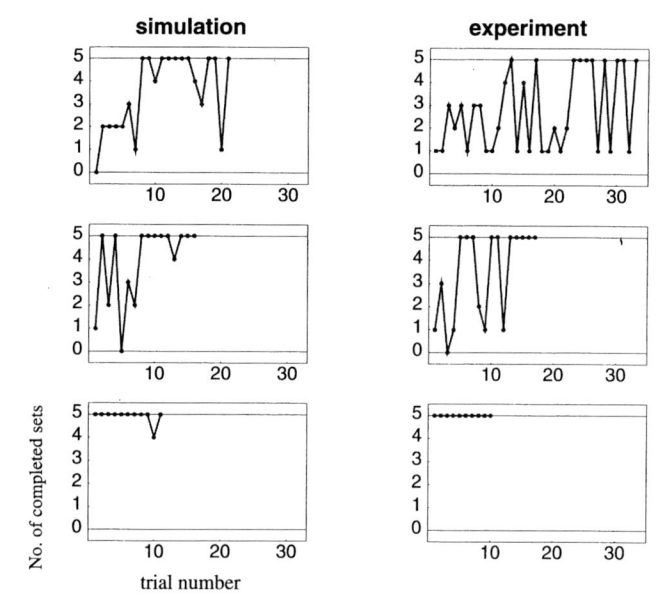

11.2 複数の皮質–大脳基底核–視床回路による運動系列の学習

[figure: simulation (left) と experiment (right) の各3段のグラフ。縦軸 No. of completed sets (0–5)、横軸 trial number (10, 20, 30)]

図 11.5 実験（右）とシミュレーション（左）での一つのハイパーセットのパフォーマンス例[4]　上から下に経験した日数が増えている．

の系列をひっくり返したハイパーセット (reverse hyperset, 図 11.6B) に対するパフォーマンスを調べた．この結果（図 11.6A）を見ると，reverse hyperset に対するパフォーマンスは，ほとんど new hyperset に対するパフォーマンスと変わらない．つまり，learned hyperset の学習は非常にコンテクスト依存，系列依存，で学習されていることがはっきりわかる．

次に blockade simulation の話をしよう．これは，GABA agonist であるムシモールを脳の一部の部位に注入することで，その部分の神経活動を抑えたときの実験結果に対応したシミュレーションである．視覚ネットワークを blockade している場合，運動ネットワークを blockade している場合，コーディネータ (coordinator) を blockade している場合の三つの場合をテストした．まず visual blockade (図 11.7) は，線条体前部を blockade した場合に対応する．シミュレーションの結果は，learned, new 両方に対してパフォーマンスが悪くなっている，ただし，new に対するパフォーマンスはより強く悪くなっている．

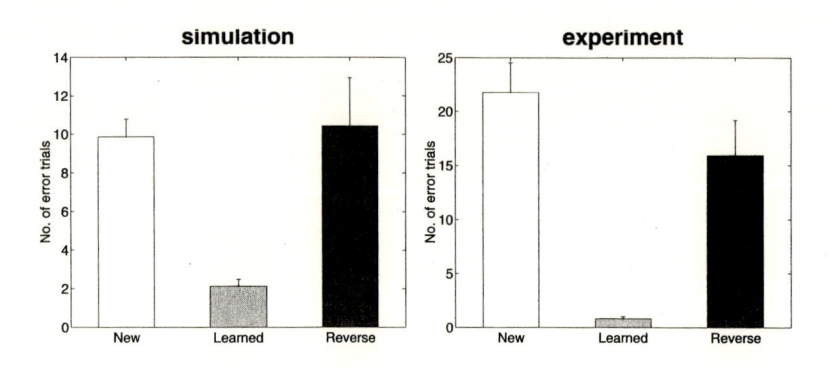

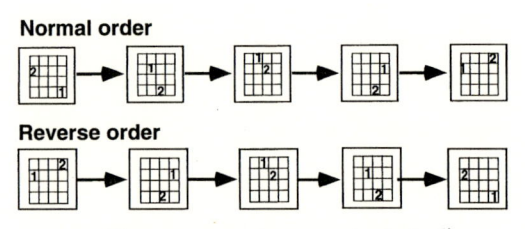

A

[simulation と experiment の棒グラフ：New / Learned / Reverse の No. of error trials]

B

Normal order
[図：盤面の遷移]

Reverse order
[図：盤面の遷移]

図 11.6 reverse hyperset simulation[4]

一方，運動ネットワークの blockade も new と learned を両方悪くする．ただし，visual blockade と比較すると learned に対するパフォーマンスがより悪くなっている．実験では線条体後部を blockade すると learned のみに対して有意に悪くなっており，我々のモデルは実験と完全な一対一対応はまだしていない．コーディネータの blockade は，実験でいうと pre-SMA の blockade にあたる．実験・シミュレーションともに，new に対するパフォーマンスのみが有意に悪くなっている．このように，それぞれの blockade でモデルのシミュレーション結果と実験結果の間で良い対応がつくことがわかった．

まとめ

以上まとめると，この研究は，大脳皮質-大脳基底核回路は並列に働き，そのループのそれぞれのサブループは，異なる座標系を利用することによって，新

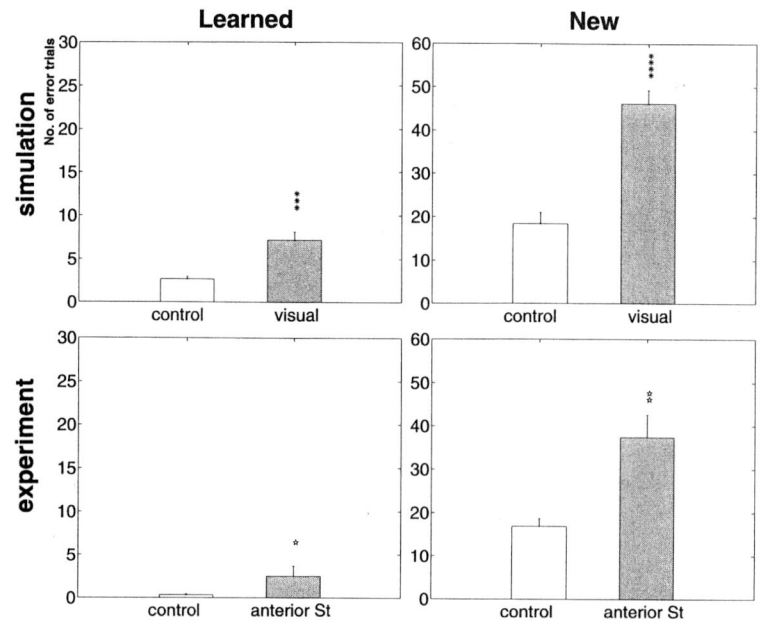

11.2 複数の皮質-大脳基底核-視床回路による運動系列の学習

図 11.7 visual blockade[4]

規の系列の学習という課題と習熟した系列の遂行という課題をともにうまく両立させて実現しているという，多重表現仮説を提案し，検証した．その結果として，我々のモデルが2×5課題のさまざまな実験結果と対応する振る舞いをすることを示した．

視覚座標系と運動座標系は一般に不良設定な関係にあるので，視覚座標系での学習の方が運動座標系での学習よりも早いと考えられている．現在実装した2自由度の腕モデルでは実際には不良設定性はなく，学習の早さの違いはパラメータチューニングで実現している．より現実的な腕のモデルを考えたときに，それぞれの学習がどこまで早くできるか，というのは今後の課題である．

また，実際の実験では，実時間での制御に対する実験結果も得られている．現在のモデルは離散的なダイナミクスで誤り回数のデータを再現するものであるが，実時間制御のデータとどうつなげるか，またその際，大脳-小脳ループをいかに組み込むかなど，やってみるべきことはいろいろある．なお，文中で

個々の実験の詳細には触れられなかった．文献[8, 10, 11]の引用文献をもとに原論文にあたられることをお薦めしたい．

11.3 報酬信号の調節下での尾状核ニューロンの自己組織化

a. 1DR 課題

彦坂研究室では，非対称に報酬を与える記憶誘導型眼球運動課題 (memory-guided saccade task) を用いて，報酬の変化による尾状核 (caudate; caudate は線条体の一部である) の神経細胞の反応の変化を調べた[12] (前章参照)．この実験で，尾状核神経細胞の各方向の cue 刺激への反応特性が，そのブロックの報酬方向の影響を受けることがわかった．そして，この報酬方向による反応の変化の仕方が，おおまかに以下の3タイプに分かれることがわかった (図 11.8)．

a) flexible type
　　もっとも多く見られるタイプで，神経細胞がもっともよく反応する方向は，各 1DR ブロックの報酬方向に一致する．

b) conservative type
　　各 1DR ブロックを通じて，その神経細胞がよく反応する方向が，一定程度ある方向に限られる．そして，その方向が報酬方向のとき一番強く反応する．

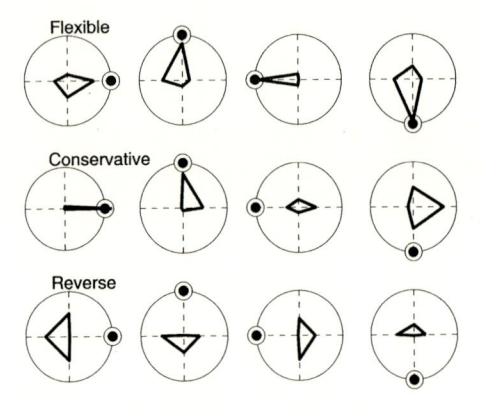

図 11.8　1DR 課題実験で見られた三つの反応タイプ[21]

11.3 報酬信号の調節下での尾状核ニューロンの自己組織化

c) reverse type
他の a), b) の 2 タイプより数が少なく,各 1DR ブロックで,その報酬方向に対しての反応が一番弱い.つまり,flexible type と逆の反応を示す.

これら三つの反応タイプは,アクター・クリティックモデルの観点から,flexible type が critic, conservative type が直接経路の, reverse type が間接経路のそれぞれのアクターと対応づけて考えることもできる[13].しかしここで我々が興味をもったのは,上記の三つの反応タイプがどのように生まれてくるかということである.

ここで思い出してほしいのは,大脳基底核の次の三つの特徴である(図11.9).

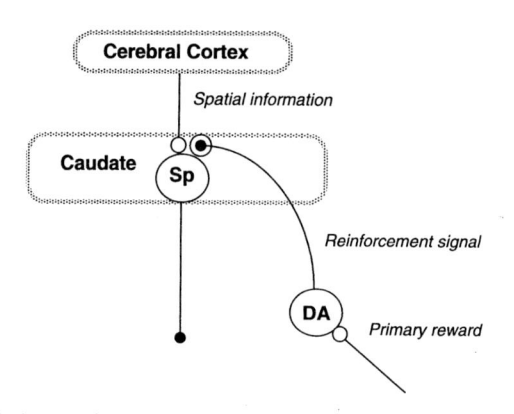

図 11.9 尾状核(caudate)の神経細胞(Sp)とドーパミン(DA)細胞のダイアグラム[21]

(1) 大脳基底核は大脳皮質のほぼ全体から入力を受け,上丘,前頭葉にその出力を戻すが,大脳皮質→大脳基底核経路のニューロン数を比較すると,だいたい,大脳皮質 10000 ニューロンに対し,大脳基底核は 100 ニューロン程度である.つまり神経細胞の投射に非常に強い収束がある.
(2) 大脳基底核内の線条体には,抑制系のニューロン(側抑制や interneuron)が豊富である.
(3) 線条体は黒質緻密部のドーパミン細胞から豊富な強化信号 (reinforcement signal) を受けている.

自己組織化，つまり，神経細胞群が入力情報の効率良い表現を自動的に獲得するという観点は，この大脳基底核回路の特徴 (1) の強い収束性から考えても非常に有望である．さらに自己組織化が，特徴 (2) の抑制性の細胞をうまく利用し，特徴 (3) のドーパミンの信号を利用しているのが望ましい．

b. 強化信号の修飾を受ける自己組織化モデル

実は，我々のモデルは，甘利らが 70～80 年代に提案した抑制系の可塑性を利用した視覚野の自己組織化モデル[14~16]を基礎としている．まずは，このモデルを少し数式を出しながら説明しよう．基本となるのはニューロンモデルで，それは以下のようになる．

$$y(t) = f(u(t)),$$
$$u(t) = \boldsymbol{w}(t) \cdot \boldsymbol{x}(t) - w_0(t) x_0(t).$$

y, u はそれぞれニューロンの出力，内部状態，$\boldsymbol{w}, w_0$ は興奮性，抑制性の荷重値，$\boldsymbol{x}, x_0$ はそれぞれ興奮性，抑制性の入力で，f は出力関数である．興奮性，抑制性の荷重値の学習則は，各々減衰付きのヘッブ学習となっている．

$$\tau \dot{\boldsymbol{w}}(t) = -\boldsymbol{w}(t) + c y(t) \boldsymbol{x}(t),$$
$$\tau \dot{w}_0(t) = -w_0(t) + c_0 y(t) x_0.$$

ここで，c, c_0 はそれぞれ興奮性，抑制性の荷重値の学習に対する学習係数である．第一項は，発散を抑える項で，第二項はヘッブ学習の項である．ここで大切なのは，興奮性，抑制性の各々の学習則は比較的簡単なヘッブ学習則であるが，いわゆる通常のヘッブ学習と決定的に違うのは，まさしく興奮性，抑制性の両方の学習則を同時に考えることにある．このモデルでは，例えば方位選択性を示すなど，入力情報の特徴に応じて効率の良い表現が得られることなどが明らかにされていた．

我々の大脳基底核モデルでは，線条体 (神経細胞) の出力を y，大脳皮質からの入力を $\boldsymbol{x}$，その入力に対する荷重値を $\boldsymbol{w}$ とする．さらにドーパミン細胞の出力である強化信号 α が，興奮性入力 $\boldsymbol{x}$ を修飾するニューロンモデルを考える (図 11.9, 11.10)．

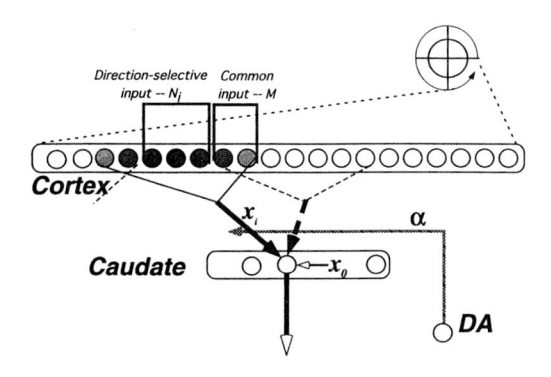

11.3 報酬信号の調節下での尾状核ニューロンの自己組織化

図 11.10 自己組織化モデルのダイアグラム[21]

$$y(t) = f(u(t)),$$
$$u(t) = \boldsymbol{w}(t) \cdot \boldsymbol{x}(t)(1 + \alpha(t)) - w_0(t)x_0(t)$$

で，u はニューロンの内部状態，f は出力関数，w_0, x_0 はそれぞれ抑制性の荷重値，入力を表す．抑制性入力 x_0 としては，線条体出力ニューロンの側抑制と，抑制性インターニューロンからの入力が考えられるが，ここでは簡単のため定数とする．先ほどのモデルとは，ドーパミン信号 α が入っているところだけ違う．学習則は先ほどと同じである．

このニューロンモデルと学習則は，次の二つの実験事実をもとにしている：(1) ドーパミンの入力により線条体ニューロンの内部電位が増加あるいは減少する[17]，一方で，(2) ドーパミン入力により線条体ニューロンのシナプス荷重が変化する[18~20]，ことも知られている．上記のニューロンモデルは，(1) を反映している．さらに，(1) を通じて，つまりニューロンモデルの出力に及ぼすドーパミンの影響は，間接的に学習則に影響を及ぼす．つまり，上記 (2) も満たしている．

以下に，尾状核（線条体）神経細胞の三つの反応タイプがこのニューロンモデルの自己組織化メカニズムから生まれてくることを見ていく．つまり，ドーパミンの強化信号による修飾のもとで可塑的に変化する興奮性と抑制性のシナプス荷重の効果のバランスの違いから，異なる反応タイプが生まれてくるのである．

解析としては，4方向の報酬条件の各々の1DRで，ニューロンが学習を終えたとき，つまり平衡状態(最終的な安定状態)でそれぞれの反応タイプを示すことを，そして，またブロックが変わったときに，一つ前のブロックの平衡状態を新しいブロックの初期状態とし，そこから学習後に反応タイプの平衡状態に移れることを確かめる，という二つが求められる．ここでは，簡単にその道筋を追ってみよう．

まず解析を簡単にするために，出力関数 f として，ステップ関数

$$f(u) = \begin{cases} 1 & u > 0 \\ 0 & \text{otherwise} \end{cases}$$

を用いることにする．各報酬方向(4方向)の入力を $\boldsymbol{x}_i$ (i=1, 2, 3, 4) と表し，各 $\boldsymbol{x}_i$ の来る確率を p_i とする．p_i は1DRブロック内では1/4になる．

各方向の入力で平均した学習則は，

$$\tau \dot{\boldsymbol{w}} = -\boldsymbol{w} + c \sum_i p_i y_i \boldsymbol{x}_i,$$
$$\tau \dot{w}_0 = -w_0 + c_0 \sum_i p_i y_i x_0$$

で表せる．このとき，シナプス荷重の平衡状態 $\bar{\boldsymbol{w}}, \bar{w}_0$ は，$\dot{\boldsymbol{w}} = \dot{w}_0 = 0$ を満たするので，

$$\bar{\boldsymbol{w}} = c \sum_i p_i y_i \boldsymbol{x}_i,$$
$$\bar{w}_0 = c_0 \sum_i p_i y_i x_0$$

と表せることになる．ここで，荷重値が収束した後のニューロンの内部状態を $\bar{u}$ とすると，

$$\bar{u} = \bar{\boldsymbol{w}} \cdot \boldsymbol{x}(1 + \alpha) - \bar{w}_0 x_0$$

となる．入力 $\boldsymbol{x}$ に対し，$\bar{u} > 0$ ならば，このニューロンは発火する．そこで，$\bar{u}(\boldsymbol{x}) > 0$ となる $\boldsymbol{x}$ の集合を受容野 R と定義する．この R を用いて，

$$p_R = \sum_{\boldsymbol{x}_i \in R} p_i,$$

11.3 報酬信号の調節下での尾状核ニューロンの自己組織化

$$w_R = \sum_{x_i \in R} \frac{p_i x_i}{p_R}$$

と置く．p_R は全入力のうち R に含まれる入力が来る確率，w_R は R の重心を表す．今，ニューロンの出力関数としてステップ関数を用いているので，平衡状態でのニューロンの内部状態 $\bar{u}$ は

$$\begin{aligned}
\bar{u}_j &= \bar{u}(x_j) \\
&= cp_R(1+\alpha_j)\left(w_R \cdot x_j - \frac{c_0}{c(1+\alpha_j)}x_0^2\right) \\
&= cp_R(1+\alpha_j)K(x_j)
\end{aligned}$$

と書ける．ここで，$K(x_j)$ は

$$K(x_j) \equiv w_R \cdot x_j - \frac{\lambda}{1+\alpha_j}$$

で定義され，λ は，

$$\lambda = \frac{c_0}{c}x_0^2$$

である．この λ は，大雑把にいって，抑制ニューロンの与える影響の大きさを表す．$K(x_j) > 0$ でニューロンは反応し，$K(x_j) \leq 0$ で反応しない．ただし，w_R は各 1DR ブロックの条件に応じて出てくる値なので，この $K(x)$ に関する条件は，必要条件であり十分条件ではない．十分性の確認には，R 内のすべての x に対し，$K(x) > 0$ であり，また R 外のすべての x に対し，$K(x) < 0$ であることをチェックする必要がある．

c. 三つの反応タイプが形成される条件

より具体的に解析を進めるために，入力 x を決めよう．大脳皮質からの入力は，各方向に選択的な部分と，いろいろな方向の間に共通の部分の入力があるだろう．そこで，大脳皮質からの入力 x_i を，各方向で共通する部分と cue 方向を特徴づける部分に分けて，各方向でオーバーラップしている入力の数を M，各方向に選択的な入力の数を N_i とする (図 11.10)．このときの入力間の内積は，

$$x_i \cdot x_j = \begin{cases} M + N_i & i = j \\ M & i \neq j \end{cases}$$

で表せる．また，1DR ブロック中で報酬を与える方向を $\boldsymbol{x}_i$ とすると，この方向に対する強化信号 α_i は $\alpha_i = \alpha$ で，その他の 3 方向に対しては $\alpha_j = 0 (j \neq i)$ としよう．

以上の準備のもとで解析を行なうと，尾状核神経細胞の三つの反応タイプが形成されるための条件式を求めることができる．詳しくは論文[21]を見てもらうことにして答だけを書くと，各タイプは，

a) flexible type

$$M + \frac{N_i}{2} \leq \lambda < M(1+\alpha)$$

b) conservative type

1 の方向に空間選択性が高いとし，入力間の関係を

$$\boldsymbol{x}_i \cdot \boldsymbol{x}_j = \begin{cases} M + N_1, & i = j = 1 \\ M + N_i, & i = j \neq 1 \\ M, & i \neq j \end{cases}$$

$$N_1 > N_i, \quad i \neq 1$$

とすると，条件式は

$$M + \frac{N_i}{2} \leq \lambda < \min\left\{M(1+\alpha), M + \frac{N_1}{2}\right\}$$

となる

c) reverse type

$$\left(M + \frac{N_i}{4}\right)(1+\alpha) \leq \lambda < M$$

なお，このタイプでは $\alpha < 0$ である必要がある．$\alpha < 0$ とは，ドーパミン性入力が皮質からの入力荷重を弱める効果をもつことを意味する

という条件にまとめられる．実際，この条件でシミュレーションをしてみると，それぞれのタイプが現れることが確かめられる (図 11.11A)．

上記の条件は，ニューロンの出力関数 $f(\cdot)$ にステップ関数を使っていた．ステップ関数は，ニューロンが発火しているか，していないかの二値表現の関数だが，これの代わりに，シグモイド関数を用いると，(正規化した) 平均発火

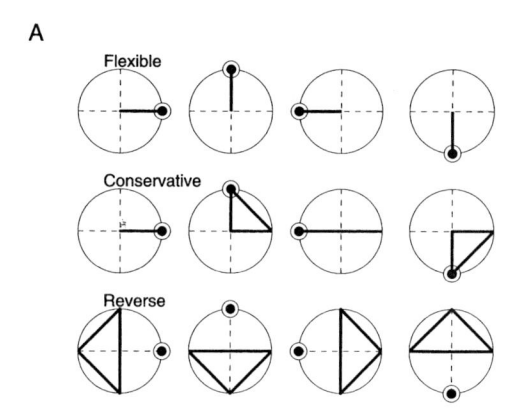

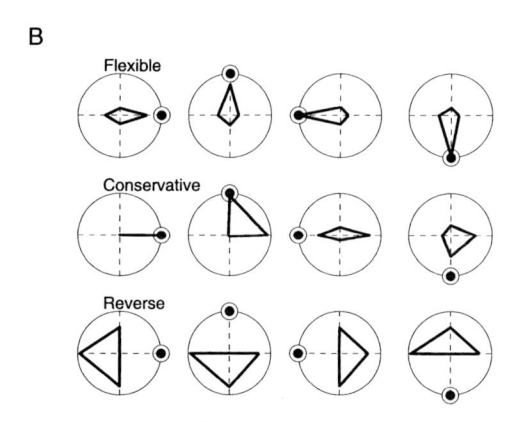

11.3 報酬信号の調節下での尾状核ニューロンの自己組織化

図 11.11 自己組織化モデルのシミュレーション[21]
(A) ステップ関数が出力関数. (B) シグモイド関数.

頻度を表現できる．シグモイド関数ならば，ニューロンの内部状態 u の大小をニューロンの反応 y の大きさに反映することができる (図 11.11B)．これにより，生理実験データにより類似した結果のモデルを得ることができる．実際，図 11.8 と図 11.11B を比べると互いに似ていることがわかるだろう．なお，これらのニューロンの刺激方向に関する反応特性は，M や N_i の各方向の入力の内積を表現している項の大小と対応づけることが可能である．

おわりに

大脳基底核の線条体神経細胞のモデルとして，ドーパミンの強化信号に修飾されながら自己組織化するニューロンモデルを考えた．ここでのドーパミン信号 α は，TD 誤差ではなく報酬そのものを反映すると仮定しているが，1DR でブロックを切り替えた初期には実際そのような応答が見られる．自己組織化は通常，個々の出力細胞が同じ特性をもたないように，相互抑制を仮定する場合が多いが，例えば尾状核ニューロンの出力を全部まとめステップ関数を通したものを抑制性入力 x_0 とするような拡張も考えられる．

このモデルは，線条体内の豊富な抑制性神経細胞，ドーパミン細胞による強化信号，大脳皮質から基底核へ強く収束する投射などの基底核の重要な特徴にうまく対応している．実験で得られる尾状核神経細胞の異なる反応タイプ[12]が同じモデルからパラメータの違いにより自然と生じうることを明らかにした．このモデルは，線条体の神経細胞が，ドーパミンの強化信号を利用しながら，大脳皮質からの入力の効率良い表現を獲得しうることを示している．

なお，この章で紹介した研究のより詳細な議論が，BSIS Technical Report No.03-1 (http://www.itn.brain.riken.jp) に収録してあるので，より詳しく知りたい方は，参照されたい．

(中原裕之)

文献

1) Schultz, W., Apicella, P. and Ljungberg, T. (1993) Responses of monkey dopamine neurons to reward and conditioned stimuli during successive steps of learning a delayed response task. *Journal of Neuroscience* **13**(3): 900-913.
2) Houk, J.C., Adams, J.L. and Barto, A.G. (1995) A model of how the basal ganglia generate and use neural signals that predict reinforcement. In Models of Information Processing in the Basal Ganglia, ed. by Houk, J.C., Davis, J.L. and Beiser, D.G., pp.249-270, MIT Press, Cambridge, MA.
3) Nakahara, H. (1997) Sequential Decision Making in Biological Systems: the role of nonlinear dynamical phenomena in working memory and reinforcement learning in long-term memory, PhD thesis, Univ. of Tokyo.
4) Nakahara, H., Doya, K. and Hikosaka, O. (2001) Parallel cortico-basal ganglia mechanisms for acquisition and execution of visuo-motor sequences: a computational approach. *Journal of Cognitive Neuroscience* **13**: 1-22.
5) Alexander, G. E., Crutcher, M. D. and DeLong M. R. (1990) Basal ganglia-thalamocortical circuits : parallel substrates for motor, oculomotor, "prefrontal" and "limbic" functions. In Progress in Brain Research, ed. by Uylings, H.B.M., Van Eden,

C.G., De Bruin, J.P.C., Corner, M.A. and Feenstra, M.G.P., volume 85, chapter 6, Elsevier Science Publishers, pp.119–146.
6) Hoover, J.E. and Strick, P.L. (1993) Multiple output channels in the basal ganglia. *Science* **259**: 819–821.
7) Hikosaka, O., Rand, M.K., Miyachi, S. and Miyashita, K. (1995) Learning of sequential movements in the monkey: process of learning and retention of memory. *Journal of Neurophysiology* **74**(4): 1652–1661.
8) Hikosaka, O., Nakahara, H., Rand, M., Sakai, K., Lu, X., Nakamura, K., Miyachi, S. and Doya, K. (1999) Parallel neural networks for learning sequential procedures. *Trends in Neuroscience* **22**(10): 464–471.
9) 中原裕之, 銅谷賢治, 彦坂興秀 (2000) 順序動作の学習の脳内ネットワーク. 脳の科学 **22**: 1075–1085.
10) Hikosaka, O., Nakamura, K., Sakai, S. and Nakahara, H. (2002) Central mechanisms of skill learning. *Current Opinion in Neurobiology* **12**: 217–222.
11) Hikosaka, O., Sakai, K., Nakahara, H., Lu, X., Miyachi, S., Nakamura, K. and Rand, M. (2002) The New Cognitive Neurosciences, pp. 553–572, The MIT Press, Cambridge, MA.
12) Kawagoe, R., Takikawa, Y. and Hikosaka, O. (1998) Expectation of reward modulates cognitive signals in the basal ganglia. *Nature Neuroscience* **1**(5): 411–416.
13) Trappenberg, T., Nakahara, H. and Hikosaka, H. (1998) Modeling reward dependent activity pattern of caudate neurons. In International Conference on Artificial Neural Network (ICANN98), pp.973–978.
14) Amari, S. (1977) Neural theory of association and concept-formation. *Biological Cybernetics* **26**: 175–185.
15) Amari, S. (1983) Field theory of self-organizing neural nets. *IEEE Transaction on Systems, Man and Cybernetics* SMC-13 (9 & 10): 741–748.
16) Amari, S. and Takeuchi, A. (1978) Mathematical theory on formation of category detecting nerve cells. *Biological Cybernetics* **29**: 127–136.
17) Hernandez-Lopez, S., Bargas, J., Surmeier, D., Reyes, A. and Galarraga, E. (1997) D1 receptor activation enhances evoked discharge in neostriatal medium spiny neurons by modulating an l-type CA^{2+} conductance. *Journal of Neuroscience* **17**(9): 3334–3342.
18) Calabresi, P., Pisani, A., Mercuri, N.B. and Bernardi, G. (1996) The corticostriatal projection: from synaptic plasticity to dysfunctions of the basal ganglia. *Trends in Neurosciences* **19**: 19–24.
19) Schultz, W. (1998) Predictive reward signal of dopamine neurons. *Journal of Neurophysiology* **80**: 1–27.
20) Wickens, J. (1993) A Theory of the Striatum, Pergamon Press, Oxford.
21) Nakahara, H., Amari, S. and Hikosaka, O. (2002) Self-organization in the basal ganglia with modulation of reinforcement signals. *Neural Computation* **14**(4): 819–844.

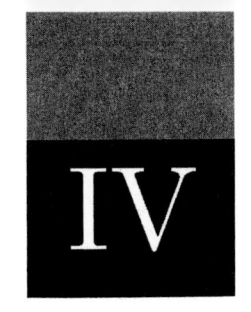

IV 統計的な予測：大脳皮質

　大脳皮質は，その解剖学的な特徴から Brodman によって番号づけられた数十の領野に分割され，さらに神経連絡やニューロン活動の特性から細かい領野に分類されている．大脳皮質の回路の大きな特徴は，各領野の中でも，各領野の間でも，双方向性の結合が非常に発達していることである．

　大脳皮質には，視覚野であれば一次視覚野，二次視覚野，運動野であれば一次運動野，運動前野，というように階層構造が見られるが，そこでの信号の流れは決して一方向ではない．例えば視覚情報の大脳への入り口である一次視覚野の細胞は，視床からの入力よりはるかに多くのシナプスを皮質内から受けている．そこでは，ボトムアップ的な信号と，トップダウン的な信号が相互作用し，その結果として，我々は2次元のあいまいな視覚刺激から3次元の構造や運動をあざやかに感じることができ，また時には意外な錯視現象に驚かされるのであろう．

　第12章では，ノイズの混じる不完全な観測から真の値を推定するために工学的に幅広く応用されているカルマンフィルタをモデルとして，大脳皮質間のトップダウンとボトムアップの結合が，過去の推定からの予測と，予測誤差による推定の更新というダイナミックな処理に使われているという仮説を紹介する．

　第13章では，視覚の心理物理実験と fMRI 計測により，画像の局所的な運動と大域的な運動の検出が，一次視覚野と高次視覚野の間のトップダウン，ボトムアップ，さらに水平方向の相互作用により行なわれていることを実証しようという試みについて解説する．

　第14章，15章では，視覚，聴覚において，やはりトップダウン的な情報がいかに使われているかを豊富な例で示していく．

　最後に第16章では，筋肉，一次運動野，運動前野という階層で，腕の運動に関する情報がいかに表現され，いかに変換されているのかに関する実験を報告する．

12. 大脳皮質の再帰結合回路による予測の機構

　大脳皮質の各領野の間には求心性と遠心性，つまりフィードフォワードとフィードバックの経路が存在する．また皮質の各領野内では各層の間に再帰的な結合があることが知られている．このような大脳皮質の構造はどのような機能を担っているのだろうか．この章では，このような解剖学的知見に基づく情報処理モデルとして予測的コーディング（predictive coding）仮説を提唱し，それが視覚系の特性をよく説明することを示す．

12.1　予測的コーディング仮説

　サルの視覚系の経路，例えば網膜–外側膝状体 (LGN)–視覚一次野 (V1) – V2–V4–IT には，フィードフォワードとフィードバックの双方向の結合が見られる．また，大脳皮質には6層からなる層構造が存在し，層ごとに規則的な投射関係をもつ．例えばLGNからの入力はV1の4層に入るが，V1の6層から逆にLGNへの出力が存在する．また，V1の2,3層はV2に投射を送り，V2の出力が再びV1の1層へ入力する．また皮質の各層内においても再帰的な興奮性結合が存在することが知られている[1]．皮質内錐体細胞への入力の80%は皮質の同一領域内からのものとなっている．このように視覚系は階層的な構造をもち，それらの階層の間に，また各階層の内部に多数の双方向結合をもつシステムであるということができる．

　予測的コーディング仮説は，
- 皮質領域間の双方向結合の役割は何か．

12.1 予測的コーディング仮説

- 皮質領域内の再帰的興奮性結合の役割は何か．

という二つの問いに対して，

- フィードバック結合は下位レベルの神経活動の予測値を伝達し，フィードフォワード結合は予測値と実際の活動の誤差を伝達する．
- 皮質領域内の再帰的興奮性結合は下位レベルの活動の予測値を生成する．

とする仮説である．

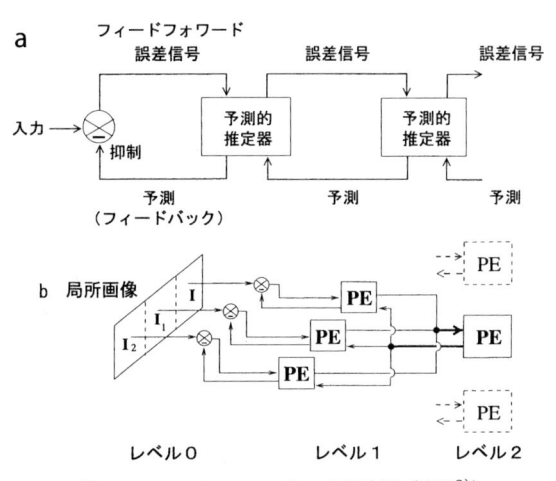

図 **12.1** predictive coding の概念図（文献[2]）
PE は予測的推定器を表す．

図 12.1(a) はその概念図である．上位の領野は入力信号の統計的性質を学習し，入力信号の予測値をフィードバック結合によって下位の領野に送る．下位の領野は，上位からの予測値を実際の入力と比較し，誤差信号をフィードフォワード結合によって次のレベルに送る．図 12.1(b) はそのアイデアを具体化したネットワークの例である．入力としては局所的な画像の集合を与える．レベル 1 のそれぞれの予測器は，入力画像の統計的な性質を学習する．レベル 2 では，レベル 1 の活動の組み合わせを予測しようとする．より高次の領野ほど，入力画像の大域的な性質をとらえることができる．

12.2 カルマンフィルタモデルによる隠れ状態推定

視覚系が解こうとする問題は図 12.2(a) のような問題である．内部モデルは，外部世界の構造や性質を予測するシステムである．視覚の問題の場合，外部世界に存在するいろいろな物体の位置や形，色などを予測する内部モデルが考えられる．しかし，観測によって直接物理的な世界を知ることはできない．網膜には 2 次元に投影された画像だけが与えられる．そのため，我々はこの可視状

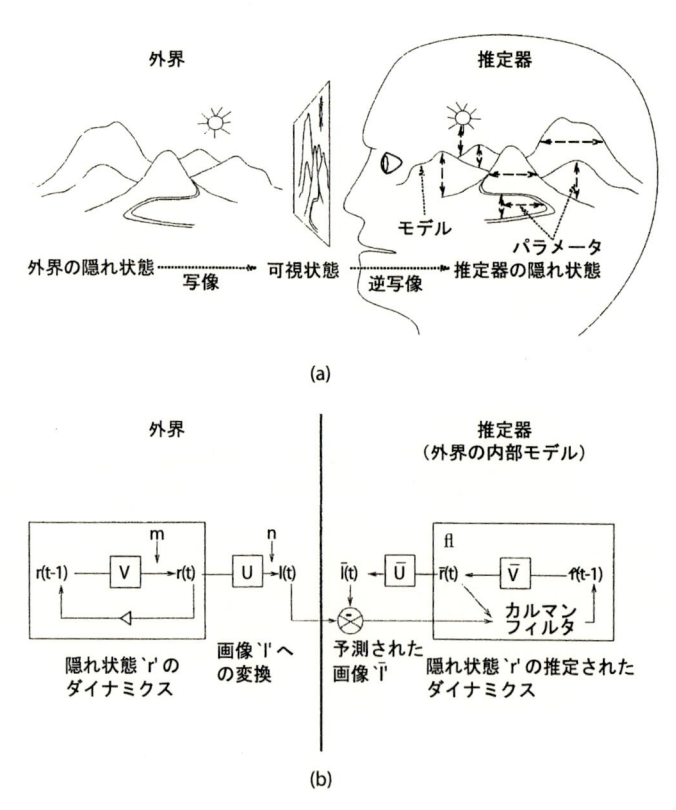

図 12.2 (a) 視覚系による隠れ状態推定の問題．(b) カルマンフィルタによる隠れ状態推定（文献[3]）

態（visible state）から外部世界の物体の種類やその 3 次元位置などの隠れ状態（hidden state）を推定する必要がある．この逆問題の解き方を数学的に表現するために，以下のようなカルマンフィルタを考える．

図 12.2(b) の左側が外部世界，右側がその外部世界の隠れ状態を予測するカルマンフィルタである．左の外部世界の四角の箱の中にそのダイナミクスが表現されており，V が外部世界の状態 r のダイナミクスを表現し，U が隠れ状態 r から可視状態 I への変換を行なう．隠れ状態 r は行列 V によって $r(t-1)$ から $r(t)$ に状態遷移を繰り返す．V は状態遷移行列と呼ばれ，U は観測行列，または隠れ状態から可視状態を生成するため生成行列とも呼ばれる．

ここでは，観測画像 I は，隠れ状態 r から以下のような生成モデルにより与えられるとする．

$$I(t) = U(t)r(t) + n(t). \tag{12.1}$$

ここで U は生成行列，n は平均 0，分散 C_n のガウス白色雑音である．生成行列 U の各列は画像を生成する基底関数であり，例えばエッジなどの画像要素に対応する．隠れ状態 $r(t)$ のダイナミクスは以下のような更新式に従う．

$$r(t) = Vr(t-1) + m(t-1). \tag{12.2}$$

ここで V は状態遷移行列，m は平均 0，分散 C_m のガウス白色雑音である．

図 12.2(b) の右側のカルマンフィルタは，この隠れ状態の推定問題を以下のように解く（3.5 節参照）．まず，時刻 t における隠れ状態の推定値 $\bar{r}(t)$ から，生成行列 U により入力画像を

$$\bar{I}(t) = U(t)\bar{r}(t) \tag{12.3}$$

により予測する．入力画像 $I(t)$ が得られたら，予測された画像 $\bar{I}$ との誤差をとり，それをもとに推定値を $\hat{r}(t)$ と修正する．この $\hat{r}(t)$ から状態遷移行列 V によって次の時刻の隠れ状態 $\bar{r}(t+1)$ を

$$\bar{r}(t+1) = V\hat{r}(t) \tag{12.4}$$

のように予測する．隠れ状態の推定値 $\bar{r}(t)$ は，脳内のニューロンの活動により

表現され，状態遷移行列 V は領野内のシナプス結合，生成行列 U はトップダウンのシナプス結合により実現される．こうして，短期的には隠れ状態の推定値 $\bar{r}(t)$ を時々刻々に更新し，長期的には内部モデルのパラメータ U, V を，たくさんの画像から学習する．

a. 隠れ状態の更新とパラメータの学習

隠れ状態 r の推定と，パラメータ U, V の学習を見通しよく行なうため，以下のような目的関数を考えよう．一つの要請は，画像 I の予測誤差をもっとも小さくすることであり，もう一つは隠れ変数 r の推定誤差を小さくすることである．このため，以下のような目的関数を考える．

$$J_1 = \sum_{i=1}^{n}(I^i - U^i r)^2 + \sum_{i=1}^{n}(r^i - \bar{r}^i)^2. \tag{12.5}$$

ここで，i は画像の番号であり，$\bar{r}^i$ が入力画像 I^i を観測する前の r^i の推定値である．この目的関数は，各画像についてより一般的には以下の形で書ける．

$$J = (I - Ur)^T C_n^{-1}(I - Ur) + (r - \bar{r})^T M^{-1}(r - \bar{r}). \tag{12.6}$$

ここで，C_n は観測の不確かさを，M は神経活動 r の不確かさを表す分散である．最初の項は観測ノイズの影響を表し，二つ目の項がシステムノイズを表す形となっている．この目的関数はまた，与えられた入力画像 I の負の対数尤度と，r についての事前確率の負の対数尤度の和と見ることもできる．つまりこの目的関数 J の最小化は，ベイズ推定の枠組みにおける事後確率の最大化と等価になっている．

では，この目的関数からどのようにしてもっとも良い r や U や V を決めたら良いだろうか．r についての最適値は，J を r で微分して 0 となるときの r を用いれば良い．つまり，

$$\frac{\partial J}{\partial r} = 0 \tag{12.7}$$

と置くと，入力 $I(t)$ を得たときの r の推定値 $\hat{r}(t)$ は，入力 $I(t)$ を得る前の r の推定値 $\bar{r}(t)$ をもとに

$$\hat{r}(t) = \bar{r}(t) + N(t)U^T C_n(t)^{-1}(I(t) - U\bar{r}(t)) \tag{12.8}$$

と与えられる．ここで行列 $N(t)$ は

$$N(t) = (U^T C_n(t)^{-1} U + M(t)^{-1})^{-1}, \qquad (12.9)$$
$$M(t) = V N(t-1) V^T + C_m(t-1) \qquad (12.10)$$

により与えられる．こうして得られた r の推定値 $\hat{r}(t)$ から，次の時刻の推定値が

$$\bar{r}(t+1) = V \hat{r}(t) \qquad (12.11)$$

と求められる[3,4]．直感的にいえば，カルマンフィルタは時々刻々外部世界の状態 r の分布を推定している．その分布の平均値が $\bar{r}(t)$，分散が $N(t)$ のように表されるのである（図 3.8 参照）．

生成行列 U と予測行列 V は，目的関数 J の微分をもとに

$$U(t+1) = U(t) + \alpha [I(t) - U(t) r(t)] r(t)^T, \qquad (12.12)$$
$$V(t+1) = V(t) + \beta [r(t+1) - (V(t) \hat{r}(t) + m(t))] \hat{r}(t)^T \qquad (12.13)$$

により更新される．

ここで，もう一度図 12.2(b) を見てみよう．予測行列 V で隠れ状態の予測値 $\bar{r}$ を更新し，それと生成行列 U により入力画像を予測する．入力画像 I との差にあるゲイン G を掛けて再び予測器に戻ってくる．ここでゲイン $G = N(t) U^T C_n(t)^{-1}$ は，これまでの予測値 $\bar{r}$ と観測された画像入力 I のどちらがより信頼できるかに依存している．ここには，トレードオフの関係があり，もし入力信号のノイズが大きい場合 G は小さくなり，r の推定をほとんど内部モデルによる予測に頼ることになる．逆に内部モデルによる予測に伴うノイズが大きい場合，r の推定は入力信号に頼ることになる．このように観測ノイズとシステムノイズの分散の比が推定時の重み付けを決めることになる．

b. 画像認識のシミュレーション

カルマンフィルタモデルによるシミュレーションの例を示そう．図 12.3(a) の五つの物体を入力画像として学習させた．一つの画像 I に対して応答 $\bar{r}$ が収束するごとに U を更新する．図 12.3(b) は学習 5 回ごとの予測画像の変化を示している．最初は，五つの画像を混合したような予測をしているが，次第に現

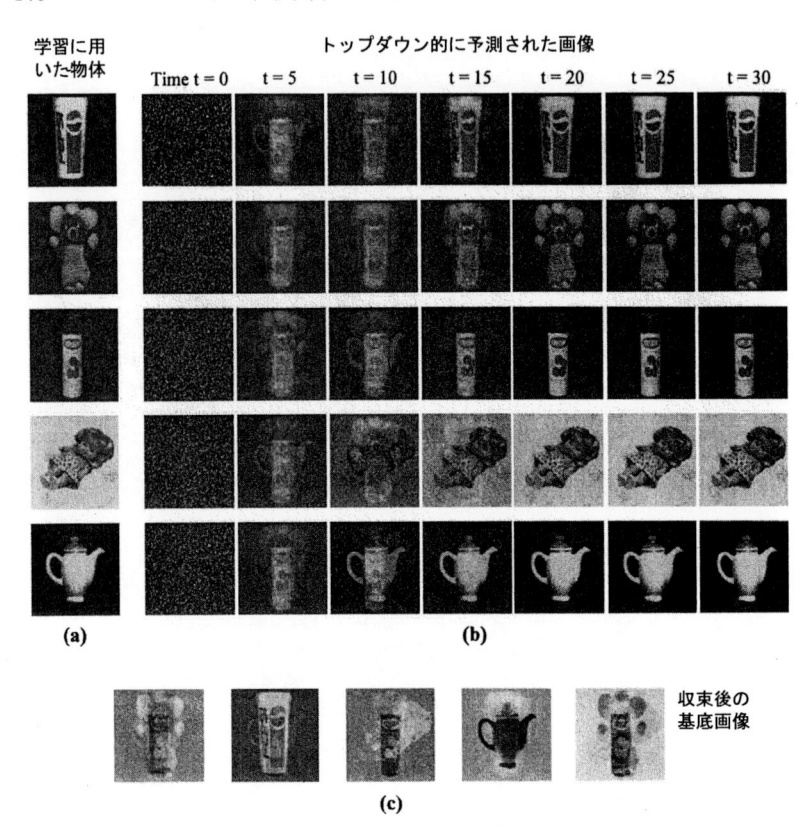

| 学習に用 | トップダウン的に予測された画像 |
| いた物体 | Time t = 0 / t = 5 / t = 10 / t = 15 / t = 20 / t = 25 / t = 30 |

(a) (b)

(c) 収束後の基底画像

図 12.3　カルマンフィルタによる物体の認識（文献[3]）

在提示されている物体を予測するようになる．図 12.3(c) は画像の基底関数，つまり行列 U の列ベクトルを示したもので，これらの r による線形和により五つの画像が予測される．学習が進んだ後では，画像の一部が隠されたりしても学習された画像が正しく予測されるようになる．

図 12.4 は，二つの物体をさまざまな方向から見た画像 (a) を学習させた例である．図 12.4(b) の上段二つは学習に用いた画像を入力したときの応答であり，予測画像は入力画像とほぼ等しい．3 段目，4 段目は，学習した画像の向きを少し変えたり，遮蔽物が加わった場合の例である．このときは誤差が少し増えるが，ほぼ正しい予測ができていることがわかる．興味深いのは 5 段目の例で，

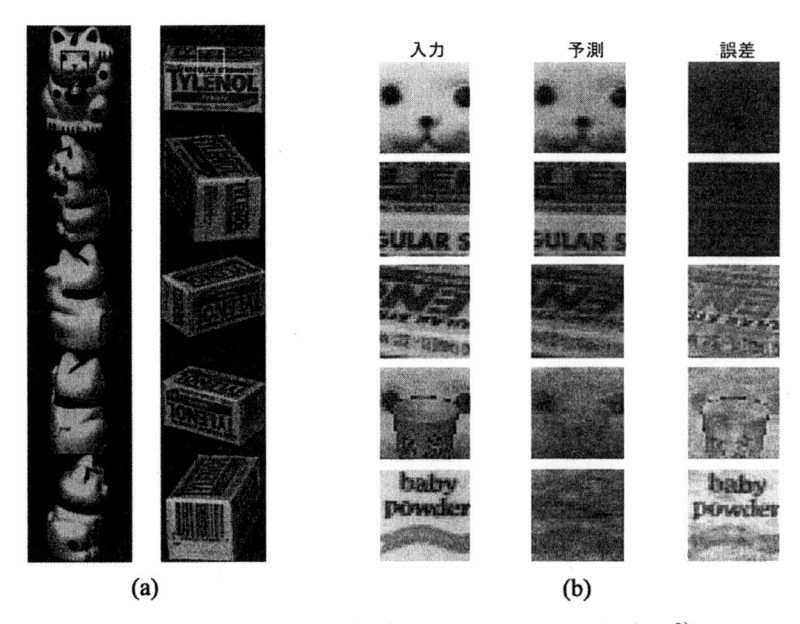

図 12.4 物体の学習とその学習後のカルマンフィルタの動作（文献[3]）
(a) 学習された画像. (b) 入力画像に対する予測出力と誤差.

学習したことのない新しい画像を入力として与えた場合である．このときは，予測ができず誤差が非常に大きいものとなる．これは，このモデルが入力された物体が新しい物体であるか，学習済みの物体かを区別することができることを示している．これによって，新しい物体として新たに学習することもできる．

12.3 階層モデル

次に階層的な場合を考える．図 12.1(b) のようなモデルである．それぞれのレベルのモジュールは，フィードバックとフィードフォワードの結合をもつ．解剖学的には網膜から LGN, V1, V2, V4, IT という経路との対応を想定している．そこでは，3 種類の情報の流れが生じる．一つ目は入力を受け，それと予測との誤差をとり伝達するもの．二つ目は，予測器による再帰的な推定．三つ目はトップダウンによる予測値のフィードバックである．

大脳皮質の解剖学的な構造としては，主に4層がボトムアップの入力を受け，それが2, 3層に伝えられ，6層がフィードバックの出力を送るという構造をもつ．これらがカルマンフィルタモデルと以下のように対応づけられる．まず入力として下位モジュールからの誤差信号が4層に入力され，2, 3層はさらに上位のモジュールからの入力を受け，上位のモジュールに誤差信号を伝達する．5層は隠れ変数の予測値$\hat{r}$を出力し，6層は下位のモジュールへ予測値を返す．

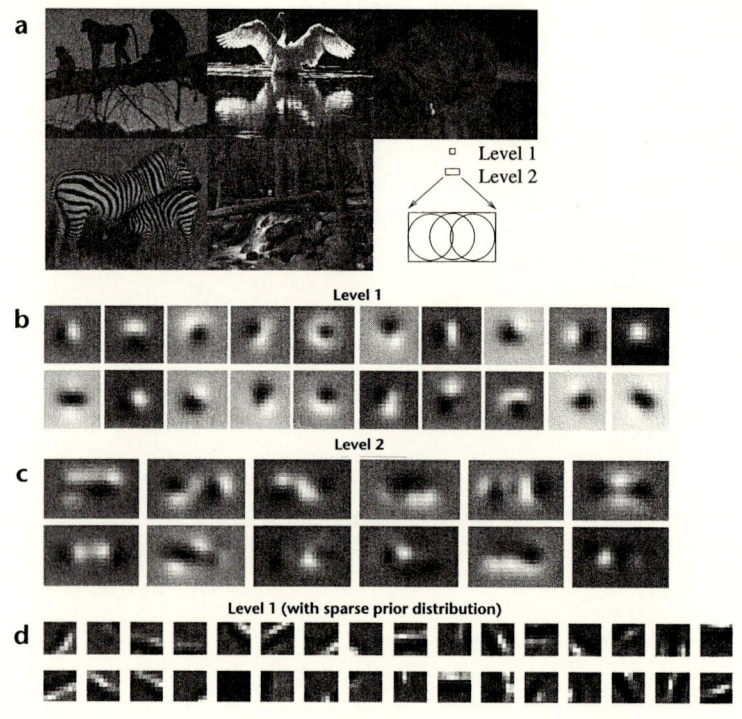

図 12.5　自然画像学習後の階層的なモデルの受容野（文献[2]）

図 12.5 は，階層性をもつモデルで学習したときのシミュレーション結果である．学習には図 12.5(a) のような自然画像を用いた．図 12.5(b) が，レベル1での生成行列 U の行ベクトル，すなわち個々の r に対応する基底関数である．これは，この細胞の受容野特性と見ることができる．入力画像は，これら基底

関数の線形和で表されることになる．たくさんの画像による学習を行なった後では，それぞれの受容野はいろいろな向きのエッジ検出器になった．このような学習後の受容野の形は，学習する入力画像の統計的性質に依存している．図 12.5(c) はレベル 2 の各ニューロンの生成画像であり，レベル 1 ニューロンの生成行列の組み合わせを表現している．図 12.5(d) は，ガウス分布のかわりにスパースな分布を仮定したときの学習後のレベル 1 ニューロンの受容野である．このときはガボールフィルタやエッジ検出器といったタイプと同じようにもっと限局した受容野が学習された[2]．

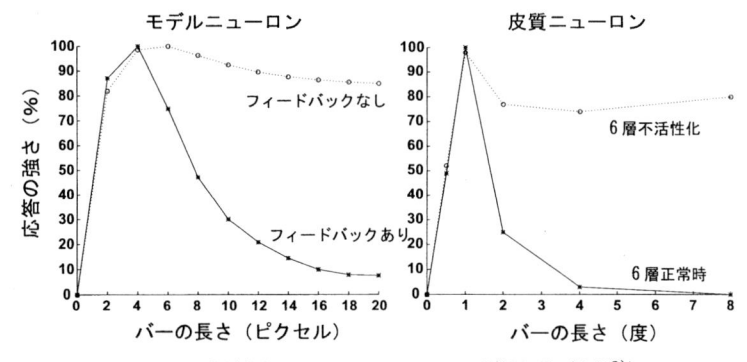

図 12.6 終端抑制のフィードバックによる影響比較（文献[2]）

このモデルを用いて終端抑制 (endstopping) ニューロンの働きを説明することができる．V1 の 2, 3 層にあるニューロンの多くは終端抑制の性質を示す．終端抑制とは，刺激としてバーを呈示したとき，そのバーの長さが十分小さいときには，ニューロンの応答はバーが長くなるにつれて強くなるが，バーの長さがそのニューロンの受容野を越えると，バーが長くなればなるほど応答が弱くなり，最後には 0 になるといったものである（図 12.6 右）．さきほど説明したように，2, 3 層のニューロンは誤差を上位モジュールに伝達する．これは 2, 3 層のニューロンは，トップダウンの予測とボトムアップの入力の誤差を伝達するが，ある長さ以上のバーではトップダウンの予測が正確になるため，誤差が小さくなるからだと理解することができる．

実際モデルがどのように働くか見てみると，バーの長さが十分小さければ，

バーの長さが長くなるに従って応答は強まるが,ある長さからは逆に応答が弱くなる(図 12.6 左).このように実際の視覚野の 2, 3 層のニューロンで見られるのとよく似た山なりの曲線が得られる.ここでもし,モデルのフィードバック結合を取り払うと,応答は強いまま残るという結果になる.それに対し実際のニューロンも,フィードバック信号を伝達していると考えられる 6 層が活動できないようにしたときには 2, 3 層のニューロンの活動は強いままである.

ここで終端抑制ニューロンがどうして形成されるのかというと,実はその原因は自然画像の中に隠されている.自然画像は,とても高い確率で同じ方向に線分がのびる傾向をもつ.これによって周りの画素から中心の画素を予測することができる.モデルは,この統計的性質を学習するので線分が長いときには予測誤差,つまりニューロンの活動が小さくなるのである.

モデルを使った他の実験も見てみよう.図 12.7(a) は 4 種類の刺激パターンを与えたときのニューロンの活動を表している.左から 3 番目のように中心の線分の方向が周辺の方向と異なるときが活動がもっとも強くなっている.逆に左から 2 番目のようにある方向の線分が一面に長く並んでいる場合は,もっとも活動が弱くなる.これも周辺の領域が中心部分を予測できる形だからである.図 12.7(b) も同様の例である.同じ向きに揃っていると応答が弱い.図 12.7(c) は,時間的な応答パターンを調べたものである.刺激としてテクスチャーが与えられている.このときもやはり,周辺領域が中心と異なる方向のテクスチャーであれば,同じ方向のテクスチャーのときと比べてニューロンの活動は大きくなる.

実験でもモデルの振る舞いと同じように,中心と異なる方向のテクスチャーが周辺に与えられたときの方がニューロンの活動が強くなるということは,サルの V1 での実験でも報告されている[5].その実験では,テクスチャーの方向によって違いが生じるのは 80〜100 ミリ秒後からであった.このことから,フィードバック信号が V1 に届くのには 80 ミリ秒ぐらいかかるのではないかということが予想される.

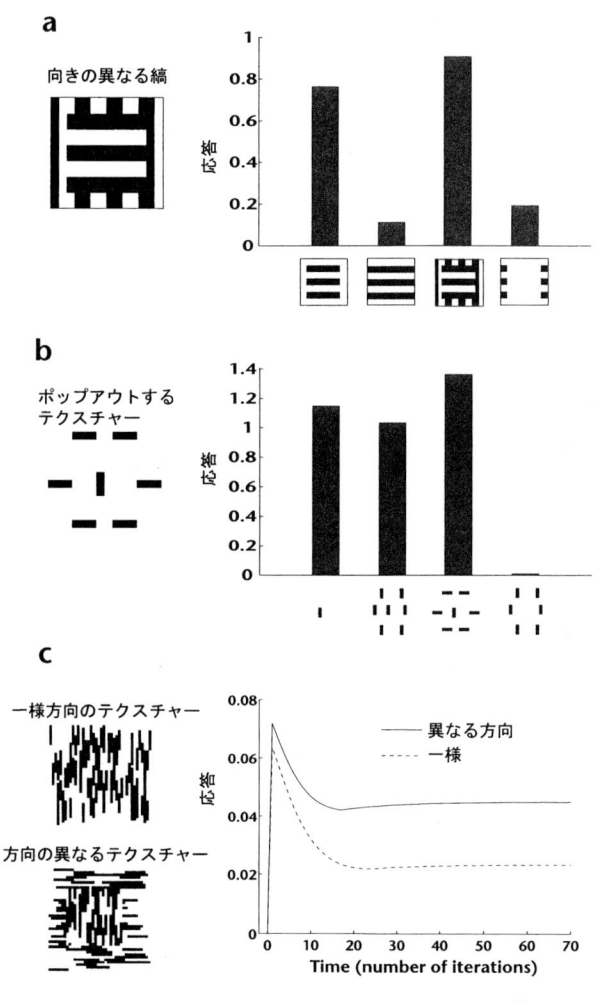

図 12.7 モデルにおける古典的受容野外の効果（文献[2]）

12.4 ロバストカルマンフィルタモデル

最後に，ロバストカルマンフィルタを紹介する．普通のカルマンフィルタと異なるところは，ゲイティング行列が加わることである．これは入力と予測と

の誤差がある閾値より大きくなったときは，その誤差を無視する．通常のカルマンフィルタの目的関数は誤差の2次関数であるのに対して，ロバストカルマンフィルタでは，ある値以上の誤差を無視する形になっている．

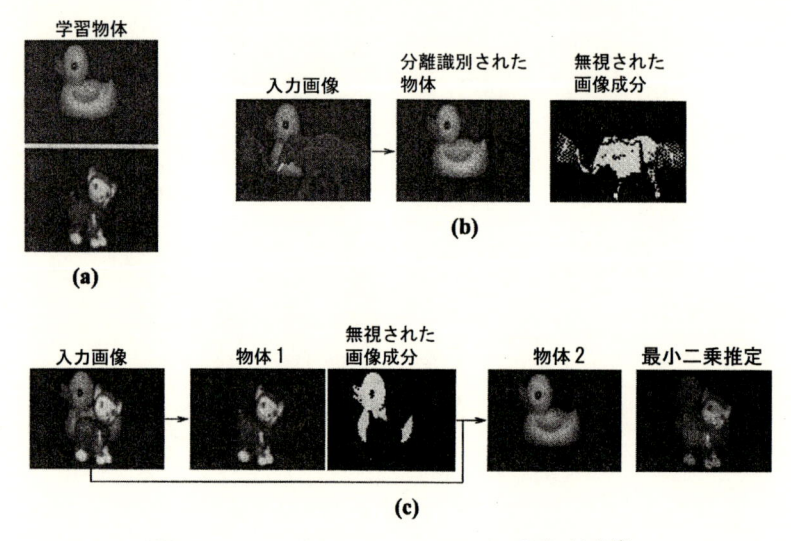

図 12.8 ロバストカルマンフィルタによる認識（文献3)）

図 12.8 はロバストカルマンフィルタの学習をした例である．図 12.8(a) が学習に用いた画像である．図 12.8(b) のように学習した画像と新しい画像を一緒に与えると，このモデルは学習した画像だけを予測しつづけ，残りの誤差は大きくてもゲイティング行列の働きによって無視されることになる．図 12.8(c) は，学習した画像を二つ同時に見せた例である．先ほどと同じように誤差が大きくても無視されてしまうので，まず一方の画像だけが予測される．しかし，いったん無視していた誤差に対応する画像を予測した後には，もう一方の画像を予測することになる．これがこのモデルにおける注意の切り替えである．

このような仕組みを担う生物学的な構造として視床を考えることができる．皮質の異なる領野，V1, V2, V4 などは pulvinar（視床枕）にフィードバック結合やフィードフォワード結合をもっている．その結合の仕方は V1 → pulvinar → V2 → pulvinar → V4 というような形であるので V1–V2–V4–の経路の存

12.4 ロバストカルマンフィルタモデル

在も考えると，三角形の回路をなしていることがわかる．また，これらの皮質と pulvinar との間には抑制性のニューロン群が存在している．そのため，このニューロン群で伝えられる誤差信号をカットすることが可能である．そういうわけで pulvinar に何らかの形で注意を与えることで，物体の認識を切り替えるという機構を考えることができる．

おわりに

本章では，予測コーディング仮説をもとに，それを実際に実現するカルマンフィルタモデルを提案し，それにより物体認識が行なえること，また終端抑制のようなニューロンレベルの現象を自然画像の性質に基づいて理解できることを示した．カルマンフィルタによる予測やシステム同定に関して，詳しくは文献[6,7]を参照してほしい．動物の感覚運動系にとって予測能力は有用である．予測コーディングは，古典的受容野外効果などのニューロンレベルの現象や，注意などの認知的性質を説明し，大脳皮質の再帰的興奮性結合とフィードバックの機能的役割に理解を与える仮説である． (Rajesh P.N. Rao)

文　献

1) Markram, H. (1997) A network of tufted layer 5 pyramidal neurons. *Cerebral Cortex* **7**, 523–533.
2) Rao, R.H. and Ballard, D.H. (1999) Predictive coding in the visual cortex: a functional interpretation of some extra-classical receptive-field effects. *Nature Neuroscience* **2**, 79–87.
3) Rao, R.P. (1999) An optimal estimation approach to visual perception and learning. *Vision Research* **39**, 1963–1989.
4) Rao, R.P. and Ballard, D.H. (1997) Dynamic model of visual recognition predicts neural response properties in the visual cortex. *Neural Computation*, **9**, 721–763.
5) Zipser, K., Lamme, V.A. and Schiller, P.H. (1996) Contextual modulation in primary visual cortex. *Journal of Neuroscience* **15**, 7376–7389.
6) Bryson, A.E. (1981) Applied Optimal Control: optimization, estimation, and control, Taylor & Francis, London.
7) Ljung, L. (1999) System Identification: theory for the user (second ed.), Upper Saddler River, NJ: Prentice Hall, New York.
8) 阪口　豊，樺島祥介 (2002) 脳内情報表現への情報理論的アプローチ．In 脳の情報表現―ニューロン・ネットワーク・数理モデル―, 銅谷賢治, 伊藤浩之, 藤井　宏, 塚田　稔 (編), 朝倉書店.

13. トップダウンとボトムアップの相互作用
—fMRI と心理物理実験—

　心理物理学の目標は，行動や知覚のデータを刺激パラメータの関数として測定することにより，視覚などの機能や機構を明らかにすることである．まず図 13.1(a) を見てみよう．線がもし伸びていたら交わるところに，円形のパッチが見えるだろうか．これは輪郭錯視と呼ばれるもので，これが見えることが視覚心理物理学者になるための第一ステップである．

　なぜ輪郭錯視は重要なのか．それは，画像のエッジをとらえることは視覚系にとってとても重要なことだからだ．しかし外界や視覚系自体のノイズにより，エッジを精確に検出することは簡単ではない．そのような場合，視覚系は現実にありそうな輪郭で説明をつけようとする．

　視覚心理物理学者になるための次のステップとして，図 13.1 (a) の円を，紙面を傾けてみてみよう．それでも円は円に見えるだろうか．網膜像は歪んでいるのに，これが円に見えるのは，視覚系の形の恒常性の機能によるものであり，

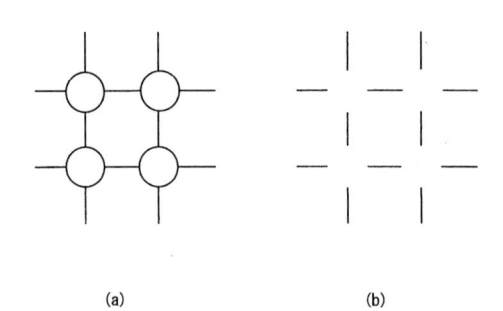

　　　　　　　(a)　　　　　　　　　(b)

図 **13.1**　輪郭の錯視と形の恒常性 [1]

視点の変化によって歪んだ形が再構成される．

ところが，図 13.1(b) を傾けてみると，錯視輪郭はゆがんだままに見える．これは，錯視輪郭は本物の輪郭と全く同じではなく，輪郭の推定は形の恒常性とは独立な機能だということを意味する．これで，心理物理学者になるのがいかに簡単かわかっただろうか．サルの生理学者になるには 3 年かかるかもしれないが，心理物理学者になるには 200 ミリ秒しかかからない．

13.1 運動知覚の 2 段階モデル

さて，本題に入ろう．運動知覚の研究が明らかにしたもっとも重要な点の一つは，初期運動視覚処理には，局所的な運動の抽出と大域的な運動の抽出の二つの段階があるという点である．最初の段階では，局所的な運動の方向が抽出され，二つ目の段階ではそれらの相互作用と統合によりパターンの運動方向が検出される．

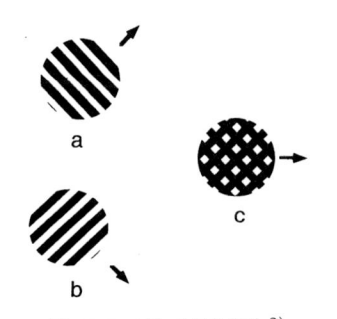

図 13.2 プレイドの運動 [2]

例えば図 13.2(a),(b) の縞模様は，小さな円内でだけ見ると，縞と垂直方向に動いているように見える．しかし，図 13.2(c) のように二つの縞模様の動きを重ね合わせてみると，この「組み紐」は図 13.2 の矢印のようにそれぞれとは異なる方向に動いているように見える．これらはそれぞれ，要素運動の方向，一貫性またはパターン運動の方向と呼ばれる．

Adelson と Movshon は，サルに図 13.2(c) のようなパターンを見せながら，

一次視覚野 V1 と高次視覚野 MT のニューロン活動を調べた．V1 のニューロンは，それぞれの縞の要素運動の方向に選択性をもつが，パターン運動の方向に選択性をもつニューロンは見つからなかった．一方 MT 野では，要素運動の方向に選択性をもつニューロンだけでなく，パターン運動の方向に選択性をもつニューロンが見つかった．これは，V1 で検出された局所運動の方向が，MT で統合されパターン運動の方向が検出されていることを示唆している．

ここで，三つの大きな問題がある．一つは，局所的に得られた情報が，いかにして統合されるのかという問題である．二つ目は，高次の段階がこれら二つの段階にいかに影響を与えるかという問題である．三つ目は，運動知覚系が他の視覚系といかに相互作用するかである．以下この章では，これら三つの問題に答えるために，我々の研究室で行なってきた研究について述べる．

局所運動情報はいかに統合されるか

まず，局所運動情報がいかに統合されるかを考えよう．二つの可能性が考えられる．一つは，局所運動情報は 1 か所で足し合わされるという可能性である．もう一つは，局所運動情報は視野の上を伝わりながら，反復的な相互作用が収束することで統合されるという可能性である．

このどちらが本当なのかを確かめるため，以下のような実験を行なった．図 13.3(a) のような点の格子が，時刻 t0, t1, t2 と右に動いていき，t4 で元に戻る（図 13.2(b)）．

ここで，対応付けの問題を考える必要がある．もっとも重要な原則は，近傍ルールである．話を単純にするために横一列の点だけを考え，その時間を追った位置の変化を縦に並べよう（図 13.3(b)）．近傍ルールにより，各点は右に少しずれた点と対応づけられ，右に動く運動が知覚される．ただしこの枠の端では，右に対応する点がないので，次は左に対応付けが行なわれ，往復運動が知覚される．

ここで一つの問題は，離れた点の間に相互作用があるかということである．もしそうだとすると，近傍ルールは正しくない．

これを調べるために，画像フレームの提示時間を変えていったときに，そのさまざまな場所の動きが右向きに見えるか，往復運動に見えるかを被験者に答えてもらった．

13.1 運動知覚の 2 段階モデル

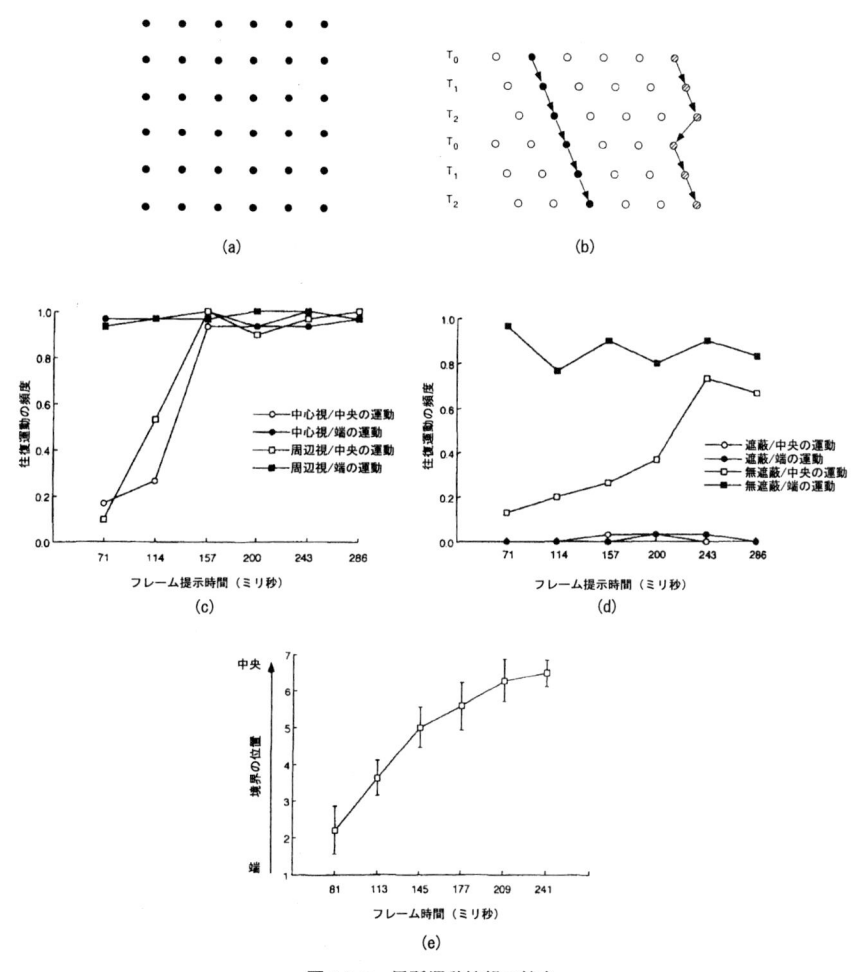

図 13.3 局所運動情報の統合

実験条件として，中央を注視して中心の動きを答える場合，端の動きを答える場合，端を注視して端の動き，中央の動きを答える場合の四つの場合を調べた．

図 13.3(c) で横軸はフレーム提示時間を，縦軸は往復運動が検出された割合を表す．近傍ルールが予想する通り，端で常に往復運動が検出された．しかし中央では，フレーム提示時間が非常に短い場合は，往復運動が検知されなかっ

た．フレーム時間を長くするにつれて往復運動が検出される割合が増加した．

　この結果をまとめると，フレーム時間が短いうちは端では往復運動が，中央では一方向の運動が知覚され，近傍ルールの通りになった．しかし長いフレーム時間では，中央でも往復運動が知覚された．これは何を意味するのだろうか．二つの可能性がある．一つは端での往復運動の情報が中央での運動検出に影響を与えたというものであり，もう一つは，中央では端とは独立に何か特別なことが起こっているという可能性である．

　そこで端での運動が中央の動きに本当に影響するのか確かめるために，端での運動を往復から一方向に変えてみた．そのために，端に遮蔽物を表示した．例えば右に動いた点は，半分だけ隠されて見える．

　図13.3(d)がこの遮蔽条件での結果である．統制条件として，遮蔽はなしで点だけ半分に切って表示した場合は，前の結果とほぼ同じだった．しかし遮蔽がある場合，一方向の平行運動が端だけでなく中央でも，フレーム時間にかかわらず検出された．

　以上の結果は，最初の可能性，つまり長いフレーム時間では端での運動が中央の運動知覚に影響を与えることを支持している．またこれは，中央の運動検出は端とは独立であるという可能性を否定している．これで端の運動が中央の運動に影響を与えることがわかったが，ではそれはどのように起こっているのだろう．

　次の問題は，中央と端の間では何が起こっているかだ．この実験では，被験者に，平行運動と往復運動の境界をカーソルで答えてもらった．これをいくつかのフレーム時間で行なった．

　図13.3(e)がその結果である．横軸はフレーム時間，縦軸は境界の位置を表す．境界はフレーム時間が増すにつれて中央に近づいていく．このことから，最初に考えた，局所的な運動は1か所で足し合わされる可能性と，視野上を伝わっていく可能性と，どちらが正しいと考えられるだろうか．実験結果は，後者が正しいことを示している．局所運動の情報は時間をかけて拡散する．局所運動の検出と大域運動の検出には，双方向的な協調関係があるのである．

13.2　より高次の段階が二つの段階にいかに影響を及ぼすか？

では，次の問題に移ろう．注意は局所運動検出に影響を与えるだろうか．もし注意が特定の要素運動を強調することができれば…．

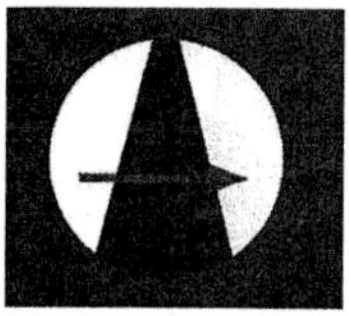

図 **13.4**　注意による局所運動の強調

真の運動方向は，この二つの情報を統合することで得られる…．あるときには，被験者に左のエッジに注目させる．別のときには，右のエッジに注目させる．

これを試してみるために，図 13.4 に示されるような図を使った実験を行なった．黒いくさび型の図形が動き，被験者には丸い覗き穴を通してそのエッジを見せる．右側では右上，左側では左上方向への局所運動の信号が検知されるはずだが，これらのどちらかを注意を向けることにより選択的に強調できるだろうか．

もしそれができれば，図形全体の動きは，通常の場合に比べて注意を向けた側のエッジに対応する局所運動の方向にシフトして知覚されるはずである．

fMRI による V1 における注意の検証

fMRI 実験には，四つの条件を用いた．

注意が左か右かのどちらかのエッジに向けられ，その結果，それに対応する運動が知覚されているときは，V1 を含む領野の活動が強くなった．一方，注意が全体の運動に向けられたとき，MT/MST 野の活動は高まったが V1 の活動に変化はなかった．つまり，注意によりどの領野の活動が高まるかは，どのような種類の運動に注意が向けられるかによるのである．

このことをしっかり示すため，全く同じ視覚刺激を用いた実験でも，同じ結果が得られた．

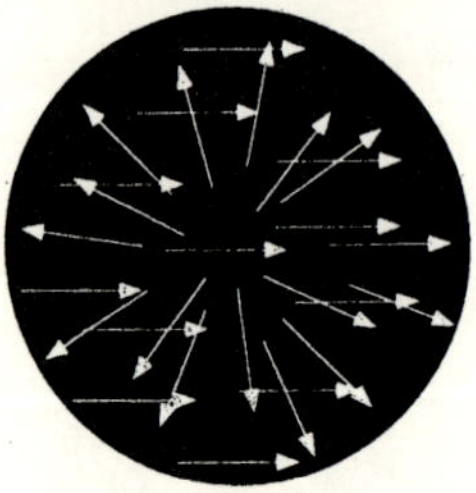

平行運動＋拡大運動

図 13.5　全体運動と局所運動への注意に伴う脳活動の fMRI 計測

　では，二つ目の問題，統合された運動方向や，パターン運動は，V1 の活動に影響を及ぼすだろうか．あるいは，動きへの注意は，常に V1 の活動を高めるのだろうか．

　このことを確かめるために次の実験を行なった．V1 の細胞の受容野は小さいので，大きな図形全体の動きをとらえることはできない．V1 の個々の細胞は，その小さな受容野の中の局所的な輪郭に垂直な方向の運動を検知する．そして次の段階に来て初めて，局所的な運動は統合されて，物体全体の動きが検知される．

　先の実験では，要素運動への注意の影響を調べたが，ここでは統合されたパターンの運動への注意の影響を調べる．

　被験者は，重なり合った二つのパターン運動（平行運動，拡大運動）のどちらかに注目する．

　その結果活性化される領域は，注意が向けられる運動の種類によって変化することがわかった．さらにいえば，注意によるフィードバックは，注目する運動の処理に必要なステージまでさかのぼる．すなわち，一方向への平行運動への注意は，MT/MST だけでなく V1 を活性化する．一方，拡大運動への注意は，MT/MST を活性化するが V1 は活性化させない．一方向への運動検出は V1 でも可能だが，拡大運動の検知には MST が必要なことが知られている．つまりこの結果は，注意のフィードバックは，その処理が必要なステージまで及ぶという仮説を支持している．

13.3 動きと形の相互作用

　最初の一連の実験では，局所的に検出された運動信号が，いかに大域的な運動として統合されるかを検証した．次の一連の実験では，より高次の段階からの注意が，これら二つの段階にいかに影響を与えるかについて調べた．となると次は，水平方向の相互作用について考える番である．
　一つの考えは，形や動きなど視覚処理はそれぞれ独立に行なわれるというものである．これが本当かどうか確かめるため，次のような実験を行なった．
　図 13.6(a) を見ると，この四角は四角の上の透明な線のように見えるだろう．これは，二つの形の関係と明るさの組合せによるものである．
　ここでは形の関係が特に重要で，図 13.6(b) でも透明に見える．この場合，二つの大きな正方形の輪郭が交わるところに十時の交叉点が見えるだろう．十時の交叉点は透明視の手がかりとして働くといわれている．そこで，このような形の情報が運動に影響を与えるかどうか，つまり形態視と運動視にどういう相互作用があるか調べてみた．
　図 13.6(b) が実験に使った刺激である．この L 字形の中の点は右に動き，別の L 字形の中の点は上に動き，中央の四角の中の点は斜めに動く．別に輪郭が描いてあるわけではないが，動きの違いから輪郭を感じることができる．
　被験者は，中央の四角の中の点の運動を二つの方向の動きに分解して知覚する．これを速度分解と呼ぼう．また一方で，これは片方が透明な二つの四角形が重なっているようにも見える．これを面の分解と呼ぼう．
　では，動きの要因と形の要因は，それぞれ動きの分解と形の分解にいかに影響を及ぼすのだろうか．
　まず，動きの要素の速度分解への影響を調べた．被験者は図 13.6(b) のような視覚提示の後に，中央の視覚の運動方向を，二つの矢印から一つ選ばねばならない．なぜ二つ選ばせてはいけないか．そんなことをしては視覚心理物理学者にはなれない．実験者のもくろみがばれてしまうからだ．
　被験者は，誰もどんな知覚が期待されているかとか，実験の目的とかは知らない．この真ん中の四角の運動方向は 0 から 360 度で変化させられた．視覚提

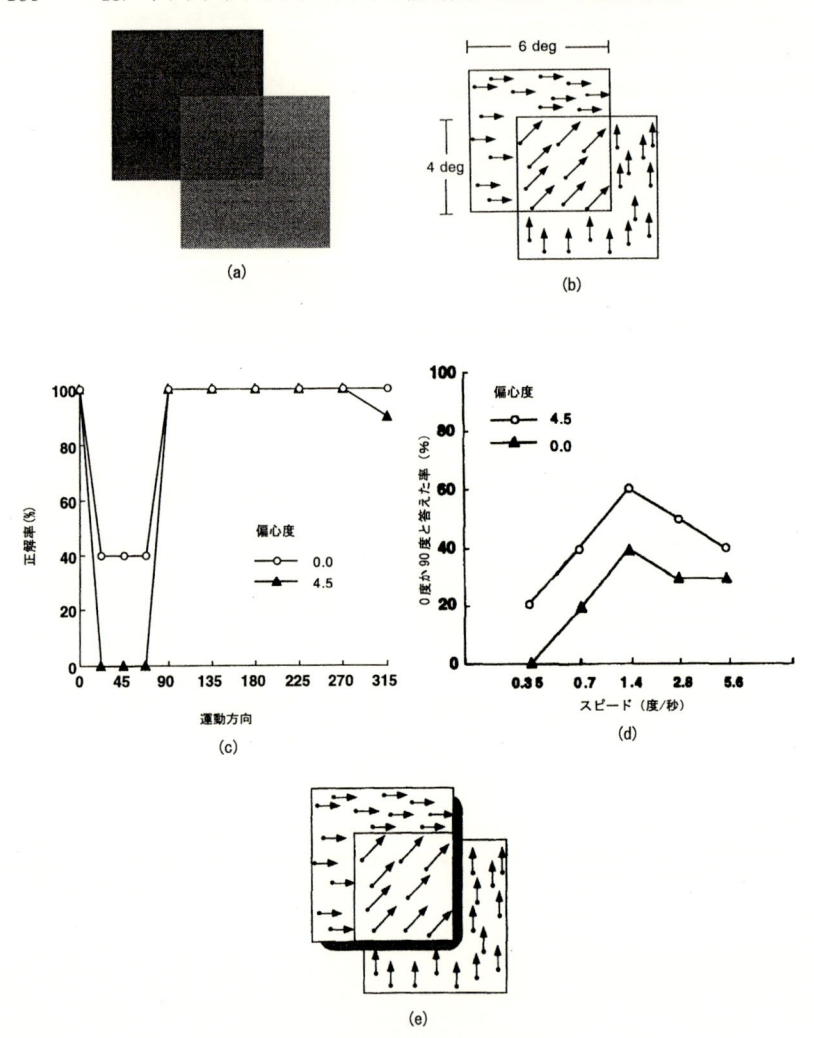

186   13. トップダウンとボトムアップの相互作用―fMRI と心理物理実験―

図 13.6 形態視と運動視の相互作用

示の位置（偏心度）も注視点から 0 度から 4.5 度の間で変えた．

　図 13.6(c) で，横軸は中央の四角の中の点の動きの方向を示す．正解率は 45 度の方向に関して非常に悪くなっている．これはなぜだろうか．そこで，被験者が実際どの方向と感じていたかを調べてみた．45 度に対して，被験者は 0 度

か90度とほぼ同じ程度に答えていた．しかし被験者はどちらか一方と答えなくてはならないので，ほぼランダムにどちらかの答を出した．

次に，中央の四角の中の点のスピードを変えてみた．方向は0度から90度まで変化させた．実際に興味あるのは，前の実験でもっとも良く方向の分解が起きた45度のときである．

結果は図13.6(d)に示す通り．速度分解は，中央の四角の点の速度がまわりの二つのL字形の速度のルート2のときにもっともよく起こった．これは何を意味しているのだろうか．

この二つの実験からいえることは，速度の分解は，中央の四角の点の速度がまわりの点の速度ベクトルの和になっているときにもっとも頻繁に起こるということである．また，分解された速度は，二つのL字形にあるドットのそれぞれの速度とほぼ同じになる．まとめていえば，速度分解は，中央の点の速度が，分解されるべき速度のベクトル和になっているときにもっともよく起こると結論づけることができる．

では次の疑問．動きの要因は面の分解にも影響を与えるのだろうか．

この実験では，刺激が消失した後，被験者に中央の四角で一つの面か二つの面のどちらが感じられたかを答えてもらった．

結果は，中央の点の運動方向が45度で，速度がL字のルート2のとき，もっとも頻繁に面が一つに感じられた．つまり，ベクトル和のルールは，面の分解にもあてはまる．

同じパラメータ，この場合では方向とスピードが，速度分解と面の分解がいつもっともよく起こるかを決めている．これが重要である．そこで，形の要因が速度分解と面の分解に及ぼす影響を考えよう．．

図13.6(e)のように中央の正方形が周りの図を遮蔽しているようにすると，速度分解も面分解も起こらない．つまり，同じ形の要因が，速度分解と面の分解におなじように影響を与える．

実際には，運動の要因と形の要因がそれぞれ，運動の分解と面の分解にどう影響するかを調べるために六つの実験をした．これらの実験結果が示す限りでは，同じ運動の要因，同じ形の要因が，運動の分解と面の分解に同じように影響を与えた．

言い換えれば,速度分解が起こるためには,透明視による面の分解が必要である.面の分解が起こるためには,中央の四角の点の速度はL字形の点の速度のベクトル和である必要がある.運動の要因は面の表現を決め,形の要因は動きの表現を決める.これらのことは,速度と面の分解が起こるには,動きと形処理の間に強い双方向の相互作用があることを意味している.

おわりに

初期視覚には,局所運動処理と大域運動処理の二つの段階がある.最初の実験では,局所運動がいかにして大域的な運動として統合されるかを調べた.結果は,統合は局所信号の局所的な協調により起こるという仮説を支持し,反復演算の結果として大域的な運動方向に収束する.

次に,これら二つの段階への注意の影響を調べた.その結果,どの段階が活性化されるかは,どのタイプの動きに注意を向けるかによることがわかった.

さらに,動きの処理と形の処理の関係を調べた.その結果は,両者の間には強い相互作用があるという仮説を支持しており,視覚の表象では動きの表現と形の表現が相互に矛盾がないように統合されているのである. (渡邊武郎)

文献

1) Redies, C. and Watanabe, T. (1993) Illusion and view stability. *Nature* **363**: 119.
2) Adelson, E.H. and Movshon, J.A. (1982) Phenomenal coherence of moving visual patterns. *Nature* **300**: 523–525.
3) Watanabe, T. (1997) Velocity decomposition and surface decomposition–reciprocal interactions between motion and form processing. *Vision Research* **37**: 2879–2889.
4) Watanabe, T. (1995) Propagation of local motion correspondence. *Vision Research* **35**: 2853–2861.
5) Watanabe, T., Harner, A.M., Miyauchi, S., Sasaki, Y., Nielsen, M., Palomo, D. and Mukai, I. (1998) Task–dependent influences of attention on the activation of human primary visual cortex. *Proceedings of the National Academy of Science of the USA* **95**: 11489–11492.
6) Watanabe, T., Sasaki, Y., Miyauchi, S., Putz, B., Fujimaki, N., Nielsen, M., Takino, R. Miyakawa, S. (1998) Attention–regulated activity in human primary visual cortex. *Journal of Neurophysiology* **79**: 2218–2221.
7) Watanabe, T. ed. (1998) High–level Motion processing, MIT Press, Cambridge, MA.

14. 環境に適応し，未来を予測する視知覚システム

ここでは視覚における順応現象を紹介し，それをもとに運動視システムを解析する．順応現象という切り口から，今回のテーマである階層性や並列性，トップダウンからの修飾効果などの構造がわかってくる．順応現象のなかでも運動残効を主に用いる．視覚モジュール間の相互作用について紹介し，最後に運動情報による未来の予測の話をする．

14.1 視覚における順応現象

知覚系が環境に適応するということを考えるといろいろなレベルがある．もっとも長い時間スパンでは系統発生的な進化のなかで環境に対して適応していくことがあり，個体発生のレベルでも生後，また生まれる前から環境にさらされることによって，神経回路ができあがってくるという可塑性がある．

もう少し我々が日常的に体験するものとしては，知覚学習がある．これはある知覚のタスクを1万回くらいとか1か月くらいやるとどんどんパフォーマンスが良くなるという話で，神経の可塑性と結びつけて考えられている．

もっと身近なのが順応で，これはかなり短期的な適応現象である．具体的には，同じ刺激を知覚し続けるとその刺激に対する感度が下がったり，反対の方向に知覚が歪んだりする．

図 14.1 に運動に関する 3 種類の順応現象を示す．初めが「運動方向選択的閾値上昇」で，右方向に動く縞模様を見た後に，右方向と左方向の運動刺激を見て，コントラスト閾値（ギリギリ見える最低のコントラスト）を調べると，今

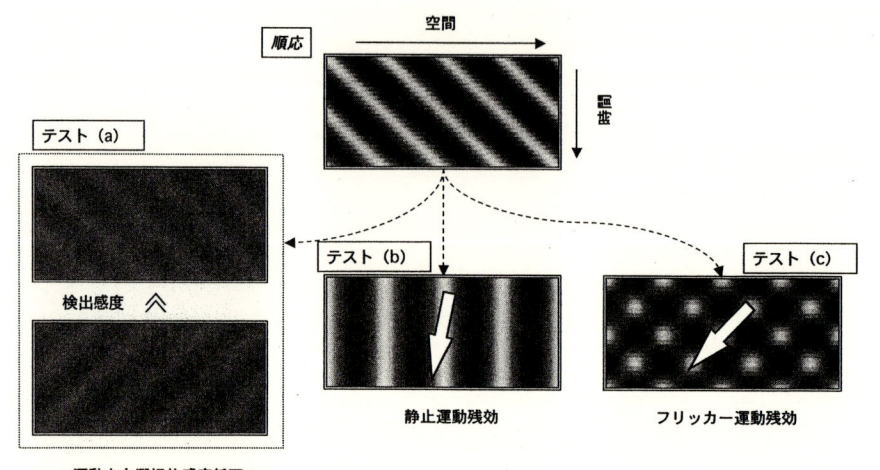

図 14.1　運動の順応現象
順応刺激は共通で（ここでは，右方向に運動する正弦波縞），テスト刺激が異なる．テスト刺激 (a) は，低コントラストの運動正弦波縞．運動方向選択的な感度低下により右方向に運動する縞の検出が困難になる．テスト刺激 (b) は静止した正弦波縞．（静止）運動残効によって左方向にゆっくり動いて見える．テスト刺激 (c) は位相反転正弦波縞．（フリッカー）運動残効によって位相反転速度で左方向に動いて見える．刺激は横軸空間（変調方向），縦軸時間の時空間プロットで表示してある．

まで見ていたのと同じ方向だけ見えにくくなる（図 14.1(a)）．つまり，運動方向に選択的に閾値が上昇する[1]．

2番目の方が通常，運動残効といわれるもので，動いているものを見た後で止まっているものを見ると，今までとは反対方向に動いて見える（図 14.1(b)）．テスト刺激が止まっているので静止運動残効という[2,3]．

3番目のでは，格子パターンのコントラストを反転させたフリッカー刺激をテスト刺激に用いる（図 14.1(c)）．物理的には右へ行っても左に行っても構わないが，運動順応後は，今まで見えていた方向と反対側に運動して見える[4,5]（フリッカー運動残効）．

では，運動残効の仕組みはどのようなものだろうか．脳の中には右方向や左方向など特定の方向の運動に対して発火する細胞がある．例えば静止した刺激には，右向きや左向きに応答する細胞は同じ程度の強さで弱く応答する．順応

時に右向きに応答する細胞に強い刺激を与え続けると，その細胞の応答量が下がる[6]．それは疲労したというよりは適応的な感度調整と考えた方が良い．そうすると再び同じ静止刺激を見せても，右と左で応答のバランスが崩れ，左方向への反応が強くなる．

順応現象を考えるのに大きく分けて二つの見方がある．一つは順応現象自体にどんな意味があるのかを考えるものである．順応は非常に適応的なプロセスである．文献[7]にあるように，例えば入力強度によってゲインを調整する場合，強い刺激が入るとそれに対して適応するが，代わりに弱い刺激が見えなくなる．なぜ弱い刺激が見えなくなるかというと，世の中にある刺激は強いものだと神経が勝手に考え，それを予測してダイナミックレンジを最適にシフトするからである．予測を裏切って弱いものが出てくると，それは見えないことになる．これは非適応的なプロセスに見えるが，実際の世の中で輝度の変化や明るさの変化，運動の情報の変化というものがそれほど急激には起こらないので大して問題にならない．

常に同じ運動が見え続けているのならそれは情報価が低く，無視してもよい．運動順応するとその近傍の速度が見かけ上遅くなるが，面白いことに順応したあたりでどれくらい微妙に速度が変化したかの検出能力を測ると，順応前より良くなる[8]．運動順応によって止まっていたものが反対に見える代償として，見え続けている運動の近傍では信号の符号化効率は良くなっている．抽象的には，「現在の入力分布を最適に符号化するために，システムの特性を変化する」ということ．ただし，これが実際の順応に常にあてはまるのかどうかはよくわかっていない．まとめると，「現在の文脈によって内部モデルを更新し，過去から予想できることは折り込み済みとして，現状からの変化の検出に全力を傾ける」ということが順応の機能のようである．

14.2 順応現象から視覚システムを探る

次に順応を使ってシステムを解析する．

「順応刺激の符号化に関わる神経メカニズムの感度低下が順応現象の原因となる」と考えると，順応現象にどのような選択性があるのかが重要になる．特定

の空間周波数や方位に順応するとその刺激に対して感度が一番悪くなるといったことから，背後にあるメカニズムがそういう刺激次元に対する選択性をもっていることが推論できる[9,10]．このメカニズムは空間周波数チャネルと呼ばれてきた．この概念は 1960 年代の終わりに出てきて，その後に V1 の細胞の受容野がガボール型であるという考え方と合流し，順応によって見出された空間周波数チャネルと細胞の受容野の構造が一致しているという話となった．

運動に関しては，運動順応した方向だけ感度が下がるなどの運動方向選択性のある現象の存在によって，背後にあるメカニズムが特定の運動方向にしか反応しないことが推論される．つまり，このような現象を使って人間の脳の中には「運動方向選択的なメカニズム」があるという証明ができる．電気生理学で運動方向選択的な細胞があることがわかってきたとき，それを人間で調べるときにはどういう論理を使おうかといったときに運動順応は出てきたものである[1]．

これを使って運動システムの構造をさらに深く掘り下げようというのが，本章のテーマである．

人間が見る運動には複数の種類がある．一つは一次運動と呼ばれるもので，それは輝度の流れに基づいた運動である．一次の空間属性は網膜上の 1 点で決まる輝度などの属性であり，輝度の分布が移動していくことを，一次運動という．一方，二次運動はもう少し高次な属性，例えばコントラスト，時間変調やテクスチャの運動である[11,12]．

よく実験に使われる縞模様やランダムドットが右に動いていく刺激は典型的な一次運動であり，輝度の分布が右へ動いていく．

一方，二次運動の例として，ランダムドットのコントラストの強さ自体が動くというものがある．平均輝度自体は変わらない．ランダムドットは無相関に更新されているので，運動方向に輝度が流れているわけではない．また時間変調運動では，ランダムドットがちらついている部分が動く．つまり，時間の変調の波が動いている．この場合も輝度自体は動いていない．

一次運動，二次運動の区別は，運動を検出するメカニズムを考えるときに非常に重要になる．実際の運動検出器の受容野構造がどうなっているのかのモデルとして，時空間平面で傾いているガボール型のフィルタのような機構が考えられている[13]．これを時空間周波数次元で見ると，空間周波数と時間周波数で

特定象限に偏った成分が現れる（図14.2(a)）．実際の猫の運動方向選択的な細胞の受容野の構造を調べると，時空間で傾いているガボール状の構造が見られることがわかってきている[14]．

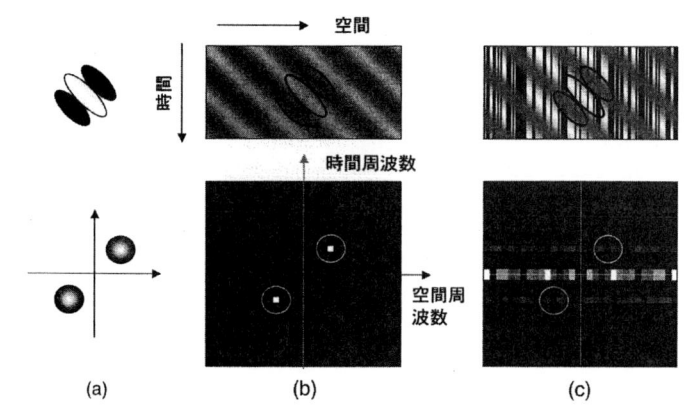

図 14.2 運動検出機構の一次運動と二次運動に対する応答
(a) 運動検出器は時空間で傾いた受容野をもち（上），周波数次元では特定象限に偏った成分が現れる（下）．(b) このような検出器は，輝度定義の一次運動をうまく取り出すことができるが，(c) コントラスト変調で定義される二次運動を捕まえることはできない．

このようなフィルタで，一次運動の信号がとれる（図14.2(b)）．しかしコントラスト変調の運動だと，平均の明るさが一緒なので運動信号を取り出すことができない（図14.2(c)）．この事情を周波数次元で見ると，ランダムドットのコントラスト変調の運動には周波数次元で偏りがないことと対応している．よって，このような線形フィルタが脳内にあったとしても，脳は二次運動を取り出すことができない．しかし，我々は実際見ることができる．なぜ我々は見ることができるのだろう，ということが問題である．

これには二つの考え方があり，一つは，人間の脳の中には一次運動を検出するメカニズムと二次運動を検出するメカニズムが別々にあるというもので[11,12]，もう一つの考え方は，今ある一次運動のモデルに非線形性を組み込めば，理論的には両方に応答するメカニズムがつくられる，というものである[15]．よって，人間が2種類の運動に対して独立した検出器をもっているか否かを実験的に調べる必要がある．

そのためにまず使ったのが運動方向選択的閾値上昇である[16]．一次の運動に順応した後に二次の運動でテストをし，二次の運動に順応した後に一次の運動でテストをする．もし，この二つの運動が同じメカニズムで検出されているとすれば，一次の運動で順応した後に二次の運動を見ると感度が悪くなるはずである．しかしバラバラに検出されているとすると，一次の順応と一次のテストの組み合わせ，二次の順応と二次のテストの組み合わせのときだけに感度が悪くなると予想される．なおかつ，ここでは空間周波数(縞の粗さ)を変える．刺激のタイプや周波数のさまざまな組み合わせをテストすることで，順応に関わるメカニズムの特性を明らかにする．

実験の結果わかったことは，一次の順応一次のテスト，二次の順応二次のテストのときにだけ選択的に感度が大きく上がり，さらにそれは空間周波数に選択的だということである．それ以外の条件では感度上昇は小さく，空間周波数の選択性も見られない．よって，ここから見えてくるメカニズムの構造は，一次運動と二次運動は別個に検出されている，ということである．おそらく，二次の運動検出器は，前処理でコントラスト変調などの特徴を取り出している．また，一次二次どちらの検出器も，空間周波数に選択的である．

次に，静止テストを用いた通常の運動残効である．面白いことに二次運動に対し静止運動残効はほとんど起こらない[17]．これはどうしてなのか．単に二次運動が運動として弱いからなのか．

それに対する反証が，バンドパス刺激に対する静止運動残効の実験である[18]．ここでは，ランダムドットに空間周波数のバンドパスフィルターを掛けた刺激をさまざまな移動距離（1回のジャンプでとばす距離）で動かし，そのときに人間がどの方向に運動が見えるかと，順応した後にどの方向に運動残効が見えるのかを調べた．そして，それらの結果を一次の運動検出器のモデルの予測と比べた．その結果，モデルの予測は運動残効に一致するが，人間の知覚には対応しないことがわかった．運動検出器の予測からすると運動方向が逆転しなければならない条件でも，人間は逆転なしに見てしまう．一方，運動残効の方向は理論通り逆転するので，知覚される運動と同じ方向の正方向の運動残効が生じる．

つまり，知覚される運動は一次運動と二次運動のいろんな成分を利用して成

14.2 順応現象から視覚システムを探る

立しており,一次運動のモデルの特性とは合わない.しかし,二次運動が影響しない運動残効を使うと純粋に一次運動検出器の反応を取り出すことができるので,予測通りの曲線が出てくる,というわけである.

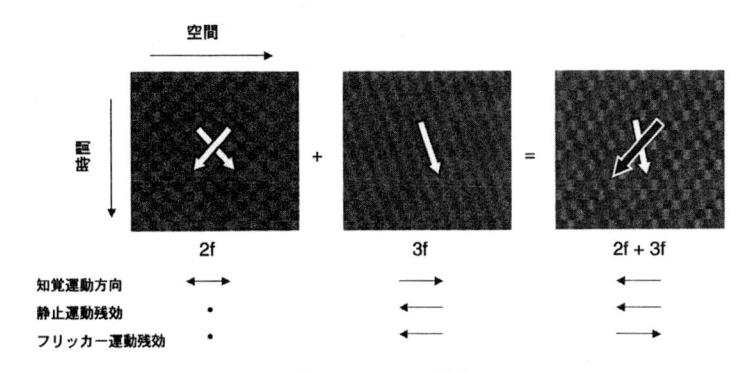

図 14.3 2f+3f 運動
時空間プロット中の太い白矢印は一次運動の方向,黒矢印は二次運動の方向を表す.下に,知覚される運動方向,静止運動残効の方向,フリッカー運動残効の方向を示す.2f+3f 運動に対して正方向の静止運動残効が生じ,かつ,フリッカー運動残効と方向が反転していることに注意.

正方向の運動残効が見えるバンドパス運動を単純化して,2f と 3f の空間周波数の縞を足して,2f の半周期の移動距離で左にジャンプさせてみる(図 14.3).人間の目には,曖昧な 2f の運動と,単独ではエイリアスで運動逆転して右に運動する 3f 成分を足し算すると,足しあわせで生じたコントラスト変調の移動(二次運動)によって左に動いて見える.しかし,3f の運動を見ている一次運動の検出器にとっては,その反対の左方向に見える.つまり,この 2f+3f 運動は,脳の 2 種類の運動視系を別々の方向に刺激することによって,正方向の静止運動残効を生み出すのである.

この現象によって,二次運動が静止残効を誘導しないのは,単に運動として弱いからではないことがわかる.もしそうなら,知覚で二次運動が優勢ならば,残効はその反対に出るはずだからである.さらに,この現象は,一次運動と二次運動が別々に検出されていることの決定的な証拠である.

しかし,フリッカー(位相反転)刺激をテスト刺激に用いれば(フリッカー運動残効),順応した二次運動の反対に運動残効が見える[4,5].さらに,2f+3f

運動に順応すると，テスト刺激を止めたときと，テスト刺激をフリッカーさせたときで見える運動残効の方向が反転する．これが何を意味しているかというと，静止テストとフリッカーテストの運動残効は同じレベルで生じているものではないということである．もし同じなら，同じ刺激に順応したときに，テスト刺激を変えただけで運動方向が反対にならないはずである．

運動残効の特性を知る重要なテストとして，両眼間転移といって，右目で順応して左目でテストをする方法がある．順応が網膜上で起こっているなら，右目で順応して左目でテストをしても何も起こらない．また，V1レベルで起こっていたら強い両眼間転移は起こらないが，高次のレベルになると両眼間転移が起こりやすくなる．静止テストとフリッカーテストを比べると，静止の運動残効では両眼間転移が半分くらいであるが，フリッカーのテストでは条件によってはほぼ100%転移する[19]．

さらに，一次と二次の運動の相互作用も注目に値する．静止運動残効は二次運動に順応したとき，一次のテスト，二次のテストのどちらに対しても出ない．フリッカー運動残効は一次のテスト，二次のテスト両方に対して出る．一方，先に述べた運動方向選択的感度低下だと，二次運動に順応したとき，一次のテストに対して効果は出ない．

また，静止運動残効は空間周波数選択性をもつが，フリッカー運動残効では選択性がなくなる．さらに時間特性については，静止残効は時間周波数，フリッカーでは速度が重要になってくる．

これらの結果は次のように考えると説明できる．一次運動と二次運動はパラレルに処理される．また左目と右目で別々に処理される．静止運動残効は主にここで起こっている．それより上のレベルには一次の運動にも二次の運動にも応答する統合メカニズムがあり，ここでフリッカー運動残効が起こっている．

しかし，実際はもう少し複雑であることがその後の研究でわかってきた[20]．フリッカー運動残効の両眼間転移は必ずしも100%ではないのである．具体的には，順応運動に注意を向けているときにはフリッカー運動残効の量は100%転移するが，注意を向けていないときには転移が40%くらいに落ちる．すなわち運動残効の成分のなかに，注意を向けなくても働くような下位レベルのメカニズムの関与と，注意を向けて初めて応答する上位レベルのメカニズムの関与が

ある.

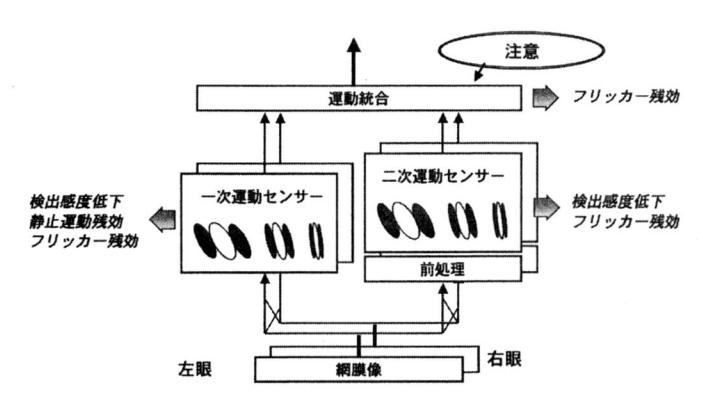

図 14.4 運動視システムの構造と運動順応現象

　この特性を考慮に入れれば,「運動視システムの構造と運動残効」(図 14.4)のようなモデルが導き出せる. 一次運動と二次運動をバラバラに処理して, 上のレベルで統合する. そして, フリッカー運動残効は上位も下位もすべてのレベルの属性を反映する.

　注意であるとか網膜位置であるとか両眼間転移などの情報をコントロールし, 適切な順応現象を調べれば, 心理物理でも特定の運動処理に関わる脳の活動を選択的に取り出すことができることがおわかりいただけたかと思う.

14.3 運動情報と形態情報

　今度は, 運動の情報が形態の情報とか位置の情報とどのような関係があるのかを, やはり運動残効を使って考えようという話である.

　具体的にはこういう現象に基づいている[21]. 目を動かさずにぐるぐる回る図形をしばらく見ている. これを垂直方位で止める. 運動残効が見える. このときに図形の方位はどう見えるか. もし, 脳の中で運動の情報と方位の情報が完全に別々に処理されているとすると, 垂直のまま回って見えるはずである. でも, 実際には, 運動残効の回転方向に方位が歪んでハの字型が見える (図 14.5(a)).

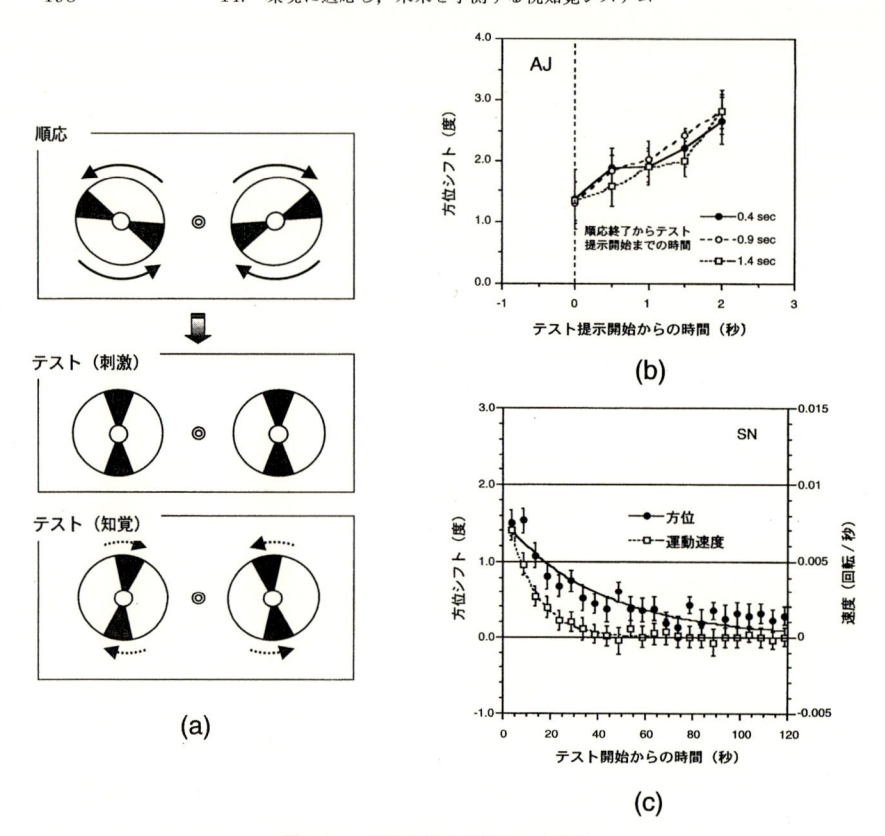

図 14.5　運動信号の形態視への影響
(a) 運動残効によって傾きが誘導される．(b) 2 秒までの傾き誘導量の時間変化．(c) 2 分までの傾き誘導量と運動残効速度の時間変化．

　リチャード・グレゴリーは，彼の有名な本の中で「運動残効では動いて見えるが位置は変わらない純粋な動きが見えている．これは，運動と位置が別々に処理されていることを意味する」という内容のことをいっている[22]．運動視に対する重要レビュー文献の中でこの話が紹介されたこともあり[23]，世間では一般的に信じられてきた．
　しかし，先程見たように実際には運動残効は形や位置を影響するのである．
　この影響は，視覚モジュール間の相互作用を考える上で重要である．ではそ

れはどのような特性をもっているのか，いろいろ調べてみた[21]．

実験結果から，順応後，テスト刺激が出た瞬間にすでに傾きが起こっていることがわかる(図14.5(b))．そして，テスト提示後2秒までを見る限り，時間とともにだんだん傾きが大きくなってくる．また，順応が終わってからテストが出るまでの時間はあまり関係ない．つまり，順応が終わった後に空間が歪み始めるわけではなく，テスト刺激が出た瞬間から歪みが始まる．

方位の歪みは時間とともに大きくなっていくのだが，重要なことはその変化率である．この時間変化の具合から，知覚的に方位が傾いていく回転速度が推定できる．それとは別に，運動残効が起こっているときにどれくらいの速度で回っているか被験者に聞く．単純な発想でいけば，傾きの変化速度と，見かけの回転速度というのは一致しそうなものである．しかし実際には，傾きの変化速度は見かけの回転速度の10%にも満たない．このことから，我々の知覚というのは決してつじつまが合っていないのだということが理解いただけると思う．そのような意味ではグレゴリーは正しいわけである．

また，傾きは増えていくが，その間に運動残効から来る運動信号は徐々に減っている．例えば1分も経てば運動残効はほとんど0になってしまう．よって何か運動信号を積分するような機能がないと，運動信号は弱まっていくのに傾きずれは増えていくということが説明できないわけである．

次にもっと長い時間スケールでどうなるかを調べた(図14.5(c))．先ほど，傾きは時間とともに増えていくといったが，無限に大きくなってはいかないで，10秒もすればだんだん下がるフェーズになる．しかし，面白いことに，3人中2人の被験者で，その減衰の時定数が非常に長かったのである．2分くらいたっても傾きは残ったままなのだ．しかし，運動残効の方は減衰して消えている．動かないのだが，傾きだけは何となく残っている状態である．

なぜ残るのだろうと考えて，動かされたのだからその履歴が残っているのだろうから，途中で刺激を切り替えてやればその履歴効果がなくなるかと思い行なったのが次の実験である．そうすると予想通り運動残効と同じ時定数で傾きは消えた．

この状況を単純に数式化すると次のようになるのではないかと我々は考えている．

初期条件：$R(0) = P(0) + aM(0)$ ［入力が急激に変化したとき］
更新規則：$R(t) = R(t - \Delta t) + bM(t)\Delta t - c[R(t - \Delta t) - P(t)]^n \Delta t$
$R(t)$：時間 t における空間パターンの状態（方位），$P(t)$：入力されるパターン信号，$M(t)$：入力される運動信号，a, b, c, n：定数

　まず，（運動残効からの）運動信号があると，脳はそれを積分して次のパターン状態を推定しようとする．しかし，方位が垂直だという矛盾するパターン情報が常に入ってくる．矛盾する二つの情報をいかに統合するかという問題になっているのである．

　更新規則の第2項で，運動情報を積分して位置なり傾きの情報に変換する．一方，第3項で，現在のパターン入力と内部状態の差分をできるだけ小さくしようとする．積分によって，運動残効より傾き誘導効果の減衰の定数は長くなる．
しかし，刺激を途中で切り替えてしまうと，脳内表現が全部書き換えられるから，初期条件に戻って，そのときの運動信号だけで傾き誘導が決まるので，時定数には差がなくなる．とても単純な話である．

　こう考えると，先ほど知覚はつじつまが合っていないと筆者はいったが，脳は必死になってつじつまを合わせようとしているわけである．故に，運動残効においては，現在手に入る方位の情報と運動の情報から，脳が一番正しかろうと推定した結果が見えているのではないかと我々は考えている．

　運動残効が起こっているときにその運動残効を消し去るように反対側に刺激を回してやると知覚的には止まって見える．知覚的に止まって見えるときに，それが傾いて見えるのか．先程の説明からすると，脳内の運動信号をキャンセルしてやれば位置ずれはなくなるはずである．実験結果も，そのことをサポートした．

　多少言い過ぎかもしれないが，脳は運動情報を使って時間積分をして未来を予測しているようである．現象だけ見ると，運動残効で回って見える方向に傾きが歪んで見えているだけだが，単純に回って見えるから傾いているというのではない．動きという位置の時間微分値を使って次の瞬間何が起こるか脳は予測しているのだ．しかし，運動残効による運動信号だから，予測と現実が合わなくなって，錯視となって体験されるのである．おそらく脳は常に，運動情報と結びつけることでパターン情報を先読み（外挿）して，低い時間レートでしかサン

プリングできないパターン情報をうまくつないでいるのだと思う.それによってスムーズに世界がつながって見えているのではないだろうか. (西田眞也)

文　献

1) Sekuler, R.W. and Ganz, L. (1963) Aftereffect of seen motion with a stabilized retinal image. *Science* **139**: 419-420.
2) Wohlgemuth, A. (1911) On the aftereffect of seen movement. *British Journal of Psychology*, Monograph Supplement 1, 1-117.
3) Mather, G., Verstraten, F.A.J. and Anstis, S.M. (1998) The Motion Aftereffect: a modern perspective, The MIT Press, Cambridge, MA.
4) Ledgeway, T. (1994) Adaptation to second-order motion results in a motion aftereffect for directionally-ambiguous test stimuli. *Vision Research* **34**: 2879-2889.
5) Nishida, S. and Sato, T. (1995) Motion aftereffect with flickering test patterns reveals higher stages of motion processing. *Vision Research* **35**: 477-490.
6) Barlow, H.B. and Hill, R.M. (1963) Evidence for a physiological explanation of the Waterfall phenomenon and figural after-effects. *Nature* **200**: 1345-1347.
7) Barlow, H.B. (1990) A theory about the functional role and synaptic mechanism of visual after-effects. In Vision: coding and efficiency, ed. by Blakemore, C., pp.363-375, Cambridge University Press, Cambridge, MA.
8) Clifford, C.W. and Langley, K. (1996) Psychophysics of motion adaptation parallels insect electrophysiology. *Current Biology* **6**(10): 1340-1342.
9) Blakemore, C. and Campbell, F.W. (1969) On the existence of neurons in the human visual system selectively sensitive to the orientation and size of retinal images. *Journal of Physiology* **203**: 237-260.
10) De Valois, R.L. and De Valois, K.K. (1988) Spatial Vision, Oxford University Press, New York.
11) Cavanagh, P. and Mather, G. (1989) Motion: the long and short of it. *Spatial Vision* **4**: 103-129.
12) Chubb, C. and Sperling, G. (1988) Drift-balanced random stimuli: a general basis for studying non-Fourier motion perception. *Journal of the Optical Society of America A* **5**: 1986-2007.
13) Adelson, E.H. and Bergen, J.R. (1985) Spatiotemporal energy models for the perception of motion. *Journal of the Optical Society of America A* **2**: 284-299.
14) DeAngelis, G.C., Ohzawa, I. and Freeman, R.D. (1993) Spatiotemporal Organization of simple-cell receptive fields in the cat's striate cortex. I. General Characteristics and postnatal development. *Journal of Neurophysiology* **69**: 1091-1117.
15) Taub, E., Victor, J.D. and Conte, M.C. (1997) Nonlinear preprocessing in short-range motion. *Vision Research* **37**(11): 1459-1477.
16) Nishida, S., Ledgeway, T. and Edwards, M. (1997) Dual multiple-scale processing for motion in the human visual system. *Vision Research* **37**: 2685-2698.
17) Derrington, A.M. and Badcock, D.R. (1985) Separate detectors for simple and complex grating patterns? *Vision Research* **25**: 1869-1878.
18) Nishida, S. and Sato, T. (1992) Positive motion after-effect induced by bandpass-filtered

random-dot kinematograms. *Vision Research* **32**: 1635–1646.
19) Nishida, S., Ashida, H. and Sato, T. (1994) Complete interocular transfer of motion aftereffect with flickering test. *Vision Research* **34**: 2707–2716.
20) Nishida, S. and Ashida, H. (2000) A hierarchical structure of motion system revealed by interocular transfer of flicker motion aftereffects. *Vision Research* **40**: 265–278.
21) Nishida, S. and Johnston, A. (1999) Influence of motion signals on the perceived position of spatial pattern. *Nature* **397**: 610–612.
22) Gregory, R.L. (1966) Eye and Brain, McGraw-Hill, New York.
23) Nakayama, K. (1985) Biological image motion processing: a review. *Vision Research* **25**(5): 625–660.

15. 聴覚系のダイナミクスと環境適応性

聴覚研究は視覚研究とは異なる独特の発展をしてきた．聴覚末梢系における周波数分析の研究や，音の大きさ・高さや音色の識別，空間定位などの要素的属性に関しての研究は古くから盛んであった[1]．また，音声言語や音楽などに特化した処理過程の研究も相当の蓄積をもっている[2,3]．ところが，生物にとってもっとも基本的な聴覚機能，すなわち周囲のどこで何が起きているかを音波から推定するという働きに関しては，ごく最近に至るまでほとんど注意を払われていなかった．

しかし1990年代に入り，聴覚研究は急速に変貌を遂げてきた．まだ実環境での機能そのものを扱っているという段階ではないにせよ，実環境での機能を念頭に置いて，それを実現するための情報処理システムとして聴覚系を捉える視点が台頭してきた．その背景にはいくつかの要因を指摘できる．その一つは，音の群化や分凝の問題などを主に扱ってきた記述的研究が，近年では明確に音源解釈という視点をもつに至ったことである[4]．もう一つは，聴覚の特性を定量的に解析してきた心理物理学が時間的に変化する複数音源など複雑な状況を扱うようになってきた結果，聴覚系の非線形性や動特性がクローズアップされたことである[1]．この二つの研究領域の融合も進んでいる．さらに，神経科学において，研究の中心が末梢の蝸牛や聴神経から脳幹神経核，さらには聴覚野へと高次に移っていき，解剖学的な構造と生理学的な特性の解明が進むと同時に，脳活動の画像化による研究も進んだことも重要な要因である[5,6]．

かくして，刻々と変化する環境に即応して適切な行動をとるために，耳に到達する音波を分析して音源の定位と識別を行なう情報処理過程としての聴覚系

を，現象，機能，機構の各側面から総合的に解明するということが，しばらくは聴覚研究の主流となるであろう[7]．とりわけ問題となるのは，多くの場合解が一意に求まらないような音源定位および識別の問題に対していかに合理的な解を求めるか，雑音や伝送路による変形などの効果に対していかに頑健な処理を行なうか，さらに，刻々と入力される大量の情報をいかに効率的に処理するかといった点である．今回は聴覚の補完現象と音源定位に焦点を絞り，そのダイナミクスと環境適応性に関する最近の研究を紹介する．

15.1 聴覚の補完現象

視覚の補完現象はよく知られているが，同様に聴覚でも補完現象が存在する．録音された会話の音声から100〜200ミリ秒程度ごとに信号を削除して無音にすると，何を話しているのか理解できなくなる．ところが，その無音部分に適切な特性をもつ雑音を挿入すると，欠落部分が補完されて会話が聞き取れるようになるのである[8,9]．このような補完現象は元の音が音楽の場合でも観察される．また，男性と女性の話声を短い時間で交互に切り替えると，欠落部分が相互に補完されて男性と女性が一緒に話しているかのように聞こえることもある．このように，聴覚系は必ずしも独立成分解析(ICA)のように同時に存在するすべての音源を分離できるわけではないが，時間軸上での信号の部分的欠落に対しては高い補完能力を示す．このような聴覚系の補完現象は，視覚のオクルージョンや透明視，主観的輪郭と似ている．異なる点もいろいろあるが，その一つは，視覚の場合感覚入力が空間的パターンとして同時に与えられるのに対し，聴覚の場合は時間的に分散して与えられることである．

断続音の合間に雑音を入れたとき，補完が成立して断続音が連続音として聞こえるためには，雑音が断続音をマスキングできるような周波数的・時間的・空間的特性をもっている必要がある[9,10]（マスキング可能性の法則）．これは，実環境において，聴取したい音源からの音が実際に雑音によって隠された場合にのみ補完を行なう上で理にかなっている．このような補完機能は音源解釈に頑健性を与える上できわめて重要である．

そもそもこのような補完がなぜ可能なのだろうか．第一の理由は，通常の状

15.1 聴覚の補完現象

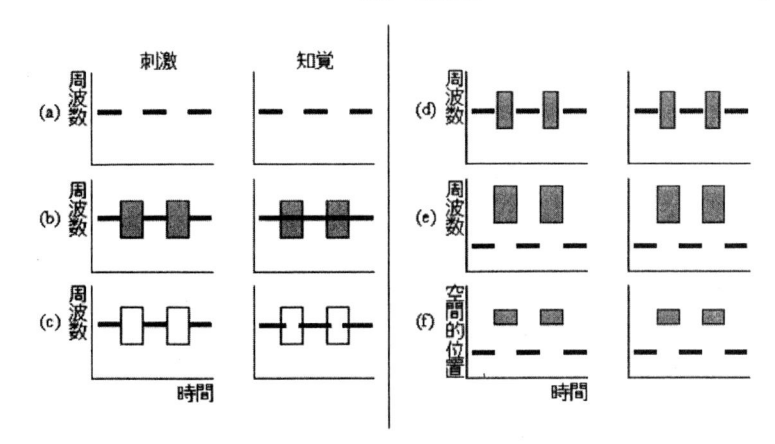

図 15.1 知覚的補完現象の生起条件
(a) 断続的な純音は断続的に知覚される．(b) 断続的な純音の間に適切な周波数・音圧レベルの雑音を挿入すると，純音が連続しているように知覚される．(c) 雑音の周波数は適切でも音圧レベルが低すぎると，完全に連続しては知覚されない．(d) 純音と雑音の間に検知できるギャップがあると，連続的に知覚されない．(e) 純音と雑音の周波数帯域が異なると音圧レベルが高くても連続的に知覚されない．(f) 周波数と音圧レベルが (b) の条件でも純音と雑音の空間的位置が異なると連続的に知覚されない．

況では音響情報以外にも音源に関するさまざまな非音響的情報が存在することである．例えば言語音声の場合，調音的，意味的，構文的，視覚的な情報から欠落部分を推測することが可能である．第二の理由は，実環境ではほとんどの場合音響信号そのものが冗長であることである．このため，欠落部分を前後の信号からある程度推定することが可能である．

言語音声は人間にとってもっとも重要な音響信号の一つであるが，これがどのような冗長性をもつのか，すなわちどれほど劣化させても知覚できるかがよく研究されている．まず，録音された音声に対しバンドパスフィルタをかけ，1500Hz を中心とする幅 300Hz の範囲のみを残して他の帯域を消去した音声を作成しても，明瞭度は 90%以上保たれ充分聞き取ることができる[11]．すなわち，音声情報には周波数領域で大きな冗長性がある．また，音声を四つ程度の周波数帯域に分割してそれぞれの振幅包絡をしらべ，対応する帯域の雑音をこの振幅包絡で変調した音声をつくって足し合わせると，やはりかなりの明瞭度をもって聞き取ることができる[12]．すなわち振幅包絡に多くの情報が含まれて

おり，波形の詳細な構造は必ずしも認識に必須ではない．また音声を時間方向に50ミリ秒の幅に区切り，それぞれを時間的に反転させたものを作成しても明瞭度は保たれる[13]．これは50ミリ秒を越えるゆっくりとしたパターンが保存されているためと考えられる．以上から，言語音声の知覚に必要な情報はスペクトルのゆっくりとした時間変化の中に含まれていると考えることができる．

　言語音声知覚に必要な情報の多くが音響情報のゆっくりとした時間変化に含まれていることは，言語音声をつくりだす舌や顎の動き(調音運動)が急激に変化できずなめらかで連続的にならざるをえないことに由来している．例えば，「あ」「い」「う」「え」「お」という母音を一つ一つ個別に発声した場合と，「あいうえお」と連続的に発声した場合とでは母音を特徴づけるエネルギーの集中領域（フォルマント）のパターンが異なっている．連続発声では，「う」を発声するときには「あ」や「い」の影響が残っており，同時にすでに「え」や「お」の準備をしていなければならないからである．このようななめらかな調音運動の結果，連続発声された言語音声は活字とは異なり，各音素と一対一に対応する物理的特徴（不変量）も，音素と音素の明白な境界（分節境界）も欠如している．しかし裏を返すと，情報が分散し欠落部分の補完が可能になるということでもある．

　次に，連続音が無音によって分断される場合には補完が起こらず，雑音によってマスクされた場合にのみ起きる理由について，生態学的な観点から考察する．無音で分断された場合に補完が起こらないのは，無音部分には「音がない」ことが明示されているからである．一方，欠落部分が雑音でマスクされた場合には，雑音部分には「音がない」という証拠がない．ここで，ある事象の終了と無関係な別の事象の開始が偶然にも同期する可能性が低いことから，ある音と雑音が交互に提示された場合には，その音が雑音の開始点に同期して終了したという解釈よりも，雑音の背後で連続しているがマスクされているという解釈の方が妥当性が高い．このような解釈がパターン照合の前処理として行なわれることにより，知覚の頑健性が実現されていると考えられる．

　補完の時間的な特性に関する知見として，タイミング錯覚がある．言語音声の途中の一つの音素に相当する部分を削除してかわりに短い雑音を挿入すると，補完が生じて削除した音素が元通りに聞こえるようになる．このとき，どの音

素のときに雑音が鳴ったかを判断するのは難しい[8].一続きの発声のなかで音素の順番を聞き間違えることは決してないにもかかわらず,雑音の位置の判断は音素 2, 3 個分ずれることもある.一般に,一つのイベントの中での順序判断は正確なのに対して,音声と雑音といった無関係の信号の間の順序判断は難しいことが知られている.

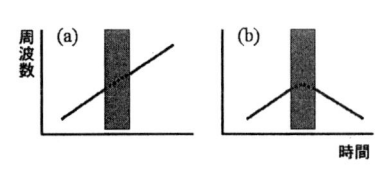

図 15.2 聴覚的補完における後付け的解釈
(a) 周波数が連続的に上昇する音の途中の 2, 300 ミリ秒を雑音で置換すると,補完が生じて雑音部分にも周波数変化音が連続しているように知覚される.(b) (a) の雑音の終了点以降の部分を周波数が下降する音に置き換えると,雑音部分で周波数が上昇から下降に滑らかに変化したように知覚される.

補完の時間特性においてさらに興味深いのは,時間をさかのぼった後付け的な解釈が行なわれることである.周波数が徐々に高くなる刺激音を与え,これが終了した直後に 2, 300 ミリ秒の雑音を聞かせ,さらに雑音終了直後に刺激音を再開する場合を考える.雑音の後の刺激音が,雑音前の刺激音の周波数がそのまま高くなったものと一致する場合は,雑音の間も刺激音がつながっていて,徐々に音が高くなっていったように知覚される.逆に雑音の後に周波数の下がる刺激音を聞かせると,やはり刺激音は雑音の間も連続していたように聞こえるが,この場合は雑音の中で周波数が一度上がってその後下がり始めたように知覚される.両者は雑音の終了時点まで物理的には同一なので,雑音部分の周波数変化音の知覚は雑音の後を聞いてから成立していると考える他はない.音声言語の場合でも,雑音後 100 ミリ秒ほどが雑音部分の補完に影響する[14].これは調音器官の動作特性の情報 (調音情報) を使っていると考えられる.さらに,意味のある文章の場合には,雑音の後の文章の意味が雑音部分の補完に影響する (意味情報).ただしこの場合は,実際にそのような音素に知覚されたのか,それとも意識的な推測を行なったのかを客観的に判定するのは難しい.いずれにせよ,聴覚情報の知覚においては,データが入ってくる順番そのままに

解釈されているのではなく,脳の中で時間的再構成が行なわれているのである.

以上のように,入力情報のスペクトルの変化からの音響事象を解釈するために,聴覚系はさまざまな高度な処理を行なっていることがわかる.まず,少なくとも数百ミリ秒の文脈を勘案しているらしい.また直接的には音響的でないものも含め,多種多様な情報も使って解釈しているらしい.さらに,信号に冗長性があることを勘案して欠落部分の推定を行なっているらしい.また,実環境におけるさまざまな音源の振る舞いの生起確率も考慮にいれているようである.これらの方略を総合的に使って聴覚系は妥当で頑健な音響事象の解釈を実現しているのであろう.このような機能がどのような神経メカニズムによって実現されているかは将来の課題である.

15.2 音源定位のダイナミクス

音源定位を行なうために脳が使うことのできる手がかりは主に三つのものがある.水平方向の判断において主たる手がかりとなる両耳間時間差 (interaural time difference; ITD) と両耳間レベル差 (interaural level difference; ILD),および前後・上下方向の手がかりとなる頭部と耳介での反射・屈折である.ITDは約1500Hz以下で水平方向の主たる判断手がかりとなる.人間の頭の直径を17cmとすると,ITDは最大で500μ秒ないし700μ秒程度となる.人間は純音の場合通常50~60μ秒の両耳間時間差が知覚できるため,角度にして10度程度の違いを弁別できる.音の種類や訓練によっては,1~2度の違いが弁別できることもある.ILDは回折の影響を受けるため周波数に依存し,比較的高い周波数において水平方向の判断の主たる手がかりとなっている.頭部や耳介による反射・回折は音源方向と周波数に依存するため,方向に依存したスペクトルの変化が前後・上下方向の手がかりを与える.この際の伝達関数(頭部伝達関数)は頭部や耳介の形状の違いによって大きく変化し,個人差が大きい.

音源定位の脳内メカニズムについては,特に水平方向の識別についてメンフクロウやネコでよく調べられており,大枠としては種を超えて共通の並列階層構造をもつことがわかっている[15].耳に入った音は蝸牛で周波数分析され,各周波数成分の音圧レベルと位相が聴神経によって符号化されて,蝸牛神経核に

15.2 音源定位のダイナミクス

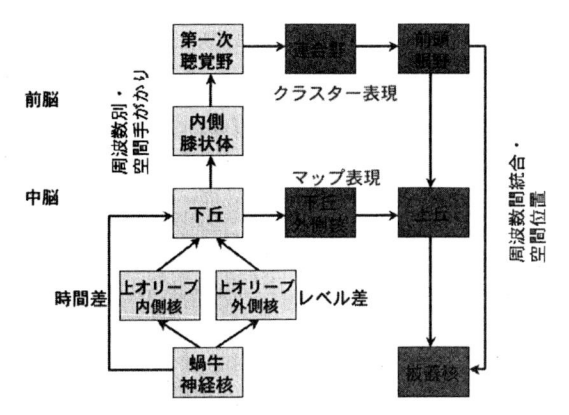

図 15.3 音源定位の脳内メカニズム (文献[15]) より改変して作成)

入力される (哺乳類と鳥類では解剖学的名称が異なる場合があるが, ここでは原則として哺乳類での名称を採用する). 両側の蝸牛神経核からの情報は上オリーブ核で収斂する. このうち上オリーブ内側核は位相情報だけを抽出してITDを検出し, 上オリーブ外側核は強度だけを抽出してILDを検出する. メンフクロウでは, ITDの検出は遅延－一致検出回路によって行なわれる. この機構は50年以上前に予言されたものであるが[16]), 上オリーブ内側核に相当する部位に実際に存在することが1990年に証明された[17]). この原理は次の通りである. 右耳と左耳からの入力はそれぞれ遅延線を通って一致検出器に到達する. この一致検出器は左右からの入力が時間的に同期したときに発火する. 左右の耳から一致検出器までの遅延時間はさまざまな値をとるようになっており, どの遅延時間に対応する一致検出器が興奮するかということによってITDが符号化される. ただし最近の研究では, 哺乳類ではITDの符号化の仕方がメンフクロウとは異なっているという説も有力になりつつある[18]). 一方ILDは, 上オリーブ外側核において, 同側と反対側の蝸牛神経核からの興奮と抑制のバランスによって検出される. メンフクロウではITDとILDの情報は下丘で統合される.

上オリーブ内側核におけるITDの検出は, 蝸牛で分解された周波数成分のそれぞれについて行なわれる. このため, 一致検出器群の出力は, ITD +/− nT (Tは波形周期) の位置に複数のピークを生じ, そのうちのどれが真のITDに対応するのかが単一の周波数では決定できない(位相多義性). この問題は, 各

周波数を担当する一致検出器の出力が周波数間で統合されることによって解決されていると考えられている．周波数間で統合された情報は，特定のITD，ひいては特定の空間位置と対応づけられ，運動コントロールと密接な関係をもつ．ただし複数の音源がある場合には，単純な周波数間統合では不十分であり，音源分離と位相多義性の解消とは相互に関係していると考えられるが，実際にどのような処理が行なわれるかは未解明である．

　以上は脳幹の話であったが，ここでは情報表現としてマップ表現を使っていることが知られている．すなわち，脳内で近傍にある細胞は空間的に近接した受容野に対応しており，このような細胞群がシステマティックに配置されている．一方一次聴覚野や二次聴覚野ではこのようなマップ表現は見出せない．近傍にある細胞もその受容野の位置は大きく異なっており，また受容野自体もかなり大きい．皮質では，時間パターンやアンサンブルコーディングが情報表現として用いられている可能性が議論されている．

　これまでの研究は，単一で定常といった単純な音源が主に用いられてきた．それでは，より実環境に近い刺激文脈，すなわち，複数の音源がいろいろな位置やタイミングで鳴っているような場合には音源定位はどのように行なわれるだろうか．単に単一音源の場合の重ね合わせになるのか，それとも音源間の複雑な相互作用があるのだろうか．実際には，二つの音を提示して音源定位させると，単独の場合では説明できないさまざまな現象が現れる．例えば，定位すべき刺激音を聞く前に，別の位置から発せられた順応音を聞いておくと，刺激音は順応音と反対の側にずれて聞こえる(定位残効)[19]．また同時に二つの刺激音を出すと(同時対比)，両者の間の角度は正しい値よりも広がって聞こえる．

　定位残効において，ITDの選択性および周波数選択性はどのようになっているのだろうか．定位すべき検査音が中央にある場合，順応音が中央の場合には定位は変化しないが，中央以外の場合には検査音の定位がずれる．これは定位残効の効果は検査音の絶対的な位置ではなく順応音との相対的な位置関係に依存して起こることを示している．また，周波数選択性に対しては，順応音と異なる周波数の音を聞いた場合，1/2オクターブほど離れると定位残効はなくなる．このような周波数選択性は，定位残効が周波数ごとにITDを処理する段階の神経活動を反映していることを示している．

15.2 音源定位のダイナミクス

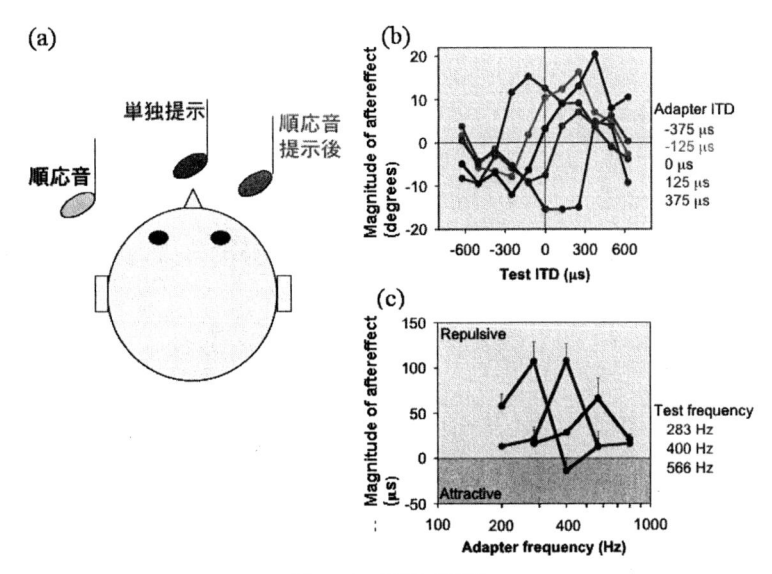

図 15.4 音源定位残効
(a) 現象の模式図．単独提示だと中央に聞こえる音も，左側の音に順応した直後に提示されると右側にずれているように知覚される．(b) ITD 選択性．順応音の ITD を 5 種類に変化させた場合の，さまざまな ITD の検査音における定位のずれの量（＝順応時の定位角度 − 無順応時の定位角度）．(c) 周波数選択性．順応音の周波数を 3 種類に変化させた場合の，さまざまな周波数の検査音における定位のずれの量（ITD に換算）．

定位残効のような二音間の反発的相互作用は同時提示でも起きる．中央に定位した帯域雑音を一定時間提示し，その左もしくは右に定位する検査音を提示すると，検査音は雑音から反発し，より外側にあるように知覚される．この影響は雑音を除去した後もしばらく残る．このような定位対比の効果は非常に立ち上がりの速いプロセスであり，1 秒程度の帯域雑音の直後に検査音を提示しても対比効果（定位残効）は起こる．したがって，定位残効は，音源定位に関与するニューロンが不自然な長時間提示によって疲労することによって起こるような種類のものではなく，実環境でも頻繁に起こりうる適応的なものであることが示唆される．

音源定位における文脈依存性は弁別課題でも観察される．定位をずらした二つの音を聞かせたとき，十分に離れていれば容易に区別できるが，差が小さいとその二つの音の定位のずれを知覚することは難しい．この 2 種類の音の定位

のずれを知覚する閾値を定位弁別閾と呼ぶ．このときに順応音として事前に二つの音のITDの平均のITDをもつ音を聞かせておくと，弁別感度が上がり，弁別閾は6割程度に下がる[20]．順応音から離れたところに定位する音では逆に弁別感度が下がる．この性質には周波数選択性があり，周波数ごとにITDもしくは空間位置を処理する段階の変化を反映していると考えられる．

　このような弁別能の変化は聴覚系のどのレベルで起こっているのだろうか．ITDやILDの個々を処理しているレベルで起こっているのか，それともそれより上位でITDとILDが統合されて空間的位置が計算されたレベルで起こっているのだろうか．これを明らかにするために，ITDとILDが相殺して中央に知覚される音，つまりITDは右に，ILDは左にずれておりその結果として知覚的には真中に聞こえる音を順応音として用いて定位弁別感度変化を測る実験を行なった．弁別感度が空間的に知覚される位置に依存して変化しているなら中央の感度が上昇し，ITDやILDなど個々の特徴によるなら，それぞれの知覚されるべき定位近傍において弁別感度が上昇するはずである．結果として，ITDの弁別課題では順応音の知覚位置ではなくITDの位置で弁別感度が上昇した[21]．したがって個々の定位手がかりが統合されて空間知覚が成立した段階ではなく，個々の定位手がかりを独立に処理する段階で弁別感度の適応的変化が生じていることが示唆される．

　ここまでみてきたような定位残効や定位弁別感度の適応的変化を説明するモデルとして，ITD検出過程に利得制御を導入したモデルを提案する[19]．蝸牛での周波数分析に対応する聴覚フィルタを通過した信号は，周波数チャネルごとに遅延–一致検出回路に入力される．ここでは少しずつ異なる両時間遅延（ITD）に選択的に応答するニューロン（一致検出器）が系統的に配列されており，一致検出器群全体の興奮パターンの重心がITDを表現していると考える．この遅延–一致検出回路における計算は，両耳間の相互相関を求めることに相当する．ここで，一致検出器に利得制御を導入する．すなわち，一致検出器の利得は，直前の入力（両耳間の相関値）が大きければ低下し，小さければ上昇する．一致検出器の出力は入力の相関値×利得で決まる．順応音がない場合，ITDによらず利得は一定である．しかし，順応音を与えた場合，そのITD近傍の利得は下がる．したがって，その付近の一致検出器の出力は順応音がない場合よりも

15.2 音源定位のダイナミクス

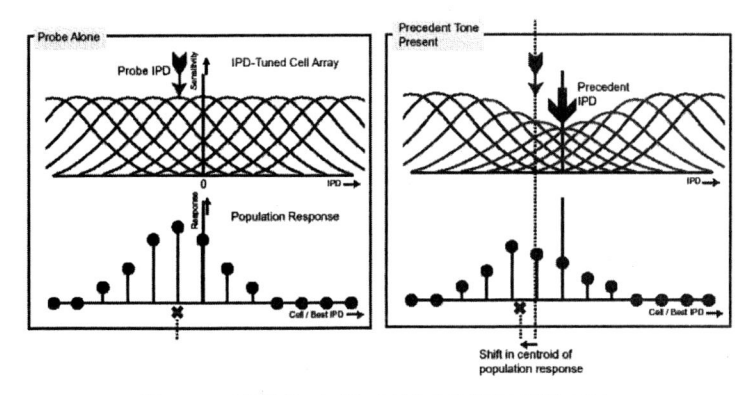

図 15.5 音源位置の知覚における文脈効果の計算モデル
左パネル：単独提示の場合．脳内には特定の両耳間時間差 ITD（この図では両耳間位相差 IPD と表記，横軸に対応）に選択的に応答するニューロン群（一致検出器群）がある．上の矢印の両耳間時間差をもつ音に対するこのニューロン群の応答は下段のようになる．右パネル：右の矢印の両耳間時間差をもつ音が提示された直後に左の矢印の両耳間時間差をもつ音が提示された場合．順応音に対する応答の程度に応じて各ニューロンの感度が低下しているので，後続音に対する応答の重心が単独提示の場合（左パネル）と比べて先行音から遠ざかる方向にずれる．

下がる．その結果，すべての一致検出器群の興奮パターンの重心は順応音がない場合の重心位置から遠ざかる方向にずれることになる．これが定位残効に対応する．さらに，順応音の ITD を中心としてわずかに ITD の異なる検査音対を提示して弁別させた場合，それぞれの検査音に対する一致検出器群の興奮パターンは順応音からそれぞれ反対方向に遠ざかることになり，両者の差が強調されるので弁別感度が上昇すると考えられる．このモデルに基づく数値シミュレーションによる予測は，定位残効および定位弁別感度変化に関する心理物理学的実験結果とよく一致する．

このような適応的変化の情報処理上の意義を考えてみよう．外界の環境(刺激の分布) は刻一刻と変化している．これを最適に符号化するにはどうしたらよいだろうか．全領域を一つの入出力関数で符号化するようにすると各時点での精度が悪くなる．一方，最近の刺激分布に応じて，その領域のみを精度よく符号化できるように入出力関数をシフトさせる適応符号化を行なうと，分解能とダイナミックレンジを実質的に両立させることが可能になり，情報伝達効率が向上する．

以上をまとめると，刺激依存的で短期的な可塑性は，現象的には音源定位の文脈依存性をもたらしている．これは，ITD 選択的で周波数選択的に起こり，入力に応じて素早く現れまた消える．この機構としては ITD 選択的ニューロン群の利得制御が考えられる．具体的な部位としては音源定位において重要な役割を果たす脳幹神経核である下丘を候補に挙げることができる[22]．また機能的には，文脈を勘案した効率の良い情報処理に役立っていると考えられる．

ここまで述べてきたのは数秒程度の短時間内の刺激文脈に対する音源定位システムの適応（可塑性）であったが，もっと長い時間スケールのなかでも適応（可塑性）を考えることができる．短期的な可塑性と長期的な可塑性は，機能的，神経的な観点からどこまで同じ原理で行なわれているのだろうか．音源定位の知覚学習や空間マッピングの再構成など，長期的な可塑性に関する実験結果を見てみよう．

まず，音源定位の弁別課題を学習させる実験について述べる．ITD がわずかに異なる音を二つ提示したときにどちらが左であるかを判断させる弁別課題を成人被験者に対して 1 週間ほど訓練すると，訓練前の 6 割程度まで閾値が下がることがわかった．この ITD 弁別能は，訓練した位置では向上するが，違う位置では訓練前と変わらない．このことから，学習効果には ITD 選択性があると考えられる[23]．一方周波数については強い選択性がなく，学習後の閾値は検査音の周波数によらず一様に低下する．これに対して，ILD の弁別課題における学習効果には周波数選択性が報告されている[24]．また，ITD と ILD の間では学習効果は転移しない．これらのことから，音源定位の弁別学習は，ITD と ILD の情報が統合されて空間内の位置が計算された段階ではなく，ITD と ILD とを個別に処理する段階で生じていることが示唆される．

視覚における上下反転眼鏡への適応のように，音響信号と音源定位との対応関係を人工的に変化させた場合の適応についての興味深い実験結果も報告されている．先に述べた通り，耳介の形状は，音源の上下方向の位置を判断する上で重要な手がかりをもたらす．耳介の凹凸を埋めるように詰め物をして耳介のフィルタの伝達特性を変化させると，上下方向の音源定位精度が大幅に劣化する．ところが耳に詰め物をしたまま，通常と同様の生活を行なうと，2, 3 週間程度で元のように上下方向の定位ができるようになる[25]．これは，体性感覚や

視覚からのフィードバックによって,脳内に新しい耳介の伝達特性に対応したマップが形成されたためと考えられる.

このように新しく獲得した空間マップは脳の別のところに獲得されているのだろうか.それとも元のマップ自体が変化したのであろうか.これを明らかにするために,メンフクロウを用いて,幼鳥の頃に視覚にプリズム順応をさせることによって視覚と聴覚の知覚にずれを生じさせ,長期的可塑性の神経機構を探る実験が行なわれた[26].メンフクロウの視蓋(上丘に相当)には,聴覚と視覚の空間マップが対応して配列されており,下丘 (ICx) にある聴覚の空間マップがこれに直接投射している.プリズム順応によって,ICx の聴覚空間マップに変化が生じる.実はここでは古い回路がなくなるのではなく,古い回路と新しい回路が併存していて古い回路が選択的抑制を受けている.

おわりに

環境と知覚者の間には,さまざまな時間スケールでのダイナミックな相互作用があり,知覚の環境適応性が実現されている.これまで文脈効果,順応,注意,学習,進化(生態学的制約)などはそれぞれ別個に論じられてきたが,外界刺激分布の偏りを勘案し,それを最適に符号化するようにシステムを適応させていくという点では共通していると考えられる.これらの現象的特性・情報処理的機能・神経メカニズムをより詳細に明らかにすることが今後の課題である.

(柏野牧夫)

文　献

1) Moore, B.C.J. (2003) An Introduction to the Psychology of Hearing (fifth ed.), Academic Press, San Diego.
2) 柏野牧夫 (2000) 音声知覚の恒常性. In 脳科学大事典, 甘利俊一, 外山敬介 (編), pp.502-508, 朝倉書店.
3) Deutch, D. (1982) The Psychology of Music, Academic Press, San Diego.
4) Bregman, A.S. (1990) Auditory scene analysis: the perceptual organization of sound, MIT Press, Cambridge, MA.
5) Oertel, D., Fay, R.R. and Popper, A.N. (eds.) (2002) Integrative Functions in the Mammalian Auditory Pathway, Springer-Verlag, New York.
6) Rauschecker, J.P. (1998) Cortical processing of complex sounds. *Current Opinion in Neurobiology* **8**: 516-521.

7) 柏野牧夫 (2000) 聴覚の心理学的モデル. In 脳科学大事典, 甘利俊一, 外山敬介 (編), pp.519–525, 朝倉書店.
8) Warren, R.M. (1970) Perceptual restoration of missing speech sounds. *Science* **167**: 392–393.
9) Warren, R.M. (1984) Perceptual restoration of obliterated sounds. *Psychological Bulletin* **96**: 371–383.
10) Kashino, M. and Warren, R.M. (1996) Binaural release from temporal induction. *Perception & Psychophysics* **58**: 899–905.
11) Warren, R.M., Riener, K.R., Bashford, J.A.Jr. and Brubaker, B.S. (1995) Spectral redundancy: intelligibility of sentences heard through narrow spectral slits. *Perception & Psychophysics* **57**: 175–182.
12) Shannon, R.V., Zeng, F.G., Kamath, V., Wygonski, J. and Ekelid, M. (1995) Speech recognition with primarily temporal cues. *Science* **270**: 303–304.
13) Saberi, K. and Perrott, D. R. (1999) Cognitive restoration of reversed speech. *Nature* **398**: 760.
14) 柏野牧夫 (1992) 閉鎖区間の前後に分散する手がかりに基づく日本語語中閉鎖子音の知覚. 日本音響学会誌 **48**: 76–86.
15) Cohen, Y.E. and Knudsen, E.I. (1999) Maps versus clusters: different representations of auditory space in the midbrain and forebrain. *Trends in Neuroscience* **22**: 128–135.
16) Jeffress, L.A. (1948) A place theory of sound localization. *Journal of Comparative Physiological Psychology* **41**: 35–39.
17) Carr, C.E. and Konishi, M. (1990) A circuit for detection of interaural time differences in the brain stem of the barn owl. *Journal of Neuroscience* **10**: 3227–3246.
18) McAlpine, D. and Grothe, B. (2003) Sound localization and delay lines: do mammals fit the model? *Trends in Neuroscience* **26**: 347–350.
19) Kashino, M. and Nishida, S. (1998) Adaptation in sound localization revealed by auditory aftereffects. *Journal of the Acoustical Society of America* **103**: 3597–3604.
20) Kashino, M. (1998) Adaptation in sound localization revealed by auditory after-effects. In Psychological and physiological advances in hearing, ed. by Palmer, A.R., Rees, A., Summerfield, A.Q. and Meddis, R., pp.322–328, Whurr Publishers, London.
21) Kashino, M. (2000) Effects of a Preceding Sound on Interaural-time-difference (ITD) Discrimination: ITD or perceptual space? 2000 MidWinter Meeting of ARO, p.302.
22) Furukawa, S., Maki, K., Kashino, M. and Riquimaroux, H. (2005) Dependence of the interaural phase difference sensitivities of inferior cellicular neurons on a preceding tone and its implications in neural coding. *Journal of Neurophysiology* (in press).
23) Kawashima, T., Kashino, M. and Sato, T. (2000) Perceptual learning in the discrimination of interaural time differences. *Journal of the Acoustical Society of Japan* (E) **21**: 227–228.
24) Wright, B.A. and Fitzgerald, M.B. (2001) Different patterns of human discrimination learning for two interaural cues to sound-source location. *Proceedings of National Academy of Science U.S.A.* **98**: 12307–12312.
25) Hofman, P.M., van Riswick, J.G.A. and van Opstal, A.J. (1998) Relearning sound localization with new ears. *Nature Neuroscience* **1**: 417–421.
26) Zheng, W. and Knudsen, E.I. (1999) Functional selection of adaptive auditory space map by GABA mediated inhibition. *Science* **284**: 962–965.

16. 外部座標から筋肉座標へ

　目標到達運動は，空間内の目標の位置が決まるとそれに手をのばすための筋活動パターンが決まるという意味で，本質的に座標変換である[1,2]．この座標変換が脳の中でどのように実行されているか，100年以上前から関心がもたれ，数多くの研究がなされてきたが，現時点でも座標変換の骨格でさえも不明な点が多い．この座標変換は定量的な過程であり，常に何かの座標系に依存した定量的な表現が要請される．目標到達運動に関わるとされる座標系は大きく2種類に分けられる．身体に関連づけられたいわゆる「内部座標系」と，身体とは独立な「外部座標系」である．内部座標系は，筋肉，関節など末梢の運動器の状態（筋長，筋張力，関節角度，関節トルク，など）による運動の記述である．これに対して外部座標系は身体とは独立に空間内での位置や方向で運動を記述する．明らかに両者は異質で，その間のギャップは大きい．冒頭に挙げた「空間内の目標の位置」は外部座標系であり，「筋活動パターン」はもちろん内部座標系である．つまり目標到達運動では，未知のアルゴリズムによって外部座標系から内部座標系への変換が行なわれている．ではこの座標変換のアルゴリズムを，どう探ればよいのだろうか．座標系が手掛かりになると考える．目標到達運動の表現に座標系が必須だとすれば，逆に座標系が決まればその上での運動パラメータ（位置，速度，加速度など）の記述が決まり，さらには別の座標系への変換アルゴリズムにも見通しがつくと考えられるからである．もし神経回路上のさまざまな場所で運動指令の座標系を決められれば，目標到達運動の座標変換アルゴリズムを解明する突破口になるであろう．

16.1 一次運動野ニューロンの使う座標系

a. 運動指令の内部座標系説

さて,目標到達運動においては大脳皮質一次運動野(M1)が一番重要な構造の一つと考えられているが,それはM1が大脳皮質の中で唯一,運動ニューロンを直接支配しているからである.M1のニューロンにおける運動の表現(符号化)を理解する試みは30年以上前のEvartsの実験にさかのぼる[3].Evartsは世界で初めて,運動課題実行中のサルM1から課題実行に関係するニューロン活動を記録することに成功した.彼はサルに手首関節の伸展–屈曲という1自由度の運動を訓練した.この実験は,伸展–屈曲運動の際に手首へのトルク負荷を調節でき,記録しているニューロンのトルク負荷に対する感受性も調べられるようにデザインされていた.その結果,大部分のM1ニューロンでは発火頻度と筋活動およびトルク負荷との間にきれいな正の相関があることが明らかになった.そこでEvartsはM1の出力ニューロンが,関節トルクや筋肉活動のような内部座標系で運動をコードしていると結論づけた.

b. 運動指令の外部座標系説

ところが1980年代に入り,Georgopoulosのグループが全く異なる説を展開し始めた[4].彼らも,サルのM1から運動課題実行に関連するニューロン活動を記録した点はEvartsと同じである.しかし彼らは肩と肘関節を使う多関節運動を用い,しかもその課題は中心から周辺の8方向に向かう2自由度・2次元の運動で,複雑さの点でかなりの違いがあった.彼らの記載のポイントは二つある.一つは,単一ニューロン活動が空間内の運動の方向に相関をもつ,いわゆる"cosine tuning"をしていること.二つ目は,このような指向性をもつニューロン活動を多数集めた"population vector"が,外部空間での運動の方向ときわめてよく一致することである.彼らは,この結果からM1のニューロンは外部座標系で運動の方向をコードしていると結論づけた.後に彼らの主張は外部座標系の十分条件でないことが示されたが[5],明らかにEvartsらの運動指令の内部座標系説と水と油の関係にあり,両グループの間で80年代,90年代を通じて決着のつかない論争が続いた(例えば文献[6]).

16.2 運動野指令の座標系を明らかにする実験

a. 実 験 系

我々はこのような混乱した状況下で，運動野での運動指令コードについて研究を始めた．そこで，それまでの実験を詳細に検討してみると，ニューロン活動と特定の「座標系 (frame of reference)」の対応に問題があることがわかってきた．例えば「手を『前』に伸ばしてスイッチを押すときに活動するニューロン」を考える．何気なく読めるこの文章中の「前」という言葉が問題である．この「前」というのは我々の主観であり，実はこのニューロンは指先が前に動くような「関節の伸展」を表現しているのかもしれない．つまり特定の関節の伸展が原因であって，指先が「前」に動いたのはその結果にすぎないかもしれない．どちらにせよ運動の結果は同じであるが，そのニューロンの運動制御への関わり方は全く異なる．ここに，座標系[7]を分離する最大の意義がある．まず基本に立ち返り「座標系」を定義しよう．座標系とは，運動を定量的に記述する基準であり，その座標系が固定されている点，言い換えれば何と一緒に動くかが定義の基本になる．例えば，頭の座標系は頭に静止し，腕の座標系は腕とともに動く．これに対し外部（空間）座標系は，身体の動きから独立して空間内に静止していると定義される．ニューロン活動の座標系を同定するときはこの定義を逆に使う．再び，手先を前に動かすときに活動するニューロンを考える．この活動が空間内の運動の方向（外部座標系）か，関節の特定の動き（関節座標系）のどちらに関連しているか区別したい．それには「前」向きの運動を「異なる関節の動き（例えば掌を反転させ）」で行なわせ，ニューロン活動を比較すればよい．二つの運動はともに「前」向きである．つまり外部座標系で見れば同じ運動になる．ところがその「前」向き運動のための腕全体の関節の動きは異なる．つまり関節角度を基準にした「関節座標系」では異なる運動になる．したがって，二つの条件下で問題のニューロンが同じ活動を示したとすれば，その活動が関節座標系に関連する可能性は低く，空間座標系に関連していることを示唆する．

我々は今述べた問題を考慮した新しい実験系を開発した[8]．実験はサルに手

16. 外部座標から筋肉座標へ

＜実験のイメージ＞

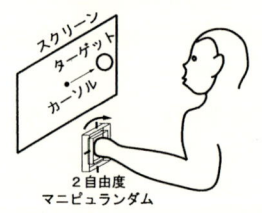

＜手首の回転による外部座標系と関節座標系の分離＞

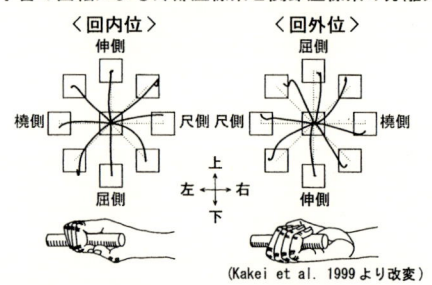

〈回内位〉　〈回外位〉

(Kakei et al. 1999 より改変)

図 16.1　実験の概念図（文献[8]より改変）
上：サルが行なう課題の概念図．下：手首の回転による座標系の分離．手首の姿勢の違いにより，例えば同じ上向きの運動に異なる関節の動きが対応することに注意．

首の単関節の運動を行なわせた点で Evarts の実験に類似する．ただし，1次元-1自由度の運動ではなく，伸展-屈曲に垂直方向のもう1自由度を加えた，2次元-2自由度の8方向の手首運動を行なわせた（図16.1）．この課題の最大の特徴は，手首単関節の2次元の運動を，異なる姿勢で行なわせる点にある．この操作により外部座標系での運動の方向と手首関節座標系での運動の方向が分離される．例えば，回内位では「上」向きの運動は手首の「伸展」によるが，前腕を180度回転させた回外位では同じ「上」向きの運動に手首の「屈曲」が対応する．実際の課題では，サルの顔前の CRT 上に，手首用マニピュランダムに連動した点状のカーソルがあり，手首を動かした方向にカーソルが動く．最初に画面中央に目標が現れ，サルはマニピュランダムを操作してカーソルを目標内に保持して待つ．しばらくすると周辺の8個の目標の一つが点灯し，これが次の運動の目標となる．この時点では，まだ運動を開始してはならず，中央の目標が消えたことを GO の合図として，サルは速やかに（< 200 ミリ秒）次

16.2 運動野指令の座標系を明らかにする実験

の目標にカーソルを移動する．成功に対する報酬としてサルには少量のジュースが与えられ一試行が終了する．

b. 筋肉の活動

このような課題を充分に訓練した後，最初に課題に関連した筋活動の解析を行なった．筋活動は，前腕のすべての筋肉と上腕のすべての筋肉および肩のほとんどの筋肉の合計 27 個の筋肉から記録した．その結果，驚くことに前腕の 7 個の筋肉だけが課題に関連した活動を示した．上腕，肩の筋肉では課題に関連した活動は見られなかった．

回内位　　　　　　　　　回外位

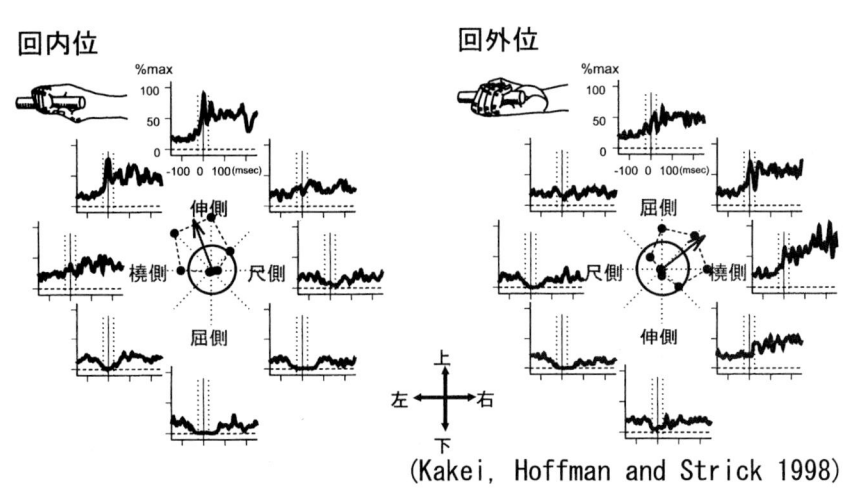

(Kakei, Hoffman and Strick 1998)

図 16.2　課題関連活動を示す短橈側手根伸筋 (ECRB) の筋電図
左：回内位，右：回外位における 8 方向への運動に伴う筋活動を示す．横軸のゼロは運動開始時に対応する．中心は運動開始前後 25 ミリ秒間の筋活動の polar plot. 矢印は PD を示し，回内位から回外位へ 72 度回転した．

図 16.2 は，課題に関連した筋活動の例である．左が回内位，右が回外位での 8 方向の運動に伴う筋活動を示す．回内位では活動のピークはおよそ 11 時の方向を向いているが，前腕を 180 度回転した回内位では，活動のピークの方向が 1 時 30 分のあたりに回転している．定量的な解析の結果，筋活動の強さは運動の方向に対して cosine カーブで近似される変化を示し (図 16.3)，活動のピークの方向 (preferred direction；PD) が 72 度回転していることがわかった．前腕

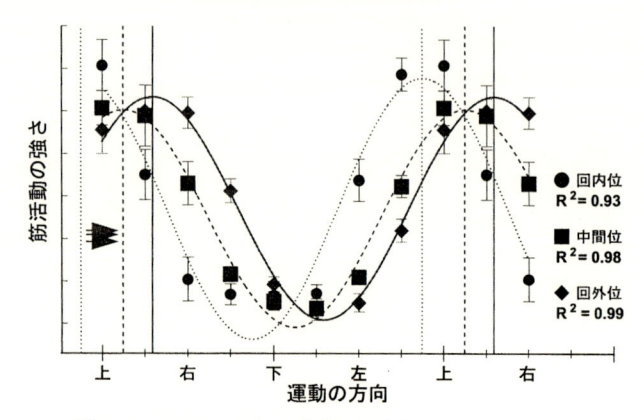

図 16.3 ECRB の三つの姿勢におけるチューニングカーブ
PD が回内位から中間位をへて回外位へと次第に時計回りに回転していることに注意.

の 180 度の回転に対して筋活動は 72 度という中途半端な角度しか回転していない. 奇妙な現象である. 実は, この奇妙な現象はこの筋に特殊なことではなく, 課題に関連した 7 個の筋肉すべてが同じように中途半端な PD の回転を示した (図 16.4(B, C)). このことは, これら機能的に多様な筋肉の活動が,「一緒に動く」すなわち「同じ座標系」に載っているという驚くべき結果を示唆する. 実際, 各筋肉について回内位から回外位へと姿勢を変えたときの PD の回転を計算すると, 外部座標系と手首の関節座標系から明瞭に区別され, ひとまとめに「筋肉座標系」と呼びうることがわかった (図 16.4(D)). これはきわめて重要な結果である. なぜなら, 課題に関連したニューロン活動を三つの姿勢で記録し, PD を計算してその回転を計算すれば, そのニューロン活動が外部座標系, 関節座標系, 筋肉座標系の, どの座標系に関連しているか判別できることを示すからである. そこでこの実験系を, まず M1 ニューロンの解析に応用した.

c. M1 のニューロンの活動

図 16.5 は, M1 から記録されたニューロンの一例である. 回内位, 回外位について各方向の運動に伴うニューロン活動が一つのボックスに示してある. 中央が運動開始時で, 運動開始の前後 0.5 秒間のニューロン活動を示す. このニューロンは運動開始の約 100 ミリ秒前から特定方向の運動に先行して著しく活動を

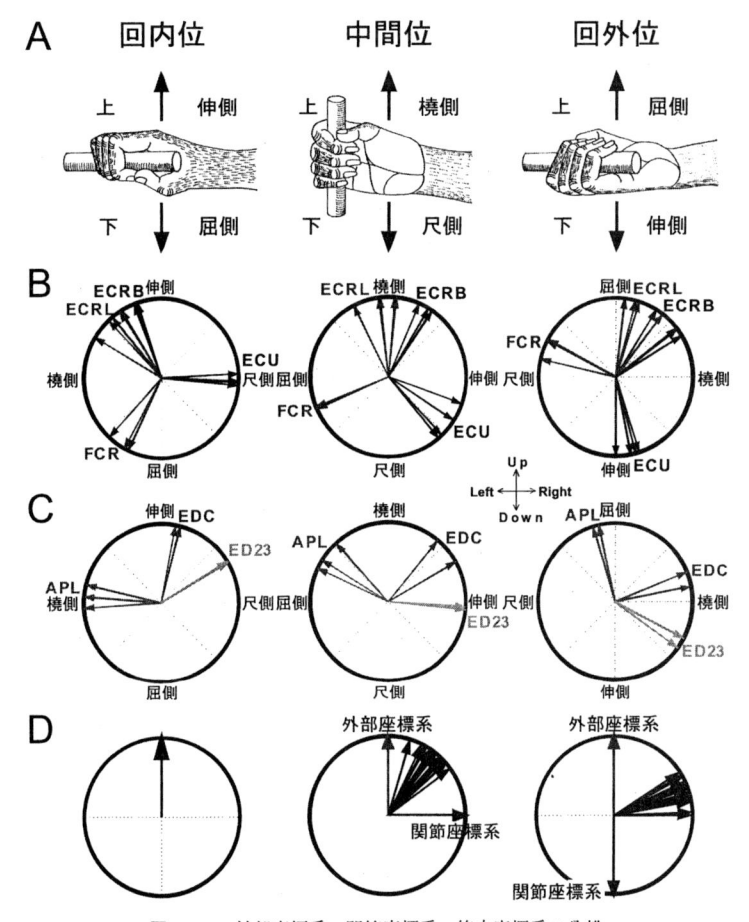

図 16.4 外部座標系・関節座標系・筋肉座標系の分離
(A) 手首の三つの異なる姿勢．(B) 三つの姿勢における手首の 4 個の筋の PD．(C) 同，指の 3 個の筋の PD．筋の略称については文献[8]を参照．(D) 手首の回転による三つの座標系の分離．外部座標系，関節座標系そして筋肉の PD が，回内位（左）を基準にして姿勢を中間位（90 度回転），回外位（180 度回転）にしたときの相対的回転量を示す．外部座標系は手首の回転とは無関係で回転しない（0 度の回転）．関節座標系は手首と一緒に回転し，中間位では 90 度，回外位では 180 度の回転を示す．このとき，(B)，(C) の筋肉は両者の中間程度の回転を示し，明瞭に区別することができる．

高めている．手首を回内位から回外位へと 180 度回転すると，ニューロン活動のピークも，同じ方向に回転する．このニューロン活動の運動の方向に対する

筋肉座標系ニューロン

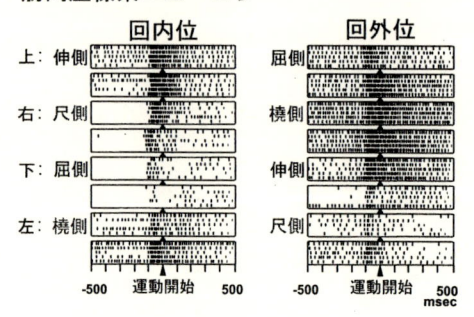

図 16.5 M1 の筋肉座標系ニューロン

左：回内位のニューロン活動．右：回外位のニューロン活動．各方向 5 回ずつの運動に伴うニューロン活動をラスター表示で示す（ボックス）．一番上のボックスは上方向の運動に対応し，以下 45 度ずつ時計回りに異なる方向の運動における活動を示す．ボックス内の短い黒線は 1 個のスパイクを示し，運動開始時で揃えてある（図 16.6, 7, 8 も同様）．

空間座標系ニューロン

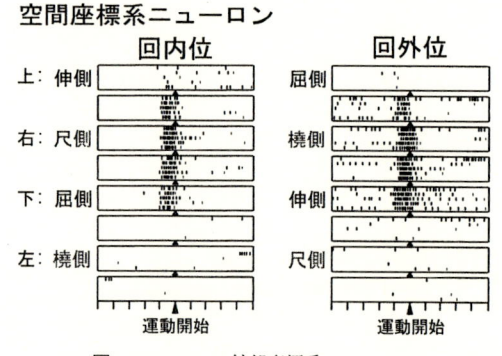

図 16.6 M1 の外部座標系ニューロン

変化を定量的に分析すると，どの姿勢でも，cosine カーブできれいに近似され，このニューロン活動も cosine fitting で PD を決められることがわかる．計算の結果，このニューロンの PD は回内位から回外位へ 78 度回転する．この回転量を図 16.4(D) のグラフでみると筋肉座標系の真中に位置する．この事実から我々は，このタイプの PD の回転を示すニューロンを筋肉座標系ニューロンと考えた．

この筋肉座標系と同じ PD の回転を示すニューロンは，方向選択性をもつ

16.2 運動野指令の座標系を明らかにする実験

ゲイン変化を示す外部座標系ニューロン
回内位　　中間位　　回外位

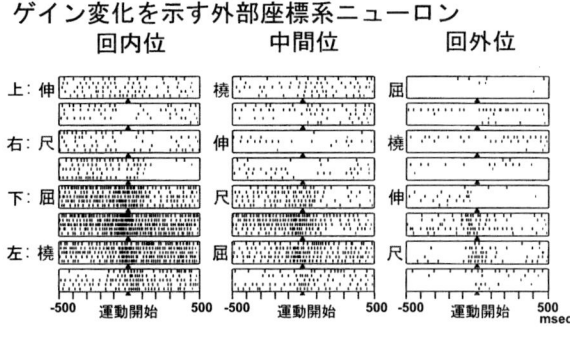

上：伸　　　橈　　　屈
右：尺　　　伸　　　橈
下：屈　　　尺　　　伸
左：橈　　　屈　　　尺

図 16.7　M1 の姿勢によりゲイン変化を示す外部座標系ニューロン

ニューロン全体の3分の1を占めており，Evarts の記載した内部座標系ニューロンに対応すると考えられる．ところが驚くべきことに，より多くのニューロンで図 16.6 に示す例のように PD の回転を示さなかった．このニューロンは，姿勢と無関係に右ないし右下方向の運動に先行してもっとも強いバースト活動を示し，手首が回転しても PD が回転しないことがわかる．言い換えると，このニューロン活動は外部座標系に強い関係をもつと判定される．私たちはこのタイプのニューロンを「外部座標系」ニューロンと分類した．この「外部座標系」ニューロンは方向選択制をもつニューロンの 50%を占めていた．さらに分析を進めると，この「外部座標系」ニューロンは，前腕の姿勢変化による活動の強さの変化（ゲイン）により二つのタイプに分類されることがわかった．すなわち，前腕の姿勢によってゲインが変わらない図 16.6 のタイプと，ゲインが変化する図 16.7 のタイプである．M1 の「外部座標系」ニューロンのうちゲイン変化があるタイプが6割と多数を占め，ゲイン変化のないタイプが4割を占めていた．ところでこの「外部座標系」ニューロンにおいて，ゲイン変化の有無はきわめて重要な意味をもつ．なぜなら，手首の回転によるゲイン変化は，末梢の運動器の状態を反映した内部座標系の要因の関与を示し，純粋な外部座標系のコードでないことを意味するからである．そこで我々は「外部座標系」ニューロンのうちゲイン変化を示すものを外部座標系と内部座標系両方の性質をもつ「中間座標系」ニューロンとして区別した．

以上のように，M1 ニューロン活動が三つの異なる座標系に関連しているこ

とが明らかになった.すなわち,筋肉座標系ニューロン,外部座標系ニューロン,そして中間座標系ニューロンの3タイプである.

d. 腹側運動前野のニューロンの活動

次に我々は,ニューロンの記録部位を腹側運動前野(ventral premotor area; PMv)に移した.PMv は M1 と密な双方向性結合をもち,頭頂連合野を介して視覚および体性感覚入力を受ける[9).また,PMv の可逆的障害により視覚誘導性の運動が障害される[10).このため,PMv は到達運動の空間的制御に必須の部位であると考えられており,M1 の外部座標系ニューロンとの関連が示唆される.実際,我々はこの PMv で,多数の課題関連活動を示すニューロンを記録し,その圧倒的多数が外部座標系タイプの活動を示した[11)(図 16.8).すなわちこれらのニューロンでは,姿勢を変化しても PD の回転もゲイン変化も見られない.PMv ニューロンの第二の特徴は,目標提示後,いわゆる運動準備期から方向選択的活動を示すニューロンが M1 に比べて非常に多い点である.図のニューロンではターゲット提示後 200〜300 ミリ秒くらいから GO シグナルの前まで漸増する運動準備活動が,右下方向を中心とする運動に先行してみられた.この活動時期により,PMv のニューロンは大きく三つに分けられる.一つは運動準備期の活動のみで,運動実行時には活動が停止するタイプ.2 番目は運動準備期の活動がそのまま運動実行時のバースト活動に移行するタイプ.そしてもう一つは運動準備期に活動を示さず,運動実行時にバースト活動を示

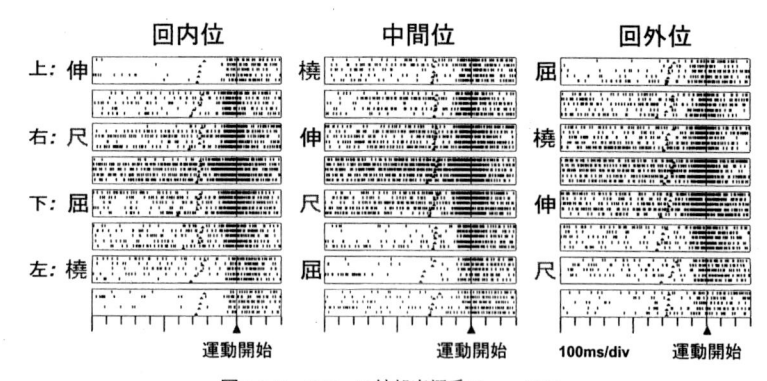

図 16.8 PMv の外部座標系ニューロン
各トライアルにおいて,運動開始前の小さな黒三角は go signal のタイミングを示す.

16.2 運動野指令の座標系を明らかにする実験

すタイプである．同じ場所に3タイプのニューロンが共存することから，PMvは運動準備期から運動実行時まで連続的に外部座標系で運動制御に関わっていることが示唆される．

A. PMv

n = 59
■ (17% 姿勢によるゲイン変化あり)

B. M1

n = 72
■ (63%)

C. Muscles

外部座標系　　　　　　　　n = 23　　関節座標系
　　　　　　　　　　　　　■ (74%)

PDの回転 (度)

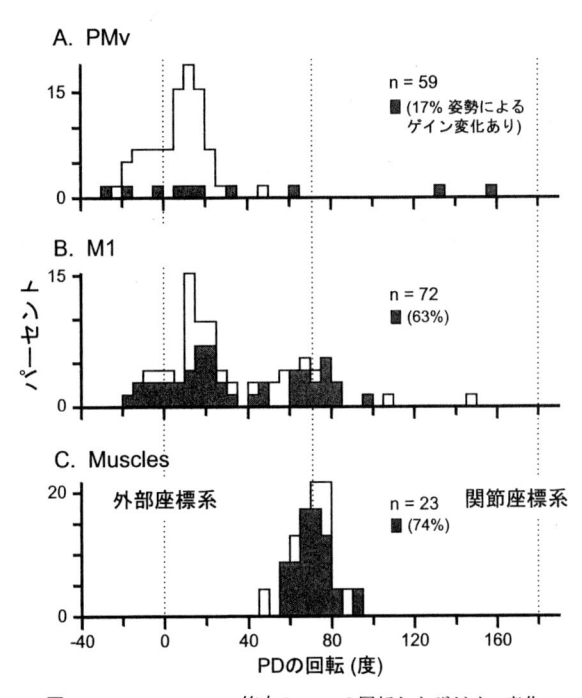

図 16.9　PMv・M1・筋肉の PD の回転およびゲイン変化

ここで M1 ニューロン，PMv ニューロン，筋肉の PD シフト，ゲイン変化をまとめてみる（図 16.9）．PMv (A) では PD もゲインも有意な変化を示さない外部座標系ニューロンが圧倒的に多く，比較的均質なニューロン集団を形成している．対照的に筋肉 (C) は，すでに述べたように平均約 70 度の PD のシフトを示し，我々はこれを筋肉座標系と定義した．また筋肉は大多数がゲイン変化も示すこともこの図から読み取れる．一方 M1(B) では，PD のシフトという観点から二つのグループが明瞭に区別される．(A)(C) と比較すると，左側の大きなピークは PMv，右側のピークは筋肉と対応していることがわかる．た

だし，M1 の PMv に対応するピークでは，PMv と異なり 6 割がゲイン変化を示す中間座標系タイプである点は著しい違いである．以上まとめると，PMv，M1 の二つの領域に三つの異なる座標系のニューロンが存在することが明らかになった．一つは外部座標系タイプで，PMv に圧倒的に多いが M1 にもある程度存在する．二つ目は外部座標系でゲイン変化を示すタイプ．このタイプは PMv には非常に少なく M1 に多い．そして 三つ目は筋肉様のタイプで，M1 にしか存在しない．

16.3　モデルによる説明

ここでもう一度図 16.9 を概観してみる．PMv(A)，M1(B)，筋肉 (C) を，PD のシフトおよびゲイン変化という二つの観点から順番に見ると，PMv から M1 を介して筋肉に至る遷移を見出すことができる．一つは PD シフトのない活動

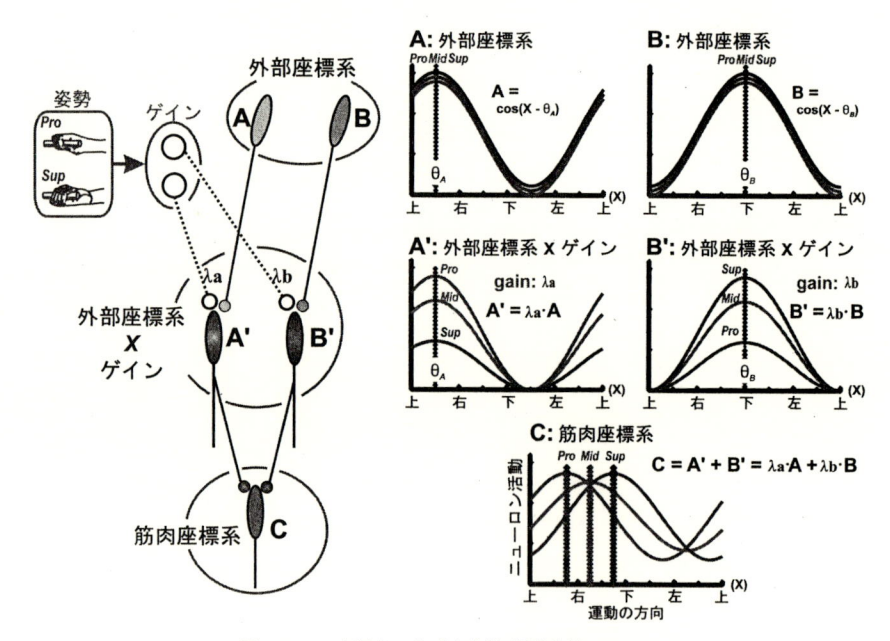

図 **16.10**　本研究に基づく感覚–運動変換のモデル

16.3 モデルによる説明

からある活動への遷移，もう一つはゲイン変化のない活動からある活動への遷移である．この事実にPMv → M1 →筋肉という神経結合における機能的階層構造を考慮すると，次のようなモデル（図16.10）で外部座標系，中間座標系，そして筋肉座標系の三つの座標系の関係を統一的に説明できることがわかった．AとBのニューロンは純粋な外部座標系のニューロンとする．したがって，姿勢を変えてもこれらのニューロンはPDもゲインも変化せず，チューニングカーブは回内位 (Pro), 中間位 (Mid), 回外位 (Sup) すべてが重なっている．なお，ニューロンAとBのPDは異なるものと仮定する．次にA′とB′を中間座標系のニューロンとする．ここでニューロンA′はニューロンAから入力を受け，同じPDをもつと仮定する．ニューロンB′とBも同様な関係とする．A′とB′におけるゲイン変化はゲイン入力ラムダAとラムダBによる．例えばA′ではAからの入力にラムダAが掛け合わされてゲイン変化が生じると考える．このゲイン入力が，A′では回内位で最大，回外位で最小，B′では逆に回内位で最小，回外位で最大と仮定する．以上のような仮定のもとでA′とB′の活動をニューロンCで線形加算すると，Cの活動は筋肉タイプのPDの回転を示すことがわかる．このモデルのポイントは四つある．第1に，チューニングカーブについてすべてコサインカーブを仮定していること．第2に外部座標系，中間座標系，筋肉座標系のニューロン間に階層的な結合関係を仮定していること．第3に「適切な」姿勢依存性ゲインの計算を仮定していること．そして第4に，中間座標系ニューロンにおいて外部座標系入力とゲイン入力との間に非線形な相互作用（掛け算）を仮定している点である．このうち第1のポイントは，PMv, M1のニューロン活動も筋活動も方向選択性はすべてコサインカーブで近似できたので検証済みである．したがってモデルの検証は，残る三つのポイントに絞られるが，どこでどのようにゲインが計算されるかという第3のポイントがもっとも重要かつ困難である．「どこで」に関しては一次体性感覚野や頭頂連合野が有力であるが，「どのように」については難しそうである．ところで，このモデルでは感覚–運動変換がずいぶん簡単に計算できるように見えるがそれは正しくない．実際は，逆キネマティクス，逆ダイナミクスで行なわれる複雑な計算が，ゲイン計算に凝縮されているための見かけの簡単さにすぎない．どのように姿勢に応じた適切なゲイン計算がなされるかについて，この図は何も語

らず，その意味でいまだ不十分なモデルである．しかしながらモデルの当否はともかく，これまで謎に包まれていた到達運動の座標変換について，検証可能なモデルを初めて提供する意味で画期的なものであり，実験的に同定された主要な座標系のニューロン活動がこのように単純なモデルで関連づけられることは，驚くべきことでもある．

おわりに

　以上，我々の最近の仕事を中心に到達運動の脳内過程についての最近の知見を紹介してきた．モデルの話でも明らかなように，到達運動に関する脳内過程の研究はいまだ緒についたばかりである．最後にここで十分ふれることのできなかった問題，残されている問題のいくつかを指摘しておきたいと思う．まず，ここでは「外部座標系」の基準が明らかでないことに注意していただきたい．候補は二つある．一つは内耳の耳石器から入ってくる重力に関する信号．もう一つは視覚性の信号である．この実験系は，現時点では「外部座標系」がどちらに依存しているのか区別できるデザインになっていない．一つのアプローチとしては，サルが課題を行なう際に座っているいわゆるモンキーチェアーを，チェアーごと傾けて手首運動に関連するニューロン活動を比較する方法が考えられる．もう一つは，運動の位置の制御（キネマティクス）と力の制御（ダイナミクス）の分離である．この実験系では力の制御を要求していないため両者は区別不能である．課題にトルク制御を取り込めば現行の三つの座標系の分離に加えて位置制御と力制御の分離が可能になり，運動制御に関わるニューロン活動の解析が飛躍的に進歩すると期待される．そこで現在，カーソルを手首の位置とトルクの二つのモードで制御できる新しいマニピュランダムを製作し，実験が進行中である．さらに，図16.10のモデルではPMvとM1で座標変換が完結するように書かれているが，感覚運動変換に関わるとされる脳部位がこの二つだけであるとは到底考えられず，「役者」はまだ他に何人もいるはずである．例えば小脳は古くから到達運動の制御に重要な役割を果たすと考えられているが，この図には含まれていない．そういった部位もすべて取り込み，その役割も書き込まれ，さらには手首に留まらない多関節運動に拡張されるまで，到達運動の理解のための道なき道は延々と続くのであろう．　　　　（筧　慎治）

16.3 モデルによる説明

文 献

1) Alexander, G.E. and Crutcher, M.D. (1990) Neural representations of the target (goal) of visually guided arm movements in three motor areas of the monkey. *Journal of Neurophysiology* **64**: 164–178.
2) 川人光男 (1996) 脳の計算理論, 産業図書.
3) Evarts, E.V. (1967) Representation of movements and muscles by pyramidal tract neurons of the precentral motor cortex. In Neurophysiological Basis of Normal and Abnormal Motor Activities, ed. by Yahr, M.D. and Purpura, D.P., pp.215–253, Raven, New York.
4) Georgopoulos, A.P., Kalaska, J.F., Caminiti, R. and Massey, J.T. (1982) On the relations between the direction of two-dimensional arm movements and cell discharge in primate motor cortex. *Journal of Neuroscience* **2**: 1527–1537.
5) Mussa-Ivaldi, F.A. (1988) Do neurons in the motor cortex encode movement direction? An alternative hypothesis. *Neuroscience Letters* **91**: 106–111.
6) Moran, D.W. and Schwartz, A.B. (2000) One motor cortex, two different views. *Nature Neuroscience* **3**: 963.
7) Soechting, J.F. and Flanders, M. (1992) Moving in three-dimensional space: frames of reference, vectors, and coordinate systems. *Annual Review of Neuroscience* **15**: 167–191.
8) Kakei, S., Hoffman, D.S. and Strick, P.L. (1999) Muscle and movement representation in the primary motor cortex. *Science* **285**: 2136–2139.
9) Kubota, K., Hamada, I. (1978) Visual tracking and neuron activity in the post-arcuate area in monkeys. *Journal of Physiology* (Paris) **74**: 297–312.
10) Kurata, K. and Hoffman, D.S. (1994) Differential effects of muscimol microinjection into dorsal and ventral aspects of the premotor cortex of monkeys. *Journal of Neurophysiology* **71**: 1151–1164.
11) Kakei, S., Hoffman, D.S. and Strick, P.L. (2001) Direction of action is represented in the ventral premotor cortex. *Nature Neuroscience* **4**: 1020–1025.

エ ピ ロ ー グ

　脳の研究には，大きく分けて3種類のアプローチがある．一つは計算論的なアプローチである．脳が視覚にしろ，運動制御にしろ，どういう情報処理の問題を解かなければいけないかというところから始めて，最後はハードウェアまでたどりつこうというトップダウン的なアプローチである．次に，神経生物学のアプローチがある．まず脳というハードウェアがあり，そこに電極を刺したり，染色したりして，その中から機能や情報表現を理解しようというボトムアップのアプローチである．さらに心理学的，あるいは行動学的な研究がある．とにかくヒトを対象にして，それは視覚にしろ，運動制御にしろ，いろいろな実験をしてみてヒトがもっている特性を取り出して，そこから脳を理解しようというアプローチである．

　その三つの種類のアプローチというのは，それぞれが互いに批判しあうのは簡単なことである．例えば計算論的なアプローチに関していえば，「脳における情報処理」といっているが，本当に脳の回路がそう動作している保証があるのかという批判がありうる．神経生物学的なアプローチには確かに実際の脳を扱ってはいるが，脳がどのような問題を解いているかとか，情報処理の問題にはいつまでたってもたどり着けないという批判もある．行動学や心理学などは，単に現象を記述しているにとどまり，計算理論のこともわからなければ，脳のハードウェアの理解にもつながらない，といった批判もできる．このように，お互いに違う立場の人を攻撃するのは簡単なわけだが，それは非常に非生産的な方法であり，この三つのレベルが全部つながって，上から下まで糸が1本ちゃんと通っているようなストーリーをつくることが重要である．

しかし，それは言うのは簡単で，やるのは非常に大変である．第II部の小脳に関する研究は比較的成功した例ではないだろうか．この研究の行なわれたATRでは比較的研究資金やスペースなどに恵まれていて，計算理論，ロボティクス，心理実験の研究者を抱え，神経生理学の共同研究者にも恵まれた．そして一つの問題をいろいろな方法から攻めているので，何となくお互いのことがわかっているという状況ができた．

こうしてうまくいってみていえることは，理論と実験というのは，何でもお互いに繰り返して，理論が何か考えて実験してもらって，実験で新しいことがわかって，理論の方もまた修正してというプロセスを何回か繰り返さないと，決して良いものにはならないということである．

理論家がいろいろなことをいうのは楽であるが，それを検証する実験家はものすごく大変である．川人らは，小脳の複雑スパイクは高い周波数の情報を運んでいるという仮説の検証のために，細胞1個につき1000回，9個で5000回とかの試行の記録をとってもらったのだが，もしそれは予想が外れていたら，全く無駄な実験に終わったわけである．したがって，理論家もかなり命をかけて予測してやってもらわないと，実験家は割に合わない．そうでないとコラボレーションというのはうまくいかない．実験家と理論家が本当に助け合い，お互いに得するようなパラダイムをうまくつくりたい．

そのためにはやはりお互いに相手の心のありようというのを理解しなければいけない．技術よりもむしろ「心の理論」である．理論家というのは何を考えて何が大切だと思っているか，心理学者は何がおもしろいと思っているか，生理学者は何が嫌いで何が好きか，そういうことをお互いにわかり合うというのが，実はいいコラボレーションをするための一番大切なところである．そういう部分は論文には書いていないので，編者の川人や銅谷のように，神経生理学の研究室で働き，自分以外は皆実験生理学者という中で，その人たちの考え方を理解できたのは幸運な例である．

そういう経験というのはなかなか皆が得られるわけではないかもしれないが，だからこそ，神経情報科学サマースクールや，理研や生理研のサマーコースとか，いろいろな機会を使って，お互いの心のありようとか，何を大事だと思っているか，何が価値があると思っているかを理解するのが一番大切だと思う．

最後に，この本を生む元となった第2回神経情報科学サマースクールの講義録の作成に奮闘してくれた下記の参加者の皆さん，ならびに事務局として運営と原稿整理に貢献してくれた片山直美，松本真季，野中晶子の各氏に感謝し，結びとしたい．

編者一同

神経情報科学サマースクール（NISS2000）参加者（50音順）：
雨森賢一，石田文彦，伊藤貴之，伊藤　真，上田一貴，浦久保秀俊，王　懐成，大羽成征，亀山克朗，小林祐一，小林祐喜，妻藤公啓，酒谷誠一，滝　公介，竹村　文，舘俊太，田端宏充，玉井信也，中村民生，西川　淳，根元　憲，橋本幸紀，古屋敷智之，細谷俊彦，前田新一，正本和人，松本絵理子，水谷健太郎，道川貴章，宮崎崇史，向内隆文，森岡涼子，森川幸治，森本　淳，谷貝　豊，山本憲司，山本慎也，四本裕子，和田克己，渡辺　恵，渡邊紀文．

索　引

欧　文

1DR　133
2×5 課題　142
2f + 3f 運動　195

ε-greedy　114

ADR　133
after effect　81
AR モデル　23
ARMA モデル　24
Bellman 方程式　116
bi-directional theory　4
cosine tuning　218
CS　140
cue 刺激　133
D1 受容体　132
D2 受容体　132
EM 法　28
feedback error learning　46
fMRI　75, 183
GABA 作動性　130
Hebb　16
ICA　204
ILD　208
inverse dynamics　41
inverse kinematics　41
ITD　208
iteration　120
Jerk 最小モデル　84
learned hyperset　148
LGN　164
LTD　14, 88
MDP　116
MEG　75
memory guided saccade

task　132
MLP　21
MMRL　125
MOSAIC モデル　99
MST 野　63
MT 野　180
n 本腕の山賊問題　114
NN 法　29
OFR　94
optics　3
PET　75
PMv　226
POMDP　119
population vector　218
pulvinar　176
Q 学習　122
RBF　20
Sarsa　124
SPM　76
SVM　21
TD 学習　122, 140
TD 誤差　15, 141
temporal difference 学習
　140
theory of mind　8
tone 刺激　133
V1　164, 196
visually guided saccade task
　132
VOR　64
VPFL　63

ア　行

アクター　124, 141
アクター・クリティック　124
アクター・クリティックモデル
　140

後付け的な解釈　207
位相多義性　209
一次運動野　192, 218
一次視覚野　5
一致検出器　212
一般化行動則　120
意味情報　207
陰影からの構造復元　2
因果関係　96
インピーダンス　50

運動
　——の安定性　103
　——のばらつき　103
運動学習　88
運動検出器　192
運動残効　190, 194, 197
運動準備期　226
運動情報　197
運動指令のコピー　7
運動スキル　48
運動前野　98
運動知覚　179
運動ニューロン　129
運動認知　5
運動ネットワーク　147
運動方向選択性　192
運動方向選択的閾値上昇　189,
　194
運動ループ　143

エッジ検出　172
エネルギー関数　19
エピソード　121
遠心性コピー　7

往復運動　181

オフポリシー型　123
音源定位　208
────の弁別学習　214
オンポリシー型　124

カ行

階層型パーセプトロン　21
階層モデル　171
外側膝状体　164
外部座標系　217, 225
ガウスノイズ　24
下オリーブ核　97
下丘　209
蝸牛　208
────神経核　208
学習　18
学習係数　22
拡大縮小変換　104
確率モデル　24
隠れ状態　167
隠れ変数　28
可視状態　166
仮想軌道制御仮説　40, 41
画像認識　169
価値関数　113, 116
カテゴリカルデザイン　76
ガボールフィルタ　173, 192
顆粒細胞　55
カルマンゲイン　34
カルマンフィルタ　30, 105, 166
眼球運動　63, 95, 128
眼球運動ループ　143
関数近似問題　18
間接経路　131
関節座標系　219
観測行列　167
観測ノイズ　30, 36, 168
観測方程式　30
感度調整　191
感度低下　191
記憶誘導型眼球運動課題　152
輝度　192
軌道生成　41

キネマティクス　96, 230
機能的磁気共鳴画像法　75
逆運動学　41
逆 optics　4
逆ダイナミクスモデル　68, 83
逆動力学　41, 43
逆向き神経投射　4
逆モデル　6, 42, 43, 47, 49, 112
強化学習　13, 14, 66, 106, 112, 119, 122, 140
教師あり学習　13, 18, 60, 106, 112
教師信号　95, 97
教師なし学習　13, 16
局所運動情報　180
局所運動処理　188
筋肉座標系　222

空間周波数　194
────選択性　196
────チャネル　192
クラスタリング　29
クリティック　124, 141

形態情報　197
ゲイン　191, 225
幻聴　8

光学　3
剛性　6
行動価値関数　114, 116
行動則　113, 117
────の評価　119
勾配法　22
黒質ドーパミンニューロン　137
心の理論　8
誤差逆伝搬法　22
誤差駆動型　99
誤差信号　88, 95, 97, 165
混合正規分布　27
コントラスト閾値　189
コンピューテーショナルビジョン　5

サ行

再帰結合　164
最小距離規範　29
最小二乗法　19
最大事後確率推定　4
最適価値関数　117
最適な行動則　117
最適に符号化　191
最尤推定　25
錯視　200
サッケード　128
座標系　219
座標変換　41, 217
サポートベクタマシン　21
サル　132
残効　101

耳介　208
視覚一次野　164
視覚ネットワーク　146
視覚モジュール　198
視覚ループ　146
時間周波数　196
時間的差分学習　122
時空間周波数　192
シグモイド関数　21
時系列の予測　23
自己意識　8
試行錯誤　144
事後確率　26, 28, 168
自己組織化　140, 154
二乗誤差関数　19
視床枕　176
システムノイズ　30, 168
事前確率　25, 168
自然画像　174
シナプス荷重　59
修正運動　104
終端抑制　173
終点誤差　98
────分散最小モデル　86
周波数選択性　212
十分統計量　28
主観確率　105

索引

主成分分析　16
受容野　172
　——構造　192
順 optics　4
順逆モデリング　45
順動力学モデル　42
順応　189
　——の機能　191
順モデル　6, 42, 49, 105
上オリーブ外側核　209
上オリーブ核　209
上オリーブ内側核　209
上丘　130
条件刺激　140
条件付き確率　25
状態価値関数　116
状態遷移行列　167
小脳　13, 54, 75, 88, 94
　——内部モデル理論　57
神経符号　73
振幅包絡　205
信頼度　103, 104
心理物理学　178

随意運動　40
垂直細胞　71
水平細胞　71

制御　41
制御器　126
静止運動残効　190, 194
生成モデル　167
正方向の運動残効　194
責任信号　126
線条体　15
前庭動眼反射　64
前頭眼野　130
前頭ループ　143, 146

双方向結合　164
双方向情報処理　2, 10
双方向理論　4
速度　196
側頭葉　13
速度分解　185

タ 行

大域運動処理　188
苔状線維　55
対数尤度　26
ダイナミクス　30, 230
　——の学習　23
ダイナミクスモデル　96
ダイナミックレンジ　191
大脳基底核　13, 128, 140
大脳皮質　13, 171
　——-大脳基底核ループ　142
タイミング錯覚　206
多重内部モデル　81
多重表現仮説　145
脱抑制　130
探索　114
　——と利用の対立　115
単純スパイク　57, 65, 77
単振子　126
弾道的運動　104

遅延-一致検出回路　209
知覚学習　189
注意　176, 196
中間座標系　225
チューニングカーブ　229
調音運動　206
調音情報　207
聴覚系　203
聴覚の補完現象　204
長期減弱　14
長期増強　56
長期抑圧　56, 88
聴神経　208
直接逆モデリング　45
直接経路　131

追従眼球運動　63, 83, 94

定位残効　210
定位弁別閾　212
適応　189
　——符号化　213
テクスチャー　174

動機づけ　128
道具の内部モデル　82
動径基底関数　20
同時確率分布　32
同時対比　210
到達運動　41, 83, 94
動的計画法　119
頭部伝達関数　208
透明スキーマ　185
特徴抽出　16
独立成分分析　16, 204
登上線維　14, 55, 88, 97
登上線維入力　66
トップダウン　2
ドーパミン受容体　132
ドーパミンニューロン　15, 138
トラッキング誤差　77
トルク変化最小モデル　85
貪欲な行動則　120

ナ 行

内部座標系　217
内部モデル　6, 14, 40, 49, 54, 75, 77, 96, 107, 191
　——学習制御　41, 48
　——の学習　44
なぞり運動　104

二次運動　192
入力駆動型　99
ニューラルネットワーク　13
　——モデル　58

粘性　6
粘弾性　48

ノイズ　86, 178
脳磁図　75

ハ 行

背外側橋核　63
ハイパーセット　144
パターン運動　179
発火頻度　68

240　　　　　　　索　引

発火率符号　70
バックアップダイアグラム　122
パラメータ線形モデル　19
パラメトリックデザイン　76
バンドパス刺激　194
バンバンコントローラ　90

尾状核　152
　——ニューロン　137, 139
非線形性　193
標準正則化理論　3

ファクトリアルデザイン　76
フィードバック　164, 184
　——運動指令　60
　——誤差学習　46, 49, 59, 77, 82, 112
　——制御　6, 40, 47, 59
フィードフォワード　164
　——運動指令　60
　——制御　40, 47
フィルタリング　30
フォルマント　206
複雑スパイク　57, 65, 77, 88
副視索系　65, 71
複数モデルベース強化学習　125
腹側運動前野　226
腹側傍片葉　63
符号化　117
不随意運動　130
ブートストラップ　120
部分観測マルコフ決定過程　119
不変量　206
プリズム適応　94, 100
フリッカー運動残効　190, 195
プルキンエ　14, 55
分節境界　206
文脈生成　10

平衡軌道制御仮説　40
平行線維　14, 55
ベイズ推定　4
ベイズの定理　25, 32
偏位の知覚　102
弁別感度の適応的変化　212

方位選択性　137
報酬　112, 128
　——関数　113
　——予測　15
ポジトロン断層法　75
ボトムアップ　2
ポピュレーション符号　70

マ 行

マスキング可能性の法則　204
マップ表現　210
窓枠問題　2
マニピュランダム　220
マルコフ決定過程　115, 116
マルチステップ予測　24

未来を予測　200

迷路問題　114

目的関数　168
目標達成度　106
目標到達運動　217
モジュール学習　99
モジュール切替え　100
モデルフリー　124
モデルベース　124
　——強化学習　125
モンテカルロ法　121

ヤ 行

躍度最小モデル　84

有限 MDP　116
尤度　25, 168

要素運動　179
抑制性ニューロン　131
予測　31
　——誤差　103
　——的コーディング　164
　——の不確実性　103, 105
　——モデル　126

ラ 行

ランダムウォーク　90
ランダム行動則　115
ランダムドット　65

リスク　106
利得制御　212
両眼間転移　196
両耳間時間差　208
両耳間レベル差　208
両手間転移　80
履歴効果　199
輪郭錯視　178

累積報酬　115

ロバストカルマンフィルター　175

ワ 行

割引率　115

脳 の 計 算 機 構
——ボトムアップ・トップダウンのダイナミクス—— 　　定価はカバーに表示

2005 年 5 月 10 日　初版第 1 刷
2017 年 4 月 25 日　　　第 7 刷

　　　　　　　　　　　編　者　銅　谷　賢　治
　　　　　　　　　　　　　　　五　味　裕　章
　　　　　　　　　　　　　　　阪　口　　　豊
　　　　　　　　　　　　　　　川　人　光　男
　　　　　　　　　　　発行者　朝　倉　誠　造
　　　　　　　　　　　発行所　株式会社　朝　倉　書　店
　　　　　　　　　　　　　　　東京都新宿区新小川町6–29
　　　　　　　　　　　　　　　郵便番号　162-8707
　　　　　　　　　　　　　　　電　話　03(3260)0141
　　　　　　　　　　　　　　　FAX　03(3260)0180
〈検印省略〉　　　　　　　　　　http://www.asakura.co.jp

　　ⓒ 2005〈無断複写・転載を禁ず〉　　　　壮光舎印刷・渡辺製本
　　ISBN 978-4-254-10190-4　C 3040　　Printed in Japan

　JCOPY　＜(社)出版者著作権管理機構　委託出版物＞
本書の無断複写は著作権法上での例外を除き禁じられています．複写される場合は，
そのつど事前に，(社)出版者著作権管理機構（電話 03-3513-6969，FAX 03-3513-
6979，e-mail: info@jcopy.or.jp）の許諾を得てください．

好評の事典・辞典・ハンドブック

脳科学大事典	甘利俊一ほか 編	B5判 1032頁
視覚情報処理ハンドブック	日本視覚学会 編	B5判 676頁
形の科学百科事典	形の科学会 編	B5判 916頁
紙の文化事典	尾鍋史彦ほか 編	A5判 592頁
科学大博物館	橋本毅彦ほか 監訳	A5判 852頁
人間の許容限界事典	山崎昌廣ほか 編	B5判 1032頁
法則の辞典	山崎 昶 編著	A5判 504頁
オックスフォード科学辞典	山崎 昶 訳	B5判 936頁
カラー図説 理科の辞典	山崎 昶 編訳	A4変判 260頁
デザイン事典	日本デザイン学会 編	B5判 756頁
文化財科学の事典	馬淵久夫ほか 編	A5判 536頁
感情と思考の科学事典	北村英哉ほか 編	A5判 484頁
祭り・芸能・行事大辞典	小島美子ほか 監修	B5判 2228頁
言語の事典	中島平三 編	B5判 760頁
王朝文化辞典	山口明穂ほか 編	B5判 616頁
計量国語学事典	計量国語学会 編	A5判 448頁
現代心理学［理論］事典	中島義明 編	A5判 836頁
心理学総合事典	佐藤達也ほか 編	B5判 792頁
郷土史大辞典	歴史学会 編	B5判 1972頁
日本古代史事典	阿部 猛 編	A5判 768頁
日本中世史事典	阿部 猛ほか 編	A5判 920頁

価格・概要等は小社ホームページをご覧ください．